WERKSTATT BREMEN
Eigenbetrieb der Stadtgemeinde Bremen
MARTINSHOF - Werkstatt für Behinderte
SG 23   Buntentorsteinweg 55
28201 Bremen   Tel.: 361-5778
                          Fax: 361-5848

SPORTLICHE AKTIVIERUNG
in Werkstätten für behinderte Menschen

Dietrich Milles   Ulrich Meseck   Joanna Wiese

IMPRESSUM

Herausgeber	Dietrich Milles
Autoren	Dietrich Milles, Ulrich Meseck, Joanna Wiese
Bilder	Joanna Wiese u. A.
Druck	Stürken Albrecht GmbH & Co. KG
ISBN	978-3-945521-02-1

INHALT:

		Seite
Vorworte		8
1.	Die Bedeutung sportlicher Aktivierung für Inklusion in Werkstätten	12
2.	Konzeption von spezifischen Bewegungs- und Sportkursen	17
2.1	Der Zusammenhang zu betrieblicher Gesundheitsförderung	19
2.2	Schwellen der Verbesserung	20
2.3	Übergänge und Kurszusammensetzung	24
2.4	Verortung im gesamten Angebot einer Werkstatt	25
3.	Exkurs: Das Beispiel Martinshof – ein Leuchtturmprojekt)	27
4.	Struktur und Inhalte der Kurse	32
4.1	Aufbau der Kursstunden	32
4.2	Beispiele für die Kursebene „Motivation"	33
4.3	Beispiele für die Kursebene „Bewegung"	52
4.4	Beispiele für die Kursebene „Handlung"	68
4.5	Beispiele für Aktivitäten	79
4.5.1	warm up (Aufwärmen)	82
4.5.2	body (Hauptteil)	174
4.5.3	cool down (Abwärmen)	224
5	Praktische Einführung und Umsetzung	238
5.1	Spielerische Schritte	238
5.2	Kooperation in der Betrieblichen Gesundheitsförderung	240
5.3	Organisatorisches Vorgehen im Setting Werkstatt	247
5.4	Qualifizierung von Kursleitern	248
6	Ergebnisse und Erfahrungen eines Projektes	255
6.1	Bestandsaufnahme vor Beginn	256
6.2	Testungen motorischer Fähigkeiten	259
6.3	Teilnehmende Beobachtung und Dokumentation	272
6.4	Interviews der Verantwortlichen	277
6.5	Methode der Triangulation	278
7	Programmatik	280
7.1	Grundsätze der Beantragung für Kostenträger	280
7.2	Grundsätze der Vereinbarungen im Setting	281
7.3	Grundsätze der Qualitätssicherung	282
7.4	Vorteile und Nutzen für Werkstätten und Betriebe	283
8	Anhang	284
8.1	Glossar	284
8.2	Literatur	287
8.3	Abkürzungsverzeichnis	292
8.4	Register der Spiele	293

VORWORTE

Berührungsängste abbauen, Vorurteile beiseite schieben, die nötige Aufmerksamkeit für Menschen mit Behinderungen schaffen – und oft auch nur einfach Spaß am Sport vermitteln: Für die AOK Bremen-Bremerhaven sind das die wesentlichen Gründe, sich für Menschen mit Behinderungen und für ihre sportlichen Aktivitäten zu engagieren. Natürlich, die AOK ist auch Gesundheitspartner des SV Werder Bremen, der Eisbären Bremerhaven und der Fishtown Pinguins – und sie unterstützt den Breitensport in den Fachverbänden Handball, Fußball, Tischtennis oder Leichtathletik in Bremen und Bremerhaven auf vielfältige Art und Weise. Die AOK Bremen-Bremerhaven hat aber auch das Projekt "Ressourcengewinn durch spezifische sportliche Aktivierung bei Menschen mit geistigen Behinderungen", dessen praktische Ergebnisse jetzt vorliegen, über fast fünf Jahre finanziell gefördert, weil hier in einem ebenso wichtigen wie wenig bekannten Bereich grundlegende Arbeit geleistet wurde. Dabei ging es in dem Projekt nicht nur um körperliche Fitness, sondern zugleich um Fähigkeiten, die für die Entwicklung der Persönlichkeit dieser Menschen wie für ihre Arbeit in der Werkstatt Bremen sinnvoll sind. Diese Kooperation zwischen Experten der Universität Bremen, dem Martinshof und der AOK Bremen-Bremerhaven hat hier Wegweisendes zustande gebracht. Ex-Fußballnationalspieler Per Mertesacker, das Gesicht der Nationalen Spiele von Special Olympics 2010 und 2016, hat sein persönliches Engagement für Menschen mit Behinderungen einmal so zum Ausdruck gebracht: „Das entspricht meinem Verständnis von sozialem Engagement. Außerdem macht es einfach Spaß, die Jungs und Mädchen von Special Olympics zu treffen.". Dem können wir nur beipflichten.

Olaf Woggan und Jörg Twiefel für den Vorstand der AOK Bremen-Bremerhaven

Werkstatt Bremen und Martinshof bieten vielfältige Arbeits-, Qualifizierungs- und Förderangebote für Menschen mit Behinderungen. Berufliche und persönliche Entwicklung unterstützen eine gleichberechtigte Teilhabe am Leben der Gemeinschaft bei aller Unterschiedlichkeit. In den Angeboten von Bewegung und Sport geht es um produktive Fähigkeiten, um harmonisches Miteinander, um persönliche Weiterentwicklung und um gemeinsame Freude. Daher hat die Werkstatt die Verbindung von sportlicher Aktivierung und betrieblicher Gesundheitsförderung begrüßt, wie sie in dem Kooperationsprojekt praktiziert wurde. Besonders beeindruckt die Einbeziehung auch der Beschäftigten, die solcher Aktivierung nicht nahe standen. So konnte das Gesundheitsmanagement der Werkstatt Bremen um ein aufbauendes Förderkonzept bereichert werden, das den Beschäftigten wie dem Betrieb gleichermaßen zugute kommt.

Ahlrich Weiberg und Wilfried Hautop für die Geschäftsführung der
Werkstatt Bremen

In ihren Leitzielen betont die Universität Bremen, dass ihre Wissenschaft der Gesellschaft besonders verpflichtet ist und konkrete Probleme der Gesellschaft und deren Zukunftssicherung aufgreift. Inklusion ist eine dieser Orientierungen, in denen Grundwerte der Demokratie, der Menschenrechte und der sozialen Gerechtigkeit konkret untersucht und gestärkt werden. Die Universität greift hier das Engagement auf, mit dem die Entwicklungsbedingungen und Entwicklungschancen der Menschen mit Behinderungen untersucht, begleitet und gefördert werden. Besonders hervorzuheben sind die Anstrengungen des Projektes, die Forschung in die Lehre einzubinden und Studierenden frühzeitig ein forschendes Lernen zu ermöglichen.

Prof. Dr. Bernd Scholz-Reiter und Dr. Martin Mehrtens für das Rektorat der Universität Bremen

---

[1] Hierzu ist ein separates Buch erschienen, in der die wissenschaftlichen Grundlagen, Methoden und Ergebnisse des Forschungsprojektes ausführlich dargestellt werden: D. Milles; U. Meseck; J. Wiese: Inklusion praktisch Sportliche Aktivierung in Werkstätten für behinderte Menschen.- Bremen 2017

VORWORT DES PROJEKTTEAMS

Dieses Handbuch soll eine Unterstützung der vielfältigen sportlichen Angebote bieten, die in Werkstätten für behinderte Menschen (WfbM) oder vergleichbaren Einrichtungen bzw. Bemühungen organisiert werden. Dies soll vor allem auf zwei Wegen geschehen: Zum einen werden viele praktische Inhalte sportlicher Aktivierung zusammengestellt, die leicht nachzuschlagen und in Kursen oder separaten Aktivitäten genutzt werden können. Zum anderen wird eine Systematik dargestellt und ausgeführt, in der solche praktischen Inhalte aufeinander aufbauen und Entwicklungen der beteiligten Menschen mit Behinderungen fördern. Diese Systematik zielt auf die Entwicklung der Persönlichkeit und der Fähigkeiten, die zur Bewältigung der Anforderungen und Aufgaben in den Werkstätten und im Lebensalltag sinnvoll sind. Damit werden sie in ein breites Verständnis von Inklusion und betriebliche Gesundheitsförderung eingebunden. Dieses wiederum kann in diesem Handbuch nicht ausführlich erörtert und begründet werden.[1] Vielmehr soll am Beispiel einer langjährigen, anwendungsorientierten Forschungspraxis im Martinshof der Werkstatt Bremen das zusammengestellt werden, was sich an Planungsgrundlagen, praktischen Hinweisen, karteiförmigen Vorschlägen und methodischen Instrumenten als nützlich erwiesen hat.

Dabei wurde besonderes Gewicht auf solche Inhalte gelegt, die nicht auf die spezifischen Verhältnisse im Martinshof beschränkt bleiben, sondern für andere Bedingungen in Werkstätten, Schulen, Reha-Einrichtungen, Sportvereinen etc. zu nutzen sind. Es ist prinzipiell möglich, in heterogenen Gruppen und mit großer Flexibilität auf der Basis strukturierter Planungen effektiv zu arbeiten. Notwendig ist selbstverständlich, die jeweils besonderen Bedingungen in Einrichtungen zu analysieren und zu berücksichtigen. Dies betrifft besonders den Umstand, dass der jeweilige akute oder dauerhafte gesundheitliche Zustand der teilnehmenden Menschen (im jeweiligen Setting) zu berücksichtigen ist. Doch dieser Zustand diktiert nicht die Konzeption der sportlichen Aktivierung, sondern nur die Modifikation.

Die vorliegenden Beispiele stammen vor allem aus Kursen, in denen Menschen mit geistigen Behinderungen aktiv waren. Diese Menschen haben in der Regel mehrfache gesundheitliche Probleme. Es zeigte sich jedoch, dass die sportlichen Aktivitäten eher von allgemeinen Lern- und Entwicklungsprozessen als von besonderen gesundheitlichen Problemen aus spezifisch und effektiv zu konzipieren waren.

Wichtig für effektive Praxis erwiesen sich die Strukturen im Setting und die Kooperation zwischen Kostenträger und Werkstätte. Nachfolgende Vorschläge stammen aus einem sorgfältig (s.o.) angelegten und über einen längeren Zeitraum durchgeführten Projekt, das in Kooperation zwischen AOK Bremen-Bremerhaven, Werkstatt Bremen (Martinshof) und Universität Bremen organisiert wurde. Vorteilhaft war die Anbindung an Gesundheitswissenschaften, an betriebliche Gesundheitsförderung als Aufgabenstellung der Krankenkasse und an das Selbstverständnis der qualifizierenden und fördernden Werkstatt. Daraus entwickelten sich eine inklusive Programmatik und deren Umsetzung in machbarer Praxis. Die Leitlinien waren:

- Das Konzept geht davon aus, dass Bewegung, Spiel und Sport komplexe kognitive, physische, psychische und soziale Anforderungen stellen. Die Bewältigung[2] dieser Anforderungen fördert Lernprozesse und Entwicklung von Fähigkeiten im Alltag.

- Die sportliche Aktivierung soll dort stattfinden, wo der Weg in die Arbeitsgesellschaft angeboten wird. Sie ist eingebettet in allgemeine Aufgaben und besonders in betriebliche Gesundheitsförderung in Werkstätten für Menschen mit geistigen Behinderungen (Setting-Ansatz).

- Sportliche Aktivierung nimmt an, dass bis auf wenige Ausnahmen Bewegungen vermittelt und Freude an Bewegung erzeugt werden kann. Diese grundsätzliche Motivation kann über gelingende Aktivität schrittweise ausgebaut werden. So ist Erleben von Fortschritten und Aufbau von Selbstwert möglich (Empowerment).

- Bewegung, Spiel und Sport sind elementare Bestandteile einer allgemeinen Gesundheitsförderung (physisches, psychisches, soziales Wohlbefinden) und Verbesserung der Lebensqualität (Salutogenese).

- Das aufgebaute Kurssystem ermöglicht eine Entwicklung, in der die Kursleiter eine Verbesserung subjektiver Leistungsfähigkeit und sozialer Kompetenz planen und anleiten (Förderung).

- Qualität und Ergebnisse der Maßnahme werden mit ausgewiesenen Methoden festgehalten und evaluiert (Qualitätssicherung).

Die Programmatik wurde in anwendungsorientierter Forschung umgesetzt. Diese selbst war ein permanenter Lernprozess. Die Voraussetzungen, die Umsetzung, die angewandten Methoden und die zwischenzeitlichen Erfahrungen wurden beständig mit den Kooperationspartnern überprüft und verbessert. Dabei war auch hilfreich, dass in dem Projektteam[3] neben erfahrenen Projektleitern engagierte Mitarbeiter*innen wirkten, die selbst an ihrer Qualifikation (Bachelorarbeiten, Masterarbeiten, Promotion) arbeiteten. Zu wünschen ist, dass (in den folgenden Vorschlägen) die Dynamik der verschiedenen und permanenten Lernprozesse motivierend zu spüren ist.

---

[2] Der Begriff „Bewältigung" spielt im thematischen Zusammenhang eine hervorragende Rolle. Er ist allerdings in der deutschen Sprache unspezifisch und umfasst zwei Aspekte, die wiederum in unserer Auffassung nicht gegen einander ausgespielt werden sollten: Bewältigung meint zum einen die Auseinandersetzung mit Anforderungen und Aufgaben an sich, zum anderen deren erfolgreichen Abschluss. In unserem Sprachgebrauch ist immer von einer Bewältigung im Sinne eines Prozesses die Rede, der auf einen erfolgreichen Abschluss orientiert ist.

[3] Im Projekt arbeiteten insgesamt: Matti von Harten, Daniel Rosenberg, Sesle Zielke, Joanna Wiese, Karen Lehmkuhl, Vanessa Witt, Sarah Stampe und Natasha Gladden; es wurde geleitet von Ulrich Meseck und Dietrich Milles

1. DIE BEDEUTUNG SPORTLICHER AKTIVIERUNG FÜR INKLUSION IN WERKSTÄTTEN

Vorliegende Ausführungen werden geleitet von der Überzeugung, dass die Menschen mit geistigen Behinderungen, so wie alle anderen Menschen auch, in ihrer Entwicklung gefördert werden sollen und dass diese Förderung von praktischem Nutzen für gesellschaftlichen Zusammenhalt und zivilisatorischen Fortschritt ist.

Die UN-Konvention vom 13. Dezember 2006 will „den vollen und gleichberechtigten Genuss aller Menschenrechte und Grundfreiheiten durch alle Menschen mit Behinderungen" fördern, schützen und gewährleisten, wie auch „die Achtung der ihnen innewohnenden Würde" (Artikel 1, Satz 1). Mit der Konvention einher geht eine allgemeine gesellschaftliche Sensibilisierung für diese Aufgabenstellungen. Traditionelle Vorstellungen über Normalisierung und Abweichung reichen nicht mehr aus, um den sozialen Zusammenhalt zu organisieren und den Beitrag der Menschen mit Behinderungen zu bestimmen. Nötig ist eine anthropologische Grundlegung, in der Entwicklung als Auseinandersetzung mit Bedingungen (Anpassen und Erkunden) und als Qualifikationsprozess verstanden wird. Nötig ist ebenso eine ethische Verankerung, in der die Menschenwürde für alle Verschiedenheiten der Menschen anerkannt und die gesellschaftliche Teilhabe aus dem Entwicklungsstreben begründet wird.

Die umfassende Aufgabenstellung erfordert eine interdisziplinäre Analyse, Konzeption und Begleitung. Politische, wirtschaftliche, juristische, medizinische, technische, gesundheitliche usw. Aspekte spielen gewichtige Rollen, wenn die Lebenswirklichkeit der Menschen mit Behinderungen verbessert werden soll. Wenn auch diese Aspekte zusammenhängen, so ist es doch sinnvoll, von einer praktischen Seite aus diese Zusammenhänge anzupacken. Wenn nicht erst die Welt verändert werden muss, damit z.B. die Ernährung verbessert werden kann, macht es schon Sinn, das Salatangebot zum Mittagstisch zu verändern und den Cola-Automaten nicht an den Eingang zu stellen oder spezifische sportliche Aktivierung zu fördern.

Der praktische Ansatzpunkt für nachfolgende Konzeption ist der pragmatische Zusammenhang von Bewegung, Spiel, Sport und betrieblicher Gesundheitsförderung. Bewegung meint damit die basale Fähigkeit des Menschen sich in seiner Umwelt und mit seinen Mitmenschen den Anforderungen und Aufgaben zu stellen. Spiel meint die ungezwungene und neugierige Auseinandersetzung mit Umweltbedingungen und Persönlichkeitsentwicklung. Sport meint dabei, dass dies in organisierten Prozessen gelernt und geübt werden kann. Gesundheitsförderung meint, dass die geplante und organisierte Aktivierung einen Nutzen innerhalb der Werkstätten hat – für die Arbeit der Werkstätten und für die Menschen mit Behinderungen.

Diese zusammenhängende Konzeption kann als spezifische sportliche Aktivierung verstanden werden. Sie zielt auf Aktivierung, weil nicht ein Zustand, sondern eine Verbesserung angestrebt wird. Sie ist sportlich in einem aufgebauten Kurssystem organisiert. Sie ist spezifisch, weil die einzelnen Maßnahmen und Angebote auf konkrete Entwicklungen der Teilnehmer*innen und der Kursgruppen ausgerichtet sind.

Menschen mit geistiger Behinderung verfügen häufig über (noch) nicht bekannte, bisher nicht geförderte oder lange nicht mehr geförderte Ressourcen. Spielerische Aktivierung knüpft dort an und impliziert Lern- und Entwicklungsprozesse, die in einer Dynamik zu mehr, besseren und effektiver einsetzbaren Fähigkeiten führen können. Diese in einem zunehmenden Komplexitätsniveau von Bewegungs-Spielen im Spektrum zwischen Aktivierung der Bewegungsabstinenten mit wenig entwickelten Fähigkeiten bis zu weitgehend selbständigen oder vollständig selbständigen Sportaktivitäten zu konzipieren, stellt den Kern der vorgenommenen sportlichen Aktivierungsprogramme dar. Im Projektkontext wird das beschriebene Entwicklungsspektrum in einem Schwellenmodell (mit den Ebenen Motivation-Bewegung-Handlung) gefasst (siehe Kap. 2) und mit qualitativen Entwicklungsschritten beschrieben. Dadurch sind qualitative Entwicklungen festzumachen und Kurszuordnungen vorzunehmen. Dieser Projektansatz wurde in einer mehrjährigen empirischen Untersuchung überprüft. Der Zuwachs von Fähigkeiten konnte dabei auf allen Entwicklungs-Ebenen nachgewiesen werden. Dieser Zuwachs von Fähigkeiten wurde auch in anderen Lebensbereichen, zumal in Werkstätten, wirksam.

Das praktische Angebot in den Werkstätten ist theoretisch in jenem „practice turn" der Sozialwissenschaften begründet, mit dem nicht von Normen oder Gesetzen aus eine Wirklichkeit gestaltet werden soll, sondern in dem die naheliegenden Möglichkeiten von Verbesserungen und Entwicklungen aufgegriffen und verfolgt werden sollen. Daher geht vorliegende Konzeption von den Gegebenheiten in Werkstätten und vorhandenen Kursangeboten aus und schlägt einfache Schritte vor, die Inklusion konkretisieren. Diese Konzeption ist auf den folgenden Seite dokumentiert und illustriert.

Die gesamte Konzeption der überprüften und hier vorgeschlagenen Maßnahme ist um spezifische sportliche Aktivierung herum aufgebaut. Es handelt sich daher im Kern um eine praxisorientierte Konzeption. Sie hat selbstverständlich grundlegende theoretische Verankerungen in den Gesundheits-, Sport- und Sozialwissenschaften. Diese Verankerungen sind in drei strukturellen Bezügen verdeutlicht: Im Mittelpunkt steht der Handlungsbezug, der auch den theoretischen Stellenwert der Handlung aufgreift, wie er umfassend als soziales Handeln verstanden werden kann und wie sie menschliche Existenz bewegt. Soziales Handeln geschieht durch den Menschen als soziales Wesen, das sich in Beziehungen zu anderen selbst erkennen und entwickeln kann. Das Subjekt ist, so gesehen, der zweite strukturelle Bezug der Aktivierung und markiert die treibende Kraft. Aktivität ist immer konfrontiert mit einer Umwelt, die sowohl natürlich gegeben als auch durch Eingreifen gestaltet wurde. Mit dieser Umwelt ist Aktivierung konfrontiert, muss sich mit ihr auseinandersetzen und ihre Anforderungen bewältigen. Der Umweltbezug ist die dritte strukturelle Verankerung der Aktivierung, wie sie vorgeschlagen wird. Wichtig ist allerdings die empirisch begründete Annahme, dass die Aktivierung selbst eigenen Einfluss nimmt auf die Wahrnehmung der eigenen Entwicklung und auf die der vorhandenen Bedingungen. Diese Annahme kann jeder nachvollziehen, der mit den ersten Armbewegungen merkt, dass er Schwimmen lernen kann und das Wasser seinen Schrecken verliert. Diese besondere Bedeutung des Handlungsbezuges begründet den Stellenwert der Aktivierung in der Konzeption.

Die drei theoretischen Verankerungen durchziehen die gesamte Konzeption. Sie können in ihrer Konkretion begriffen werden. Die gesellschaftliche Umwelt verlangt nach einer verbindlichen Grundlage, auf der notwendige Bedingungen bereitgestellt und gemeinsame Einrichtungen für Aktivierung geschaffen werden können. Die praktische Konkretion muss durch ein Menschenbild getragen werden, in dem das Subjekt anerkannt wird. Die verbindliche Grundlage für die Aktivierung von Menschen mit geistigen Behinderungen ist vor allem durch die UN-Konvention gelegt worden, die zudem vor allem im Sozialgesetzbuch weiter ausgeführt wird. Hier werden Menschen mit Behinderungen nicht ausgeschlossen, sondern mit allgemeinen Rechten ausgestattet, die sie wiederum in die Lage versetzen sollen, Subjekt der eigenen Entwicklung werden zu können. Damit wird Aktivierung praktisch als positive Entwicklung und Förderung als positiver Auftrag vorgestellt.

Entwicklung und Förderung finden in der Gesundheitsförderung eine übergeordnete Wertigkeit, die konkretere Zielsetzungen ermöglicht. Gesundheitsförderung geht über die Behandlung von eingetretenen Erkrankungen hinaus. Sie schließt die zielgerichtete und stimmige Gestaltung des eigenen Lebens und der Lebens- und Arbeitsbedingungen ein. Und sie wird möglich in einer Gewichtung menschlicher Fähigkeiten. Der Mensch ist anthropologisch so ausgestattet, dass er sich unterschiedlichen Bedingungen anpassen und komplexe Fähigkeiten entwickeln kann.

Die Orientierung auf Ziele und die komplexen Entwicklungsmöglichkeiten schaffen Voraussetzungen für präventive Programme und finden eine konkrete Grundlage in dem Präventionsgesetz. In der Praxis der Aktivierung sind sie der Motor für Bewegung, die als sinnvolle Auseinandersetzung mit Aufgaben und als Verbesserung der Situation wirkt.

Für diese somit sportliche Aktivierung gibt es konkrete Bedingungen für ihre Umsetzung. Sie soll im Setting Werkstatt passieren. Sie muss daher mit den allgemeinen und jeweiligen Besonderheiten dieser Einrichtungen umgehen. Diese Besonderheiten sind nicht nur im Auftrag der Einrichtung, sondern auch in der regionalen, der kulturellen oder der politischen Landschaft zu finden, bis hin zu den räumlichen oder personellen Gegebenheiten. Auf Bedingungen und Besonderheiten einzugehen, bedeutet für die Subjekte der Aktivierung, dass dieser Vorgang deutliche, qualitative Stufen markiert. Es macht einen qualitativen Unterschied, z.B. selbst den Raum für die Kursstunde zu finden und auch pünktlich da zu sein. Die Konzeption der sportlichen Aktivierung muss also spezifisch auf die vorhandenen Bedingungen und auf die jeweiligen Lern- und Entwicklungsschritte eingehen. Daher sind qualitative Ebenen

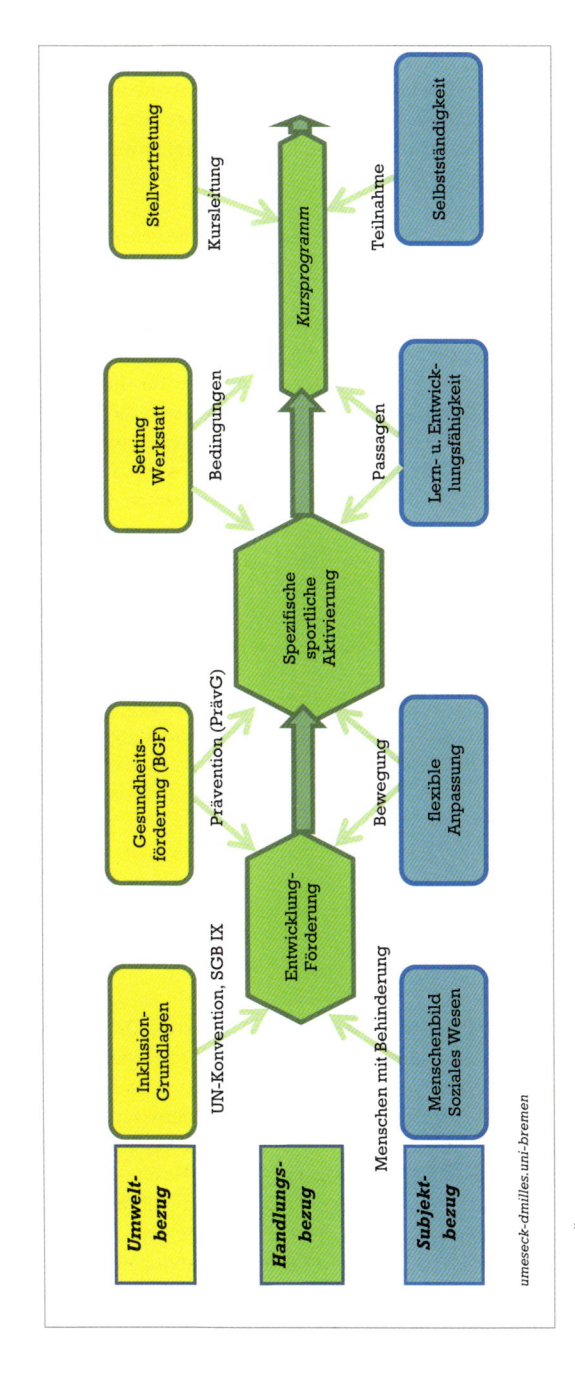

Abbildung 1 Überblick über die Konzeption

in der Entwicklung und entsprechende Passagen zwischen den Ebenen (Wechsel in einen Kurs mit gesteigerten Anforderungen) zu organisieren.

Schließlich zielt das Kursprogramm selbst auf einen Handlungszusammenhang in der spezifischen sportlichen Aktivierung, der auf der einen Seite eine mögliche Selbständigkeit der Menschen mit geistigen Behinderungen erreichen will, auf der anderen Seite die organisierende und anleitende Rolle der Kursleitung zu einer Begleitung dieser Entwicklung anvisiert. Hierbei ist diese Zielsetzung nicht mit der Aktivierung selbst zu verwechseln. Deshalb wird hier auch von „Stellvertretung" gesprochen, was genauer als „Assistenz" beschreibt, wie der Entwicklungsvorgang selbst auch die Rolle der Kursleitung verändert. Deshalb wird auch von Selbstständigkeit gesprochen, was ebenfalls genauer als „Autonomie" beschreibt, wie anspruchsvoll die Entwicklungsschritte sind.

2. KONZEPTION VON SPEZIFISCHEN BEWEGUNGS- UND SPORTKURSEN

Was mit Menschen, die als geistig behindert gelten, zu erleben ist, beruht auf der Freude über die kleinen Schritte. Die kleinen Schritte können eigenständig bewältigt werden und das passiert durch Abschauen und Nachmachen, durch Hilfen und Nachfragen, Antizipation und Übung, also Miteinander. Dabei sind Menschen mit mehr und Menschen mit weniger Abstand zur Bewegung, Frauen und Männer, Jüngere und Ältere, Kursleiter*innen oder Interessierte. Da ist keine Messlatte, die zu überqueren ist, damit jemand „dazu gehört". Da ist Freude über jeden kleinen gelungenen Schritt, über hilfreiches Zusammenwirken in der Auseinandersetzung mit Anforderungen und Aufgaben und immer auch mit der eigenen Unvollkommenheit. Relativ gesehen, sind Menschen mit geistiger Behinderung gerade nicht die Zurückgebliebenen, nicht die sozial Schwachen. Sie sind vielmehr ein grundlegendes Beispiel für solche menschliche Stärken, die sich in Entwicklungs- und Lernprozessen zeigen.

Viele der kleinen Schritte verweisen auf eine allgemeine Basis: Bewegung und Sport können Fähigkeiten der sozialen Individuen fördern. Nicht jede Bewegung und jeder Sport ist gesund. Aber Gesundheitsförderung ist immer mit Bewegung und Sport verbunden. Und Gesundheitsförderung ist mit Aktivierung verbunden. Auch Aktivierung ist nicht immer gut und sinnvoll (dazu muss man nicht gleich an Selbstgefährdung, hyperaktive Kinder oder den Sprung ins Ungewisse denken).

Aktivierung wird im vorliegenden Argumentationszusammenhang positiv verstanden. Eine solche Aktivierung führt zu allgemeiner Aufmerksamkeit, die durch Reize aus der Umwelt beeinflusst wird. Durch diese psychophysische Erregung werden vor allem Muskeln mit Energie versorgt und in Leistungsbereitschaft versetzt. Begleitende Emotionen (im Limbischen System des Gehirns) verstärken die kognitive Verarbeitung.

Die bei dieser Aktivierung relevanten inhaltlichen Schnittmengen von Bewegung, Spiel und Sport werden im Projekt unter dem Begriff ´spezifische sportliche Aktivität´ gefasst. Bei sportlicher Aktivität in operationaler Definition wird „nicht von vorneherein eine bestimmte motivationale Ausrichtung assoziiert" (Fuchs 2003, S. 9). Motivvielfalt wird zur Voraussetzung für Inklusion, wenn sie in die Konzeption von Aktivierung durch spezifische sportliche Aktivität einbezogen wird. Verschiedenste Motive können so zur Grundlage für individuelle Aktivierung in Kursen werden und öffnen sie damit für ein breiteres Spektrum von Beschäftigten. In diesem Verständnis sind auch Motiventwicklungen und ggf. Motivwandel im weiteren Entwicklungsverlauf sinnvoll, wenn sie Aktivierung aufrechterhalten und einen aktiveren Lebensstil begünstigen. Das Spezifische der inhaltlichen Ausrichtung bestimmt sich weiterhin durch die Verbindung eines angezielten Entwicklungsspektrums mit einem Aktivitätsspektrum zwischen einfachen kleinen Spielen bis hin zu komplexen Sportspielen. Die Attribuierung auf breite Möglichkeiten der „spielerischen Selbstentfaltung", die „Ausübung einer Tätigkeit um ihrer selbst willen" und die „Freude an der Überwindung von Schwierigkeiten" (ebd.) kann dabei als zu Grunde liegendes Leitmotiv verstanden werden. Aktivierung ist also mehr als alltägliche Bewegung und weniger als geregelter Sport.

Im allgemeinen Verständnis wird durch Aktivierung „etwas in Gang gebracht". Durch die Auseinandersetzung mit Anforderungen und Aufgaben können im tätigen Umgang mit Dingen und Situationen Lernerfahrungen gesammelt werden. Diese Aktivierung steht im Zusammenhang mit dem, was als relative Leistung verstanden werden kann. Relative Leistung meint solche Ergebnisse von Anstrengungen, die von den Durchführungsbedingungen her beurteilt werden. Eine sehr hohe oder sehr niedrige Aktivierung kann gerade bei Menschen mit geistiger Behinderung zu einer relativ schwachen Leistung führen – und gerade die sinnvollen mittleren Aktivierungsgrade sind nicht leicht zu erreichen, weil die Balance (Kohärenz) zwischen richtig wahrgenommenen Anforderungen und tatsächlichen eigenen Fähigkeiten (auch als Kompetenzerwartung bzw. Selbstwirksamkeit zu verstehen) leicht durcheinander gerät. Aktivierung muss dosiert werden.

Spezifische Aktivierung wird allgemein als regelmäßiger und dauerhaft erhöhter Ressourceneinsatz in und bei der Teilnahme an bestimmten Bewegungs- und Sportangeboten verstanden. Zu geringe oder zu hohe Aktivierung kann in Bewegung und Sport für Menschen mit geistigen Behinderungen schwierig sein. Die Aktivierungsschwelle zeigte sich bei den bewegungsabstinenten Teilnehmer*innen in Sportkursen oftmals fremdbestimmt (z.B. durch Begleitdienst, Gruppenleiter, Kursleiter). Daher kann eine Vielzahl von Aktivierungshemmnissen auftreten:

- Zu geringe Aktivierung: Müdigkeit, Essen und Sport sind inkompatibel, Unsicherheit, Verweigerung aus vielen Gründen, „Konflikt" mit Gruppenleitung, Alltagskonflikte, Tagesform usw.

- Zu hohe Aktivierung: Unruhe, Aufgeregtheit, Angst, Stress, Ablenkung etc.

Folglich müssen a) im Vorfeld entsprechende Rahmenbedingungen untersucht und aktivierungsfördernde Maßnahmen eingeplant werden und b) die Durchführung der Kursstunden unter Berücksichtigung des Aktivierungsniveaus erfolgen (Mobilisierung; Entspannung; Balance zwischen Anforderungen und Fähigkeiten der Teilnehmer*innen halten). In der Regel werden die Aktivierungslevels in einer Kursstunde schwanken, so dass nachreguliert werden muss (z. B. durch den Einsatz von Spiele o.ä., die sich als zweckbezogen bewährt haben).

Zu den Durchführungsbedingungen der Aktivierung gehören auch Zeitstrukturen. Es ist für die Teilnehmer*innen sehr wichtig, dass sie klare zeitliche Vorgaben zum Tagesablauf haben und diese Vorstellungen verinnerlichen (z. B. heute ist Dienstag, da ist um 11 Uhr unser Kurs).

Das Kurssystem, das im nachfolgenden Kapitel erläutert wird, erlaubt eine Zuordnung nach Inhalten und Entwicklungen, erlaubt spezifische Bestandteile, auch individuelle Zuschnitte, zugleich gemeinsame Kommunikations- und Lernprozesse.

2.1 Der Zusammenhang zu betrieblicher Gesundheitsförderung

Sportliche Aktivierungen sind hervorragend geeignet, einen wichtigen und grundlegenden Beitrag zur Gesundheitsförderung zu leisten, insbesondere für Menschen mit Behinderungen. Sie greifen wesentliche Bedürfnisse auf und unterstützen wichtige Entwicklungen. Und wenn sie gut eingepasst werden, nutzen sie den Beschäftigten wie den Betrieben.

Gesundheitsförderung kann in spezifischen Bedingungen der Werkstätten für behinderte Menschen unter Nutzung sportlicher Aktivierung effektiv organisiert werden. Menschen mit Behinderungen können sukzessive ihre Fähigkeiten und zugleich ihre Gesundheit verbessern – ohne pädagogisch drohenden Zeigefingern und ohne fremde Instrumentalisierung. Die praktischen Grundlagen für sportliche Aktivierung können im Arbeitsalltag von Werkstätten für Menschen mit Behinderung bereitgestellt werden. Somit kann ein wertvoller Beitrag für die Gesundheit der Menschen in Werkstätten geleistet werden.

Die Sozialversicherungsträger sind gehalten, in der betrieblichen Gesundheitsförderung zusammen zu wirken. Dies ist auch in den allgemeinen Regelungen für Menschen mit Behinderungen festgehalten. Im einschlägigen Sozialgesetzbuch wird der Erhalt und die Förderung von Arbeitsfähigkeit und Gesundheit gefordert (§ 84 Abs. 2 SGB IX) und die Werkstätten sollen es den Menschen „*ermöglichen, ihre Leistungs- oder Erwerbsfähigkeit zu erhalten, zu entwickeln, zu erhöhen oder wiederzugewinnen und dabei ihre Persönlichkeit weiterzuentwickeln*" (§ 136 SGB IX). Im Arbeitsschutzgesetz wird vom Arbeitgeber die menschengerechte Gestaltung der Arbeit gefordert; dafür sind Steuererleichterungen zu nutzen. Die frühere alleinige Zuständigkeit der Berufsgenossenschaften ist durch ein Zusammenwirken aller Sozialversicherungsträger in der betrieblichen Gesundheitsförderung ergänzt worden (§ 20 SGB V). In der traditionellen Zuständigkeit sind insbesondere die Berufsgenossenschaften kompetent. Doch durch das Ende Juli 2015 beschlossene Gesetz zur Stärkung der Gesundheitsförderung und der Prävention (Präventionsgesetz) werden Maßnahmen der Betrieblichen Gesundheitsförderung vor allem auch durch Krankenkassen unterstützt und finanziert. Namentlich die AOK hat sich stark engagiert und gab 2013 rund 44,5% der insgesamt von Krankenkassen aufgebrachten Kosten für BGF aus.

Die Möglichkeiten der Krankenkassen sind für Werkstätten ein guter Anreiz, ihre Aufgaben in sinnvoller Kooperation effektiver anzugehen. Hierfür kann mit sportlicher Aktivierung ein spezifischer, praktischer Beitrag geleistet werden. Näheres siehe Kap. 5.2.

2.2 Schwellen der Verbesserung

Sportliche Aktivierung erfolgt gemeinsam in heterogenen Gruppen. Mit der Entwicklung der einzelnen Teilnehmer*innen wird deren soziale Kompetenz und Persönlichkeit unterstützt. Dies wird durch Kurse organisiert, die auf verschiedenen Ebenen der Entwicklung ansetzen, wobei die Ebenen eine ausreichende Heterogenität der Gruppen ermöglichen. Diese Ebenen können durch Schwellen markiert werden, an denen jeweils eine Zugehörigkeit (Übergang) zu einer (weiterführenden) Kursgruppe entschieden werden kann.

In diesen Kursen, die jeweils einer bestimmten Ebene zugeordnet sind, können Entwicklungen spezifisch gefördert werden. Dadurch ist es möglich, die Menschen mit Behinderungen als Subjekte der Entwicklung anzusprechen und zu motivieren, sie zugleich sukzessive in Stand zu setzen, selbst vorzugehen. In den Kursen gibt es keine linearen und einfachen Vorgänge, es gibt auch keine durchgängige individuelle Betreuung. Es gibt stattdessen offene und gezielte Angebote, gemeinsame Anstrengungen und spezifische Aufgaben auf einem bestimmten Level. Die Kurse sind also als Abschnitte einer möglichen Entwicklung zu verstehen. Sie bilden einen Rahmen, in dem zugleich eine spezifische Förderung möglich wird. In diesen Kursen ist eine Heterogenität vorhanden, die Lernprozesse untereinander begünstigen, ohne durch zu große Unterschiede Blockaden aufzubauen.

Mit diesem Kurssystem verbunden sind verschiedene Schwierigkeiten, die es zu beachten und zu lösen gilt:

- Es gibt das Problem der Zuordnung zu den Kursgruppen. Berücksichtigt werden müssen: die Gruppengröße nach praktikablen Gesichtspunkten, das Ausmaß an Differenzierung, die begrenzte Verantwortlichkeit der Kursleitung.
- Es gibt das Problem der Aspekte, die nicht, mehr oder weniger zu beeinflussen bzw. zu entwickeln sind. Berücksichtigt werden müssen: Art und Ausmaß der Behinderung, Unterschiede zwischen Tagesform und Leistungsgrenze, sinnhafte extrinsische Motivation.
- Es gibt das Problem der Statuspassagen, also der Schwellen, mit denen vor allem die Zuordnung zu Kursen zu entscheiden ist. Berücksichtigt werden müssen: Unterschiedliche Entwicklungen und unterschiedliche Fähigkeiten/Ressourcen, Gruppenzugehörigkeiten, Potenziale und Sprünge bzw. Rückschritte.

Wir haben in unserem Forschungsprojekt diese Schwierigkeiten von den ‚schwierigen Fällen' her bearbeitet. Denn ein gängiger Vorwurf an Interventionen ist, dass die Personen angesprochen werden, die bereits gute Voraussetzungen mitbringen (preaching the converted), nicht aber diejenigen, die eine Verbesserung am nötigsten haben. Daher zielten die Interventionen in dem Forschungsprojekt zunächst und vor allem auf bewegungsabstinente Beschäftigte des Martinshofes. Hier setzte spezifische sportliche Aktivierung an. Kernpunkt ist die stufenweise aufgebaute sportliche Aktivierung.

Beginnend mit vor allem spielerischer und unmittelbarer Motivation, fortgesetzt mit gezielter Förderung sicherer Bewegungsabläufe bis hin zu regelgeleitetem gemeinsamem Sporttreiben wurden spezifische Angebote für Kurse im Martinshof konzipiert, überprüft und evaluiert. Mit diesen Maßnahmen können die inklusiven Anstrengungen der Werkstätten für Behinderte eine neue Qualität erreichen (siehe Exkurs).

Die stufenweise aufgebauten Angebote wurden in Kursen organisiert, in denen es um Aufbau und Entwicklung von solchen Fähigkeiten geht, die auch im betrieblichen Alltag benötigt werden (Empowerment). Kein Gewicht, das auf der jeweiligen Ebene im Mittelpinkt steht, geht verloren, aber das Schwergewicht verlagert sich hierbei sukzessive und die Anforderungen werden gezielt gesteigert:

 a) Kurse zu **Motivation** durch Erfolgserlebnisse und Bewegungsfreude,

 b) Kurse zu **Bewegung** durch gesteigerte Aufgaben und Übungen,

 c) Kurse zu **Handlung** durch regelgeleiteten Sport und zielgerichtete Tätigkeit.

Wir haben uns in der Praxis zunächst für diese drei Schwellen und Ebenen entschieden. In der Erfahrung zeigte sich, dass eine weitere Differenzierung in insgesamt sechs Kursgruppen sinnvoll ist, die sich in jeweils drei Schwellen/Ebenen aufteilen. Dies war sinnvoll, weil sich zunächst eine Art Zurechtfinden an die Anforderungen in den Kursen ergab, während danach eine deutlichere Steigerung des Leistungsniveaus auf der entsprechenden Ebene möglich war. Insgesamt kann der Aufbau der Schwellen, Ebenen und Kurse folgendermaßen überblickt werden:

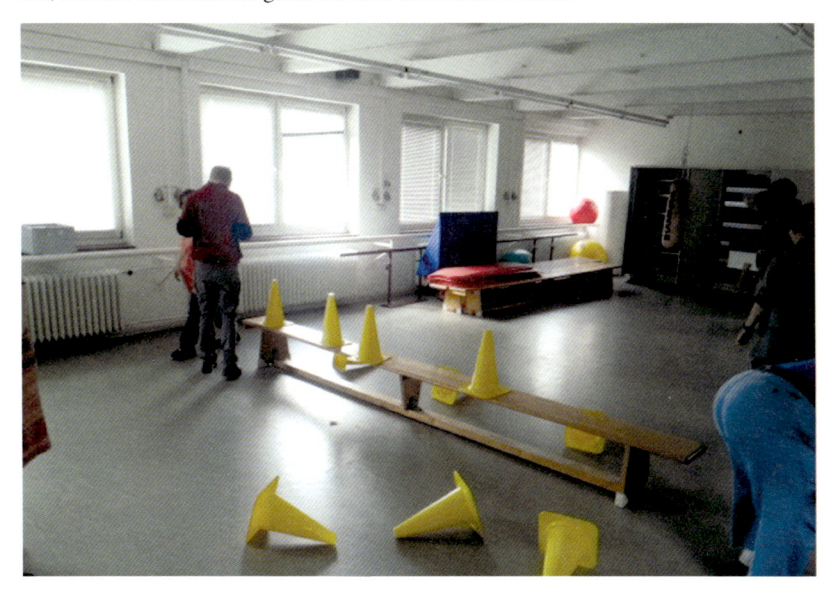

Abbildung 2: aus dem Kursgeschehen

	Motivation		Bewegung		Handlung		Inklusion
Übergang/ Schwelle	Maßnahme/ Angebot	Übergang/ Schwelle	Maßnahme/ Angebot	Übergang/ Schwelle	Maßnahme/ Angebot	Übergang/ Schwelle	Maßnahme/ Angebot
Überwindung von Bewegungs- und Sportabstinenz	Kurse mit Motivations- schwerpunkt Aufbau von Motivation zur basalen Bewegung	Motivation als Ressource verfügbar	Bewegungsbezogene Kurse Aufbau v. a. von Bewegungssicherheit	Bewegungs- sicherheit als Ressource verfügbar	Handlungsbezogene Kurse Aufbau v. a. von Handlungs- sicherheit	Handlungs- sicherheit als Ressource verfügbar	Inklusive, sportartbezogene Kurse Aufbau v. a. von Autonomie
	Kursebene 1 1.1 1.2		Kursebene 2 2.1 2.2		Kursebene 3 3.1 3.2		Kursebene 4 4.1 4.2
	stabili- sierend fort- schreitend		stabili- sierend fort- schreitend		stabili- sierend fort- schreitend		stabili- sierend fort- schreitend

Abbildung 3 Aufbau der Förderung nach dem Schwellenmodell

Diese grundlegende Anordnung kann inhaltlich folgendermaßen ausdifferenziert werden:

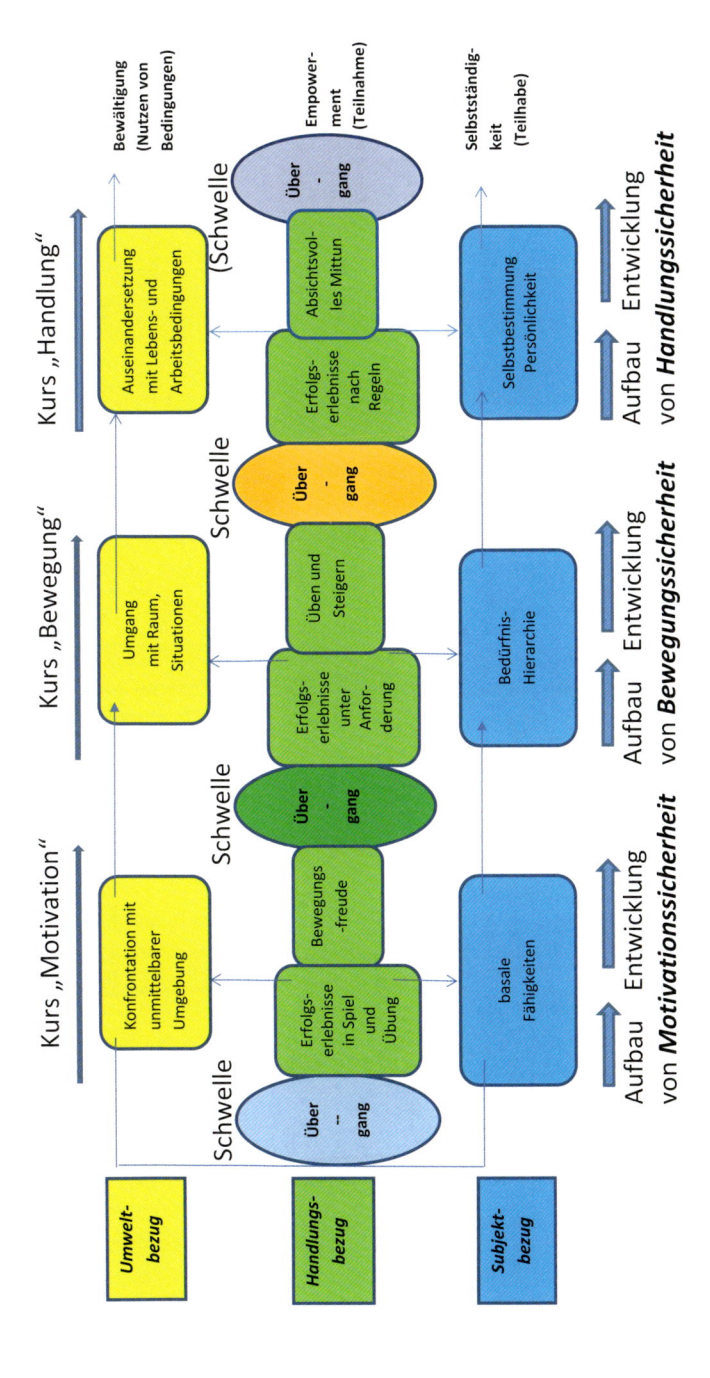

Abb. 4: Konzeption „Spezifische sportliche Aktivierung"

Bei der Einrichtung der neuen Kurse wurde besonderes Gewicht auf die Qualifikation und Zusammensetzung der Leitungen gelegt. In aller Regel wurden die Kurse zunächst vom Projekt und von der Werkstatt mit je einer Leitungsperson ausgestattet. Dies ermöglichte eine Anknüpfung an die bisherigen Gewohnheiten der Werkstatt und gegebenenfalls an die Erfahrungen bekannter Kursteilnehmer*innen. Zugleich wurde die Umsetzung der Projektkonzeption sichergestellt.

2.3 Übergänge und Kurszusammensetzung

Das Kursmodell ist in Sequenzen angeordnet. Diese bestehen aus Schwellen, die zu verschiedenen Ebenen führen. Innerhalb jeder Kurseinheit gibt es drei Phasen (Aufwärmen, Hauptteil, Entspannen), auf die noch einzugehen ist. Die Kurse sind jeweils auf ein Jahr konzipiert. Sie sind inhaltlich offen und durchlässig. Besonders am Anfang kann zu jeder Zeit eine Teilnehmer*in in den Kurs einsteigen. Die Aktivitäten auf einer Kursebene werden in dem inhaltlichen Rahmen differenziert angeboten, damit auf unterschiedliche Aspekte und Verläufe der Entwicklung eingegangen werden kann. Prinzipiell kann zu jeder Zeit in die nächstliegende Kursebene gewechselt werden.

Entwicklungen sind immer möglich auch beim „Verweilen" auf einer Ebene. Jeder Teilnehmer kann eine relative Entwicklung zeigen, die nach ca. einem Jahr nicht zwingend einen Übergang in die nächste Ebene begründen lässt oder notwendig macht. Die Einschätzung der relativen Entwicklung ist nicht einfach, aber anhand von Merkmalen bzw. Indikatoren zu entscheiden (siehe Kap.6.3).

Das Entdecken der eigenen Freude an Bewegung kann auf das Arbeitsverhalten übertragen werden. Eine entsprechende Rückmeldung aus der Werkstatt motiviert alle Beteiligten und lenkt den Blick auf mögliche Übergänge in einen nächsten Kurs. Freude an Bewegung mitsamt Erfolgserlebnissen unterstützen auch Lerneffekte am Arbeitsplatz – sowohl in kognitiver, koordinativer oder motorischer Hinsicht als auch im Sozialverhalten.

Signifikante Effekte können in den sportmotorischen Parametern bei gesteigertem Umfang und nachhaltiger Teilnahme deutlich erkannt werden. Sie können auch in der teilnehmenden Beobachtung an bestimmten Merkmalen festgemacht und beurteilt werden. Schließlich können auch die Werkstattverantwortlichen (Gruppenleiter) in qualitativen Interviews klare Auskunft über Effekte der sportlichen Aktivierung geben.

Es gibt Merkmale, Indikatoren der Entwicklung, die für eine Gruppe insgesamt, wie für einzelne Teilnehmer*innen festgestellt wurden und für die Einteilung der Kurse wie für die Ausgestaltung der Inhalte genutzt werden können.

2.4 Verortung im gesamten Angebot einer Werkstatt

Jedwede lebendige Entwicklung ist keine Einbahnstraße und kein linearer Aufstieg. Werkstätten für Menschen mit Behinderungen (WfB) haben Bewegungsfähigkeit, Erziehbarkeit und Wirtschaftlichkeit in der Arbeit von und mit MmB festgestellt. Sie haben somit Entwicklung ihrer Beschäftigten angenommen und traditionelle Muster der Aussonderung überwunden.

Entwicklungsförderung in WfB geht daher weg vom „Wohlfahrtsbehütungsprinzip" und baut eine Basissicherheit auf. Basissicherheit bedeutet eine Stabilisierung der Lebensbewältigung und bereitet den Boden für eine Aktivierung, die Menschen mit Behinderung zu Subjekten ihrer Entwicklung machen kann. Die Stabilisierung erfolgt nicht durch Vormundschaft und nicht durch Assistenz, sondern durch stellvertretende Sorge für eigene Entwicklung der Beschäftigten. Stellvertretende Sorge für eigene Entwicklung überwindet körperlich-geistig-soziales „Ruhigstellen" und fördert Empfindsamkeit. Empfunden werden eigene Kräfte der Wahrnehmung, der körperlichen Funktionen und der Fähigkeit „etwas anzupacken" (wach sein).

‚Etwas anpacken' bedeutet die Abkehr von „Nichtskönnen" und die Hinwendung zum Probieren (Zielvorstellung und -vorgabe). Was angepackt wird, ist zunächst möglichst offen, dann aber nicht beliebig. Die Hinwendung zum Probieren sollte machbar sein und möglichst einfache Erfolge zeitigen (positives Lernen).

Die Hinwendung zum Probieren kann – selbst wenn nicht alles und nicht gleich ‚klappt' -Unsicherheit abbauen und Fähigkeiten flexibilisieren. Der spielerische Charakter unterstützt, dass das positive Erleben die Möglichkeit des Verlierens einschließt, das Lernen durch Misserfolg ermöglicht, die eigenen Schwächen abbaut, zum Gelingen motiviert, die Verbesserungen genießt usw. Das positive Erleben wachsender Fähigkeiten im Probieren ist Kern der grundlegenden Motivation und unterstützt den Aufbau von Ressourcen. Das positive Erleben ist Kernbestandteil von spezifischen Anstrengungen in der Bewältigung von Anforderungen und Aufgaben.

Bewältigung von Anforderungen und Aufgaben erfolgt auf einer nach oben offenen Skala, ausgeprägt werden also immer relative Fähigkeiten und Ziel ist eine relative Gesundheit. Statt rigider Normalitätsunterstellungen erfolgt also in der Förderung eine angemessene Differenzierung. Hierbei werden die besonderen körperlichen, geistigen und sozialen Bedingungen nicht als Defizite berücksichtigt, sondern gehören zur Spezifik der Anforderungen und Aufgaben.

Der Bezug zu eher äußeren Anforderungen und eher inneren Aufgaben wird kollektiv hergestellt. Der Mensch ist ein soziales Wesen und wächst sowohl in einer materiellen Umwelt als auch in persönlichen Beziehungen. Beide Dimensionen können in die Basissicherheit und die Bewältigungsfähigkeiten als hilfreiche Bedingungen und Unterstützungen einbezogen werden.

Die Wahrnehmung des Selbst reflektiert dann die Fremdwahrnehmung und akzeptiert eine soziale Einbettung, in der Gemeinschaft stärkt und auch moralische Verpflichtungen setzt. Teilhabe und Verantwortungsbewusstsein korrelieren.

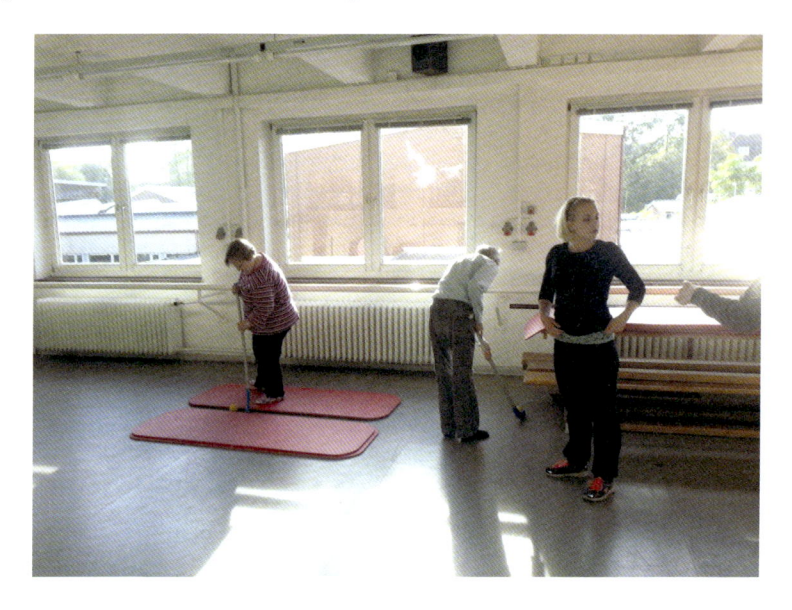

Abbildung 5 Aus dem Kursgeschehen

3. EXKURS: DAS BEISPIEL MARTINSHOF - EIN LEUCHTTURMPROJEKT

Am Anfang des Projektes im Martinshof, einer „Werkstatt für behinderte Menschen" in Bremen, haben wir uns auseinandergesetzt mit einer problematischen Ausrichtung des Umgangs mit Behinderungen, nämlich auf

- *Versorgung*, im Sinne von Bereitstellung vor allem ausgleichender Begleitmaßnahmen, die auf vorhandene Schädigungen oder Abweichungen, bzw. auf deren Milderung zielen;

- *Verwahrung*, die lediglich als absichernde Exklusion betrieben wird und bei der unter dem Vorwand der Versorgung wesentlich Normalitätsannahmen der Nichtbehinderten stabilisiert werden;

- *Beschäftigung*, wenn damit nur eine fürsorgende Absonderung verbunden ist, die eine relativ nutzlose Tätigkeit als nützliche Aktivität fasst.

Das Vorhaben wollte nicht einfach nur die problematische Ausrichtung ablehnen, sondern praktische Wege zur Überwindung finden und ausprobieren. Dieses Unternehmen setzte von Beginn an auf Zusammenarbeit mit wichtigen Akteuren. Eingerichtet wurde eine Kooperation zwischen

Universität	zuständig für die wissenschaftliche Konzeption, Begleitung, Evaluation und Auswertung
Martinshof	zuständig für das ‚Feld', in dem die Maßnahme durchgeführt wird, und für die so beteiligten Beschäftigten
AOK Bremen-Bremerhaven	zuständig für Initiierung, Finanzierung und praktische Umsetzung in der betrieblichen Gesundheitsförderung.

Eingerichtet wurde ein Steuerkreis mit allen Beteiligtem. Die Sitzungen werden protokolliert. Regelmäßig wurde über den Fortgang zusammenfassend berichtet.

Das Projekt, das die AOK Bremen-Bremerhaven fünf Jahre unterstützt hat, zeigt gesundheitliche Verbesserungen gerade bei den Menschen, die keine einfachen Voraussetzungen und Bedingungen für körperliches, seelisches und soziales Wohlbefinden haben. Die AOK Bremen-Bremerhaven, der Martinshof und die Universität Bremen haben in einer Kooperation die Chancen einer systematischen betrieblichen Gesundheitsförderung der Menschen mit geistigen und mehrfachen Behinderungen wesentlich erweitert.

Kernpunkt ist die stufenweise aufgebaute sportliche Aktivierung, wie sie oben beschrieben wurde. Sie beginnt mit bewegungsabstinenten Beschäftigten, wird fortgesetzt mit gezielter Förderung sicherer Bewegungsabläufe und geht bis hin zu regelgeleitetem gemeinsamem Sporttreiben.

Die motivierende sportliche Aktivität des Projektes beginnt mit spielerischen Aufgaben. Diese bieten zunächst einen einfachen Zugang zur Bewegung und ermöglichen damit verbundene Freude. Dann wurden die Anforderungen gesteigert, die Entwicklungen und Leistungen wurden regelmäßig getestet, dokumentiert (teilnehmende Beobachtung) und am Arbeitsplatz nachgefragt (Interviews).

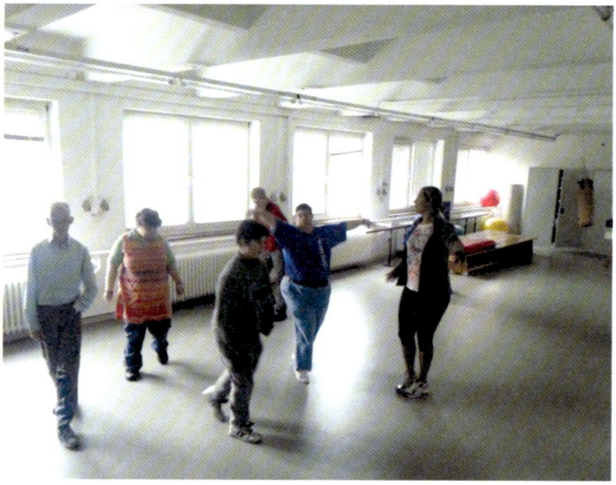

Abbildung 6 Teilnehmer eines Kurses mit dem Schwerpunkt Motivation in der Aufwärmphase

In den Testungen gab es einzelne Aufgaben, bei denen die Ergebnisse in Zahlen nicht die inhaltlichen Ergebnisse erfassten. So hatten die Teilnehmer*innen großen Spaß daran, auf Kegel zu werfen, sichtbare Effekte zu erzielen und sich gegenseitig anzufeuern. Diese elementare Motivation konnte nicht in einer steigenden Anzahl getroffener Kegel gespiegelt werden – manche Leistungsentwicklung ist nicht einfach quantifizierbar.

Die befragten Gruppenleiter bemerkten „enorme Entwicklungen" und beispielhaft: *„Innerhalb des Arbeitsalltags kann man beobachten, dass die Selbstorganisation, das Erlernen und auch Auskommen mit den anderen ein Stück weit gewachsen sind." Eine Teilnehmerin zum Beispiel „war vor dem Projekt sehr schwach und hatte kaum ausgebildete Muskeln, kann mittlerweile selbstständig schwere Sachen tragen und holen. Geht mehr auf Menschen zu und spricht sie an. Insgesamt viel kontaktfreudiger".* Zusammengefasst fiel ihnen auf:

- Die Arbeitsvorgänge verliefen erkennbar schneller, die Arbeit wurde oftmals aktiver wieder aufgenommen.
- Die Aufmerksamkeit für Erklärungen und Hinweise war höher.
- Der Einfluss von Spaß und Freude auf den Arbeitsprozess wurde in Ansprechbarkeit und Sozialverhalten bestätigt.

Ein Gruppenleiter sagte schließlich stellvertretend für die Kollegen, die den besten Einblick in die Praxis der betrieblichen Gesundheitsförderung haben: *„Meine Meinung ist, was die (Projektmitarbeiter*innen) da machen, ist eine sehr wichtige und sehr gute Aufgabe und das tut den Leuten einfach gut. Also wenn sie zurückkommen, sind sie alle am Strahlen."*

Insgesamt entwickelten die Teilnehmer*innen Aktivitäten, die spielerisch aufgebaut wurden und doch die Bewältigung betrieblicher und alltäglicher Vorgänge unterstützten. Die Förderung setzte mit Erfolg darauf, dass die Anforderungen und Aufgaben gesteigert werden können und die Menschen mit Behinderungen ihre Fähigkeiten und Fertigkeiten verbessern.

Das Projekt wurde in Kooperation wichtiger Institutionen (Sozialversicherung; Werkstatt; Universität) durchgeführt. Damit waren Verbindungen zum Sozialgesetzbuch, zur betrieblichen Gesundheitsförderung, zum Präventionsgesetz und zur wissenschaftlichen Begleitung gegeben. Sie wurden von einem Team unter der Leitung von Dietrich Milles und Ulrich Meseck begleitet und von Jörg Twiefel in der AOK bzw. von Wilfried Hautop im Martinshof engagiert unterstützt. In der Universität konnten auf Basis der Projektarbeit 7 Master-Abschlussarbeiten, 4 Bachelorarbeiten und eine Dissertation angefertigt werden. Schließlich konnte in Zusammenarbeit mit dem LSB Bremen eine Schulung für 12 Kurs- und Gruppenleiter*innen durchgeführt und mit Zertifikat abgeschlossen werden.

Es fanden anfängliche konzeptionelle Abklärungen und permanenter Austausch der Kooperationspartner in Sitzungen eines Steuerkreises statt. Die in der Werkstatt vorhandenen bewegungs- und sportbezogenen Angebote und Bedingungen wurden zu Beginn untersucht und berücksichtigt. Die Verantwortlichen (vor allem die Gruppenleiter in der Werkstatt) wurden einbezogen. Das gesamte Vorhaben wurde auf einer Betriebsversammlung vorgestellt.

Die eigentliche Maßnahme wurde mit sorgfältigen Methoden angegangen und durchgeführt (siehe ausführlich Kap. 6):

a) teilnehmende Beobachtung, Dokumentation für Individuen und Gruppen,
b) sportmotorische Testungen nach Schwierigkeiten und Aussagewert,
c) problemzentrierte Interviews mit Verantwortlichen,
d) didaktisches Schulungsprogramm für die nachfolgenden Kursleiter.

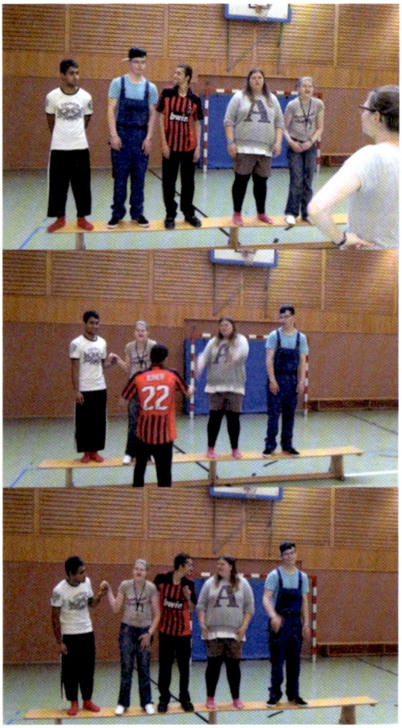

Damit sind die AOK Bremen-Bremerhaven, der Martinshof und die Universität Bremen einen großen und bundesweit beispielhaften Schritt in praktischer Inklusion voran gegangen. So ist auch hierin einem Gruppenleiter beizupflichten: „*Meiner Meinung nach sollten diese Angebote erweitert werden, weil es ist wichtig*".

Ein Beispiel aus der Praxis des Projektes:

Die Gruppe auf Fotos limks hat die Aufgabe (hier bereits auf schwieriger Stufe, nämlich auf einer Bank) sich der Größe nach zuordnen. Zu erkennen ist, dass die Personen untereinander kommunizieren, auch mit Gestik, da eine Teilnehmerin taubstumm ist. Die Kursleitung versucht möglichst wenig zu intervenieren, aber so viel wie nötig Hilfestellung zu leisten, damit Gefahren vermieden werden können. Die Gruppe organisiert sich - auch bei Ausbleiben der Anweisungen von außen - selbstständig. Die Mimiken lassen Spaß und Freude bei der eigenständigen und gemeinsamen Bewältigung dieser Aufgabe erkennen.

Abbildung 7,8,9 Teilnehmer eines Kurses mit dem Schwerpunkt Bewegung bei einem Konzentrationsspielmit hoher koordinativer Anforderung

Die empirischen Befunde in unserem Projekt unterstreichen diese Bedeutung der spielerischen, sportlichen Aktivierung und zeigen

➔ eine basale (körperliche, psychische und soziale) Freude an gelungener Nachahmung:
  - die Kursteilnehmer*innen schauen auf die Kursleitung und machen Bewegungen individuell nach,
  - über die bloße Wahrnehmung hinaus findet also eine direkte Form der Interaktion statt;
  - sie bauen Vorstellungen von dem Bezug der Bewegung auf,
  - auch werden Kontakte hergestellt und die anderen Teilnehmer*innen einbezogen,
  - diese Freude spiegelt immer zurück an die anderen Teilnehmer*innen;

→ einen interaktiven Lernprozess in einem kollektiven Gruppenzusammenhang:
- subjektive Befähigung als soziale Kompetenz betreibt,
- der positiv ausgerichtet und freudig bewertet wird,
- der Anleitung und Unterstützung dosiert und mit Partizipation verbindet;
- der zugleich das Ergebnis sportlicher Anstrengung präsentiert und ausweisen will.

In der sportlichen Aktivierung zeigt sich, was wieder erkannt wird, was soweit verstanden wurde, was wiederholt werden kann, was selbständig praktiziert wird, was anderen gezeigt werden kann, was gelingen soll, wie es gelingt und dass etwas Wahrnehmbares bewirkt wird (und sei es auch, dass nach dem Wurf der Kegel umfällt). Die Auseinandersetzung mit der Umwelt und den Mitmenschen, vor allem aber die sportlichen Anforderungen fördern einen Lernprozess, der gerade bei Menschen mit Behinderung elementare Aspekte von (nonverbaler) Kommunikation und Interaktion einschließt.

Die Kursteilnehmer*innen wollen ihr Können präsentieren und verlangen oft das Zuschauen und die Anerkennung:

- in erster Linie werden die Kursleitungen, aber auch andere Teilnehmer*innen einbezogen;
- das Zuschauen ist eine Form der Würdigung ihrer relativen Leistung, bzw. die Realisation der Würdigung;
- sportlichen Aktivierung ist mehr als eine sportliche Leistung zu erbringen, sondern zugleich verbunden mit der Absicht wahrgenommen und anerkannt zu werden;
- die Inszenierung der sportlichen Aktivierung gehört so zur „Äußerung", also zum Vorzeigen der subjektiven Anstrengung;
- dieser Effekt wird vor allem beobachtet, wenn das Können an andere Teilnehmer*innen weitervermittelt und das eigene Können damit erkannt und so zielgerichtet eingesetzt wird.

4. STRUKTUR UND INHALTE DER KURSE

Aus didaktischer Perspektive der Behindertenpädagogik sind zwei relevante konzeptionelle Ansätze einzubeziehen: (1) Die Kurse sind so zu gestalten, dass Lernen und Entwicklung am gleichen Kursinhalt nach dem Prinzip der Individualisierung der Methoden erfolgt. Damit wird ein entwicklungsorientierter Standpunkt unter Einbeziehung psychomotorischer Förderung bei Bewegungsaktivitäten eingenommen. Schwerpunkt ist die Vermittlung von grundlegenden Bewegungs- und Wahrnehmungsmustern durch vielfältige Körper-, Bewegungs-, Sozial- und Materialerfahrung. (2) Es geht um den Aufbau von Handlungsfähigkeit und Handlungskompetenz zum selbständigen und selbstbestimmten Handeln mit Anwendbarkeit in realen Lebenssituationen (Arbeit, Freizeit) bzw. die Simulation von realen Lebenssituationen, die in Spielen mit Alltagsbezug erfolgt. Dies kennzeichnet die handlungsorientierte didaktische Ausrichtung.

Die Kurseinheiten haben alle einen einheitlichen Aufbau. Der Beginn (das Einstiegsniveau) ist allerdings in den verschiedenen Schwellen unterschiedlich. Der anfängliche Kurs für bewegungsabstinente Mitarbeiter*innen erfordert vor allem zunächst, dass sie an ihrer Arbeitsstätte angesprochen, ‚abgeholt' und auf dem Weg zur Sportstätte (v.a. bei neuen, wenig bekannten oder anstrengenden Wegstrecken z. B. mit Treppen) begleitet werden. Hierbei ist die Unterstützung der Gruppenleiter in den Werkstätten sehr hilfreich.

4.1 Aufbau der Kursstunden

Die eigentliche Kurseinheit beginnt mit einer einleitenden Aufwärm-Phase, die spielerisch aufgebaut ist und mit Musik unterstützt wird. Im Hauptteil werden solche Spiele systematisch eingesetzt, die Kernziele des Gesundheitssports berücksichtigen (wie Ausdauer, Kraft, Koordination, Beweglichkeit, Entspannung, Soziales Verhalten) und in verschiedenen Schwierigkeitsgraden usw. fördern. Zum Schluss gibt es immer eine Phase der Entspannung, die auch den sozialen Zusammenhang stärken kann.

Im Folgenden werden zunächst beispielhaft die Erfahrungen zusammengestellt, die wir in dem (erfolgreichen) Projekt gesammelt haben. Dabei ist zu beachten, dass die Durchführung der Kursstunden nicht schematisch erfolgen kann. Zu viele Aspekte spielen ein Rolle und müssen konkret berücksichtigt werden: Da spielt das Wetter mit, da kann jemand ‚Knatsch' mit jemandem haben, da gibt es Stimmungsschwankungen oder nicht so tolles Essen. Oftmals haben Beschäftigte ein Pflichtbewusstsein ihrer Arbeit oder ihren Kolleg*innen gegenüber. Und dies alles kann auch während der Kursstunde stärker oder schwächer werden. Darauf soll die Kursleitung reagieren und z.B. mit Musik vorgehen, ein beliebtes Spiel einsetzen oder etwas Neues probieren, die Anforderungen steigern oder die Entspannung verlängern etc.

Dies haben wir im Verlaufe der Projektarbeit u.E. ganz gut gelernt. Daher geben wir unser tatsächliches Vorgehen als Beispiel und dazu eine Reihe von spielerischen Aktivitäten, die sich als brauchbar (best practise) erwiesen haben. Die gesamten Aktivitäten (Spiele und Übungen) sind separat als Karteikarten zur Verfügung gestellt und leicht zugänglich (einfach umzusetzen). Die Karteikarten eignen sich auch als Kopiervorlage und zur Zusammenstellung einer eigenen Kursplanung.

Kursphase	Aufwärmen		Hauptteil		Entspannung
Kurselemente	Spiele/Übungen		Spiele/Übungen		Spiele/Übungen
	„Der König ist krank (16)"	Stuhlkreis mit Ballübungen	Ballübungen mit Anleitung	Wurfstationen (2 verschied.)	Angeleitete Igelballmassage (142)
Aerobe Ausdauer				X	
Kraft			X	X	
Schnelligkeit			X	X	
Beweglichkeit	X				
Koordinative Fähigkeiten	X	X	X	X	
Entspannung					X
Psychosozial		X			X
Alltagsbezug	X	X	X	X	
Wahrnehmung (Psychomotorik)	X	X	X	X	X

Abbildung 10 Exemplarischer Aufbau einer Kursstunde

4.2 Beispiele für die Kursebene „Motivation"

Dies ist der Einstieg in sportliche Aktivierung überhaupt. Die Zielgruppe sind Beschäftigte in sitzender Tätigkeit, die aufgrund schwerwiegender Gesundheitsrisiken und Auswirkungen der physischen und psychischen Verfassung auf das Arbeitsverhalten für die Teilnahme an dem Bewegungsprogramm vorgeschlagen wurden. Es wird zunächst versucht einen Übergang von der Bewegungsabstinenz in die

Aufnahme von Bewegung zu schaffen. Dazu wird in der erstmaligen Bewegung im Gruppenzusammenhang damit begonnen, vor allem Freude und Spaß an bekannter und neu erfahrener Bewegung zu entwickeln.

Der Kurs wird in den Werkstätten angeboten und die möglichen zukünftigen Teilnehmer direkt am Arbeitsplatz angesprochen. Für die Zusammenstellung einer Gruppe von Menschen, die sich ungern bewegen und die von den gewohnten Abläufen ihres Arbeitsalltags abweichen sollen, sind verschiedene Herangehensweisen möglich, mit denen Abweisung und Abwendung vermieden werden kann. Der Kurs sollte als Besonderheit (Privileg), jedoch ohne hohe Anforderungen vorgestellt werden. Vor allem die Freiwilligkeit der Teilnahme ist dabei zu verdeutlichen. Ein Ansprechen durch eine fremde Person im vertrauten Umfeld kann zu Verunsicherung führen. Daher sollte die Teilnahme durch die Verantwortlichen im Betrieb (FAB) positiv vermittelt werden. Mit der Versicherung, dass das Verlassen des Arbeitsplatzes gewollt ist und Pausen- und Essenszeiten eingehalten werden, sowie Informationen über Länge und Inhalt des Kurses und andere Teilnehmer, kann Interesse geweckt und bestärkt werden.

Eine unverbindliche Probeteilnahme beginnt mit einer Begrüßungsrunde, in der auf die geplanten Inhalte vorbereitend hingewiesen wird. Diese Runde eignet sich als Ritual, in dem eine positive Stimmung hergestellt und auf akute Stimmungslagen angemessen reagiert werden kann. In den Spielen der Anfangsphase der Stunde, liegt der Fokus zunächst auf stark angeleiteter, von außen gesteuerter Bewegung in einem für alle überschaubaren Raum. So werden räumliche Wahrnehmung und Gewöhnung an andere Gruppenmitgliedern bzw. Kursleitungen erleichtert. Geeignete Inhalte für die Umsetzung sind gegebenenfalls im Stuhlkreis durchführbare Kreisspiele mit geringen Anforderungen, Singspiele, aber auch einzelne Bewegungen mit viel Demonstration und humorvoll vermittelt, sowie Bewegungen, die mit bekannten Alltagshandlungen in Verbindung gebracht werden können. Eingängige Musik wirkt in der Begleitung anregend und positiv auf die Stimmung.

Möglich bei den ersten Versuchen einer Aktivierung sind die Verweigerung einer aktiven Teilnahme, das Distanzieren von der Gruppe, um zunächst von außen beobachten zu können, oder gar das Verlassen des Kursraumes mit Rückkehr an den Arbeitsplatz. Auch die Beobachtung von Freude und Spaß bei anderen Teilnehmern kann das eigene Mitmachen zunächst verzögern. Auch später kann das Interesse stets schnell von dem Kursgeschehen wieder abschweifen und in der isolierten Beschäftigung mit anderen Objekten oder Vorgängen im Raum enden.

Im Fortgang des Programms wird versucht das gewonnene Interesse aufzunehmen und mittels weiterer Spiele und Übungen auszubauen. Für folgende Kurseinheiten ist es dabei hilfreich zu erkennen, welche Aktivitäten mit gesteigertem Interesse mitgemacht werden. Dieses kann entweder mit einem weiteren Spiel in der Gruppe, mit individuell gestaltbarer Beteiligung oder in verschiedenen Stationen mit unterschiedlichen Aktivitäten aufgegriffen werden. Wichtig ist, den Teilnehmern zunächst Inhalte mit angemessenen Anforderungen zu offerieren, die in erster Linie leicht zu erkennen und mit wenig Aufwand zu bewältigen sind.

Zum Abschluss der Kurseinheiten ist ein positiver Ausklang mit Wohlbefinden wichtig, der die Teilnahme an der folgenden Kurseinheit ebnet. An diesem entspannenden Schlussteil der Stunde kann im Sitzen oder Liegen teilgenommen werden. In beliebiger Position und ruhiger Atmosphäre soll eine Rückbesinnung und die Verinnerlichung der neu erfahrenen Bewegung versucht werden. Je nach Situation kann eine Eigenmassage mit Igelball angeleitet, eine Entspannungsgeschichte vorgelesen oder Entspannungsmusik (auch bei abgedunkeltem Raum) vorgespielt werden.

In den folgenden Kurseinheiten sollen Erfolgserlebnisse in der Erprobung neuer und angeleiteter Aktivitäten erzeugt werden, zusammen mit allgemeiner Freude an körperlicher Bewegung. Weiterhin muss die Gewöhnung der zuvor bewegungsfernen Beschäftigten an die Situation einer Unterbrechung des Arbeitsalltags, an die körperliche Aktivität in der Gruppe, an die neue Umgebung und die Kursleitungen gestärkt werden.

Unterstützende und vorantreibende Aspekte, um Motivation für regelmäßige Teilnahmen und eigene Bewegungsaktivitäten entwickeln zu können, sind die Wahrnehmung und das Erleben von bewältigten und gelingenden Bewegungen und Spielen. Die Inhalte orientieren sich auf die Entwicklung von Eigenantrieb durch Wiederholung und Wiederkennung von bereits Erlerntem und die Bildung neuer (Bewegungs-) Zusammenhänge. Die Teilnehmer sollen Bewegung und Sport nach erfolgreicher Einführung unaufgefordert zunehmend selbständig aufnehmen. Dazu wird die Möglichkeit gegeben, sich in einem immer wieder kehrenden Muster (Vorgaben, Rituale) zu orientieren und kleine Erfolge zu erfahren.

Die zuverlässige und durchgängige Erinnerung und Abholung zu den bereits bestehenden Kursen ist wichtig. Diese Ankündigung sollte die Teilnahme weiterhin als offene Einladung und nicht als verpflichtende Auflage vermitteln.

Die Dreiteilung der Kursstunde in eine Aufwärmphase (10-15 Min.) einen Hauptteil (30-40 Min.) und eine Entspannungsphase (10-15 Min.) sollte von Beginn an eingeführt und bis zur Beendigung aller Praxisphasen beibehalten werden. Für die Aufwärmphase wird ein leichter und angenehmer Einstieg in die Stunde mit kleinen Spielen und Übungen geplant, in der die Muskulatur erwärmt, Bekanntes wiedererkannt und neue Bewegungen erkundet werden kann. Die Aufmerksamkeit der Teilnehmer soll gewonnen und Interesse und Motivation für den weiteren Stundenverlauf geweckt werden. Dazu können anregende, aber einfache Spiele ohne Material oder notwendigen Aufbau eingesetzt oder die Möglichkeit einer Bewegung nach individuellem Belieben gegeben werden. Die angeleitete Bewegungsform oder die Möglichkeit des freien Tanzens zu beliebter Musik (in der Regel Schlagermusik), sind für viele Teilnehmer in dieser Schwelle ein guter Einstieg in die Bewegungsstunde. Dies kann je nach Tagesform und Stimmung aufgegriffen und als Spiel organisiert werden. Die Kombination aus freier Bewegung und gleichzeitiger Aufgabenstellung (Reaktion auf ein Signal) ist hier noch schwierig umzusetzen.

Die Interaktion ist in diesen Kursen oft noch gering ausgeprägt, vor allem wenn die Teilnehmer mit sich, der Aufgabe und der Orientierung an der Kursleitung (die erklärt, demonstriert und unterstützt), beschäftigt sind. Eine Gestaltung einer Kursstunde mit freier und selbstständiger Bewegung in den Gruppenspielen kann noch nicht vorgenommen werden. Die Aufgabe ein bekanntes Spiel zu erklären, kann mittels nonverbaler Kommunikation und mit Unterstützung bewältigt werden. Mit Bewegungselementen kann auf das entsprechende Spiel und den Ablauf hingedeutet werden. Reaktionen auf ein vorgegebenes Signal sind in neuen Zusammenhängen nicht vorauszusetzen, werden aber oft über mehrere Kurseinheiten (wieder-) erlernt. Die eigene Wiedererkennung wird bereits wahrgenommen und impliziert das Gefühl einer Fähigkeit („Ich kennen das, ich kann das") und zunehmendes Wohlbefinden im Umgang mit den Anforderungen.

Links-Rechts-, sowie Farberkennungsschwächen sind zu berücksichtigen. Bei Hinweis auf die richtige Farbe oder Richtung sind solche Teilnehmer zunächst überfordert (z.B. „Gib den Ball nach rechts weiter").

Die Teilnehmer reagieren auf beliebte Musik während der Übungen, durch spontanes rhythmisches Bewegen. Dies kann die Stimmungslagen positiv heben und mit Kursinhalten positiv assoziiert werden. Negativ können Ablenkung und Störung der Konzentration wirken, wenn der eigentliche Inhalt in den Hintergrund rückt.

Die nachfolgenden Beispiele von ansteigenden Anforderungen und Aufgaben sollen für diese Kursebene (Motivation) eine Kursfolge zeigen, wie sie tatsächlich durchgeführt wurde und erfolgreich verlaufen ist. Die Kurse fanden alle an einem Standort des Martinshofes statt.

Tabelle 1 Dokumentation eines Kurses mit dem Schwerpunkt Motivation

Datum	Aufwärmen	Hauptteil	Entspannung
10.10.12	mit Musik, im Kreis laufend: **„Obst- und Gemüsegarten (54)"**, **„Straßenverkehr"**, allgemeine Aufwärmübungen (Armkreisen, Knie heben, ganz große Schritte, ganz kleine, schnelle Schritte, Rückwärtslaufen), Kennenlernspiel „Körperteile"	Durchführung von T4 (abgesteckte, ausgemessene Fläche im Raum sollte umlaufen werden), Zählen der Runden durch Sesle, TN haben überraschenderweise viel Spaß am Laufen	**„Pizzabäcker"-Massage** Partnerweise auf Matten

Datum	Aufwärmen	Hauptteil	Entspannung
17.10.12	„Pferderennen (21)", „Straßenverkehr"	„Hütchenwerfen (103)": Auf einer Bank wurden Hütchen in einer Reihe aufgestellt, die von den Teilnehmern mit verschiedenen Bällen (Tennisbälle, Gymnastikbälle, Noppenbälle, Medizinbälle) von der Bank geworfen wurden. Die Hütchen wurden dann von den TN wieder aufgestellt und alle Bälle wieder eingesammelt. So blieb der Ablauf der Übung dynamisch. Die TN hatten großen Spaß am Werfen.	Entspannungsmassage Partnerweise im Sitzen: „Regen und Gewitter"
24.10.12	Kennenlernspiel im Stuhlkreis mit Ball, mit Musik: allgemeine Aufwärmübungen im Kreis laufend (Armkreisen, Knie heben, auf Zehenspitzen laufen), „Obst- und Gemüsegarten (54)" im Kreis	Slalomlauf um Hütchen: Balancieren von Kirschkernsäckchen auf dem Kopf, Balancieren eines Tennisballs auf einem Schläger; Hütchen von der Bank mit verschieden großen Bällen abwerfen und die Bälle wieder einsammeln	Igelballmassage (142)
31.10.12	(selbstständiges) Bilden eines Stuhlkreises: **Pferderennen (21)** im Sitzen; bereits bekannte Aufwärmgymnastik (Knie heben, Armkreisen, Hüpferlauf, normales Joggen) im Kreis zu Musik	Kleines Zirkeltraining (98) mit drei Stationen: 1. Wurfwand mit Bällen verschiedener Größe und Schwere (inklusive selbstständigem Wiedereinsammeln), 2. Slalomlauf mit Balancieren eines Balls auf einem Schläger, 3. Mit Hilfe einer an der Wand befestigten Stange: Kniebeugen, Zehenspitzen- und Hackenstand & Liegestütz im Stand; Spontanes freies Tanzen, weil ein Lied kam, dass den TN besonders gut gefiel. Hierbei empfindet niemand Scham oder Bewegungsunlust!	Igelballmassage (142) auf Matten mit Entspannungsmusik und gedämpften Licht
07.11.12	Die Gruppe steht im Kreis und es wird sich nacheinander ein Ball zugeworfen. Der Fänger sagt seinen Namen und ein Körperteil, das er warmmachen möchte *(hat wesentlich besser geklappt als beim ersten Mal, die TN wussten nun teilweise schon was und teilweise auch wie man alles aufwärmen kann);* Kurzes freies Tanzen auf Wunsch eines TN *(Kommt bei allen sehr gut an);* Bereits bekannte Aufwärmgymnastik (Knie heben, Armkreisen, Hüpferlauf, normales Joggen) im Kreis zu Musik	Kleines Zirkeltraining (98) mit drei Stationen: 1. Wurfwand mit Bällen verschiedener Größe und Schwere (inklusive selbstständigem Wiedereinsammeln), 2. Slalomlauf mit Balancieren eines Balls auf einem Schläger, 3. Mit Hilfe einer an der Wand befestigten Stange: Kniebeugen, Zehenspitzen- und Hackenstand & Liegestütz im Stand	Igelballmassage (142) auf Matten mit Entspannungsmusik und gedämpften Licht
14.11.12	**Stopptanz (9)**; Bereits bekannte Aufwärmgymnastik (Knie heben, Armkreisen, Hüpferlauf, normales Joggen, große/kleine Schritte) im Kreis zu Musik	Gemeinsamer Aufbau einer Boccia-Bahn (Matten); **1.Boccia-Spiel (12)**; Funktionsgymnastik für die Arme in der Hand; 2.Boccia-Spiel; Gemeinsame Kniebeugen an der Stange; 3.Boccia-Spiel; Gemeinsamer Abbau der BocciaBahn	Igelballmassage (142) auf Bänken sitzend mit Entspannungsmusik und gedämpften Licht

Datum	Aufwärmen	Hauptteil	Entspannung
21.11.12	Erst langsames, dann schnelles Gehen/Laufen im Kreis, verschiedene Elemente wie Knie heben, große Schritte werden eingebaut. Die TN (Nicole Feichtmayer, Florian Insel) übernehmen die Ansagen. Stehen im Kreis werden Dehnübungen gemacht	Zwei **Slaloms** werden aufgebaut, die TN werden in zwei Gruppen aufgeteilt. Die TN müssen erst kleine Säckchen auf dem Kopf balancieren, dann mit Tennisschlägern/beachballschlägern Tennis- und Igelbälle durch den Slalom balancieren. Als letztes führen sich jeweils zwei TN zusammen gegenseitig Rückwerts durch den Parcours.	"Duschen", jeweils zwei TN zusammen, sitzend mit Entspannungsmusik wird der andere TN massiert.
05.12.12	Kurze Aktivierungsphase, um auf T4 (Ausdauer) vorzubereiten. Alle Körperteile lockern und kurz in Bewegung bringen mit bekannten Aufwärmelementen (Armkreisen, Knieheben, leichtes Laufen)	Durchführung T4; Aufbau eines Slalomparcours + Bildung von zwei Teams; Aufgabenstellung: So schnell wie möglich einen Tennisball mit einem Hockeyschläger durch den Slalom bringen. Sowohl bei der Ausdauertestung als auch bei dem Hockeyparcours (35) in Teams entstand eine schöne Gruppendynamik und die TN feuerten sich gegenseitig an.	Kurzes und leichtes Dehnen im Kreis, Jeweils zwei TN zusammen, sitzend mit Entspannungsmusik wird der andere TN mit dem Igelball massiert
12.12.12	Gemeinsames Tanzen und Drehen (wer will) durch den Raum zu klassischer Walzermusik, Bekanntes Aufwärmen zur Aktivierung aller Körperteile (Zehenspitzen- und Hackenlauf, leichtes Joggen, Armkreisen)	Gemeinsamer Aufbau einer **Boccia**-Bahn (mit Matten); Drei Boccia-Spiele, wobei jeder TN zwei Würfe hatte. Das Zielen mit der Kugel bereitet den TN großen Spaß. Im Laufe des Spiels haben einige den Ehrgeiz entwickelt zu gewinnen und nicht wahllos zu werfen. Gemeinsamer Abbau der Bahn.	Kurzes und leichtes Dehnen im Kreis, Jeweils zwei TN zusammen, sitzend mit Entspannungsmusik wird der andere TN mit dem Igelball massiert
09.01.13	leichte Aktivierung zu Musik; Gymnastische Übungen mit Visualisierung: Knie heben mit der Vis. durch Pfützen zu gehen, Hacken heben mit der Vis. Sand oder Laub wegzuschleudern, „Windmühlenbewegung" der Arme, Obst vom Baum (oben) vom Strauch (auf Augenhöhe) und vom Boden (Bücken) zu pflücken; leichtes Joggen im Kreis zu Musik und freies Tanzen **(Stopptanz (9)**	Slalomlauf um Hütchen bei verschiedener Aufgabenstellung: Schlagen eines Tennisballs mit Hockeyschläger; Schläger mit gestreckten Armen über dem Kopf halten; Knie heben; Schnell Laufen **(Staffellauf)**	Jeder TN holt sich eine Matte, verschiedene leichte Dehnübungen im Sitzen für Rücken, Hüfte, Beine und Gesäß werden durch die KL demonstriert. Anschließend partnerweise **Igelballmassage (142)**
16.01.13	„Die alte, böse Königin"; „Geh deinen Tier-Weg **(10)**"	Konditionslauf um abgesteckte Fläche, anschließendes Auslaufen und Lockerungsübungen; Spiel „**Spiegel (72)**" zum runterkommen	**Progressive Muskelentspannung** auf der Matte mit Entspannungsmusik, langsame Reaktivierung, um den Kreislauf schonend wieder hochzufahren

Datum	Aufwärmen	Hauptteil	Entspannung
23.01.13	„Recken&Strecken" im Kreis: Unter Anleitung kleine Auflockerungs- und Streckübungen; „Die alte, böse Königin"; „Geh deinen Tier-Weg (10)": Dieses Mal als Bahnen anstatt im Kreis	Jeder TN hat einen Gymnastikball mit dem verschiedene Übungen während des Gehens gemacht werden: Prellen, von einer in die andere Hand Werfen und Fangen, mit beiden Händen/aus einer Hand Hochwerfen und wieder Fangen, Rollen, Kicken. Anschließend die entsprechenden Übungen mit Partner in Gegenüberstellung. Mit den Bällen und den erprobten Wurftechniken werden auf einer Bank aufgestellte Hütchen umgeworfen.	„Wetter"- Massage (die Sonne scheint, es schneit, wir müssen die Autofenster kratzen, Schnee schieben etc.)
20.02.13	Lockerungsübungen im Kreis: Heben der Knie, von den Hacken über den ganzen Fuß auf die Zehenspitzen und zurück rollen, Schulterkreisen und –heben, Halswirbelmobilisierung. Mobilisierung der Hüfte und Wirbelsäule (Obst- und Gemüsegarten (54)), Gemeinsame Kniebeugen mit Festhalten (geschlossener Kreis)	Kleines Zirkeltraining (98) mit drei Stationen: 1. Wurfwand mit Bällen verschiedener Größe und Schwere (inklusive selbstständigem Wiedereinsammeln), 2. Slalomlauf mit Balancieren eines Balls auf einem Schläger, 3. Mit Hilfe einer an der Wand befestigten Stange: Kniebeugen, Zehenspitzen- und Hackenstand & Liegestütz im Stand	Igelballmassage (142) mit Partnern nach Wahl
13.03.13	Gewohntes Aufwärmen mit „Die alte, böse Königin"; „Geh deinen Tier-Weg (10)" und verschiedenen gymnastischen Übungen zur Auflockerung aller Gliedmaßen zu Musik und im Kreis gehend. Bei dieser Einstimmung sind alle TN recht motiviert mitzumachen. Eine andauernde Aktivität ist allerdings nicht zu verzeichnen. Nach dem Nachahmungsprinzip machen die TN die Übungen mit, hören aber auch schnell wieder auf.	Parallel dazu wurde mit den anderen TN das Spiel „Spiegel (72)" gemacht. Anschließend wurden bereits bekannte Übungen mit dem Gymnastikball allein und partnerweise gemacht (Prellen, Werfen etc.).	Gymnastische Übungen auf der Matte (147) für Füße, Beine und den Rumpf. Es fällt auf, dass die Aktivierung des unteren Teils des Körpers im Sitzen/Liegen vielen besser gelingt und sie auch bereitwilliger mitmachen. Abschließend eine partnerweise Igelballmassage (142) zu Entspannungsmusik
03.04.13	Gleichgewichts-/Konzentrationsübung: Jeder TN bekam zunächst ein Sandsäckchen, das zunächst bei normalem Gehen durch den Raum (mit Musik) auf dem Kopf balanciert werden musste. Danach wurden einige Übungen gemacht (Knie und Hacken heben, auf Zehenspitzen, auf einer Linie gehen) bei denen der Sandsack weiterhin balanciert werden sollte. Dann bekam jeder TN zwei Sandsäcke, für jede Hand einen. Damit wurde dann mit ausgestreckten Armen gelaufen. Wieder verschiedene Aufgaben (Arme Heben und Senken, Säckchen auf den Handaußenflächen balancieren). Anschließend leichte Auflockerungsübungen von Kopf bis Fuß im Kreis.	Verschiedenfarbige oder –förmige Gegenstände (Bälle, Keulen, Stäbe, Tücher, Würfel) liegen im Raum verteilt. Aufgabe ist dann gleichfarbige oder –förmige zu finden und zu sammeln. Alternativ können auch Schuhe, Jacken, Mützen, Schals, Handschuhe verwendet werden. Es wurden jeweils Zweier-Teams gebildet, die gemeinsam eine Farbe sammeln sollten. Welches Team als erstes alle Gegenstände zusammen hatte, hat gewonnen. Durch den Anreiz zu gewinnen, bekam das Spiel Dynamik. Durch das Arbeiten im Team, waren soziale Kompetenzen ebenfalls angesprochen. Stopptanz (9): Die Musik beginnt zu spielen und alle fangen an zu tanzen oder sich frei in der Halle zu bewegen. Bei Stoppen der Musik darf sich niemand mehr bewegen, erst wenn die Musik weiterläuft.	Igelball- und Wettermassage (146) (Sonnenstrahlen über den Rücken)

Datum	Aufwärmen	Hauptteil	Entspannung
17.04.13	lockeres Warmlaufen auf dem Martinshof-Gelände; inkl. Aktivierung der Arme und kleiner Aufgaben (Knie heben, auf Zehenspitzen laufen etc.) Es wurde der Wunsch geäußert sich öfter draußen zu bewegen(bei gutem Wetter).	Staffel(-lauf) mit zwei Teams und verschiedener Aufgabenstellung: Balanceaufgaben mit dem Sandsack, Hockey mit dem Tennisball, Prellen eines Gymnastikballs und dabei laufen, Hochwerfen und wieder Fangen des Balls während des Laufs, ganz kleine Schritte voreinander setzen (Seiltänzer)	**Progressive Muskelentspannung** auf der Matte und **„Eigenmassage"** der Waden und Oberschenkel
24.04.13	Die Gruppe bildet einen Kreis im Stehen, es läuft „flotte" anregende Musik und die ÜL geben durch Vormachen und Ansagen leichte Aktivierungsaufgaben mit kleinen Erklärungen wozu der jeweilige Teil des Körpers z.B. bei der Arbeit gebraucht wird; **„Von oben nach unten"**: Vorsichtiges Drehen des Kopfes, Heben und Senken der Schultern, mit auf Schulterhöhe vor der Brust gefalteten Händen Drehen des Oberkörpers, Wiegen der Hüfte zu allen Seiten, Kreisen der Hüften (bei guter Stimmung entsteht daraus ein kurzes Tanzen mit Drehen, Arme hoch etc.); Heben der Beine mit darunter in die Hände-Klatschen; Von den Zehnspitzen über den ganzen Fuß auf die Hacken rollen und zurück; Strecken des ganzen Körpers so weit wie möglich (versuchen an die Decke zu kommen)	Übungen auf der Matte (147) (Im Kreis angeordnet): Fahrradfahren in der Luft, Beine abwechselnd heben (auf dem Rücken, auf der Seite), Spiele mit dem Ball (im Sitzen zurollen, -werfen, -prellen), Kräftigungsübungen für die Arme mit Minihanteln, Rumpfkräftigung	**Progressive Muskelentspannung** und leichtes Dehnen
08.05.13	**„Straßenverkehr"**, teilweise Wiederholung der Elemente vom letzten Mal	Wiederholung der Sitzgymnastik vom 24.04.; Wurfspiel: Die TN holen sich beliebig viele und verschiedene Bälle und werfen eine Hütchenreihe auf der Bank ab; anschließendes Einsammeln aller Bälle und Wiederholung	**„Wetter-Massage (89)"**
12.06.13	**„Straßenverkehr"**	Selbstständiger Auf- und Abbau der Boccia Bahn; Drei **Boccia**-Spiele; **„Ich gehe meinen Tier-Weg"**	Igelballmassage (142)
26.06.13	Aufbau eines Stuhlkreises für die Sitzgymnastik mit Gymnastikball und Mini-Noppen-Hanteln. Verschiedene Übungen zur Rumpfkräftigung, und – Beweglichkeit, Aktivierung von Schultern, Armen, Nacken/Hals, unterem Rücken. Koordinative Übungen mit dem Ball (Prellen, Werfen und gegenseitiges Zurollen im Sitzen), Handkraftübungen mit den flexiblen Hanteln. Beweglichkeit der Füße im Sitzen erkunden.	Staffelspiele (104) mit verschiedener Aufgabenstellung: Prellen eines Gymnastikballs (wurde zuvor im Sitzen erprobt/geübt), Zielwerfen nach zurücklegen der Hälfte der Strecke, Hockey (34), Balancieren eines Tennisballs auf einem Softballschläger	Pizzabäcker-Massage auf Wunsch der TN

Datum	Aufwärmen	Hauptteil	Entspannung
10.07.13	Straßenverkehr & Einkauf im Supermarkt, Obst- und Gemüsegarten (54). Beides unter Einbeziehung der Kreativität der TN	Fitnessgeräte im Freien (Beschreibung von Regina)	Igelballmassage (142) im Liegen
31.07.13	Jeder TN bekommt einen Gymnastikball und Mini-Hanteln und die Gruppe bewegt sich gemeinsam zu einer Rasenfläche auf dem Gelände der Werkstatt Buntentor. Zunächst erfolgt eine kurze Aktivierung anhand verschiedener Tiersynonyme (der Storch hebt die Knie, das Pferd schlägt nach hinten aus, der Vogel bewegt die Flügel und fliegt Kurven, die Maus macht ganz schnelle und kleine Schritte, die Giraffe streckt ihren Hals) im Kreis laufend. Danach erfolgen verschiedene Gleichgewichtsübungen auf der Stelle und die Aktivierung der Körpermitte (Drehen des Oberkörpers) und des Hals-Nackenbereichs (Drehen und Kippen des Kopfes, Schultern und Arme Heben, Senken und Kreisen).	verschiedene Ballübungen (Hochwerfen und Fangen mit beiden und mit einer Hand, von der einen in die andere Hand werfen, um den Oberkörper herumführen); Partnerübung mit Ball: Zuerst im Stehen, dann im Seitwärtsgehen gegenseitig den Ball zuwerfen (Zielwerfen); verschiedene Übungen mit den (weichen, noppigen) Hanteln (Handkraft): „Kuhmelken", Windmühle, Abrollen der eigenen Beine, Arme und Bauch mit den Hanteln (Durchblutungsförderung); Zurücklaufen in die Gymnastikhalle und eigenständiges Wegräumen der Mittel	Partnerweise Igelballmassage (142)
07.08.13	„Pferderennen (21)"	**Obstgarten** (auf Anregung der TN selbst); **Stopptanz**; Balance- und Körperstandübungen an der Stange	Jeder TN sucht sich einen Platz im Raum an dem er in beliebiger Haltung bei seichter Musik entspannt (Gymnastikmatten auf dem Boden mit Kissen, Bank (an die Wand angelehnt), große, weiche Matte, Hängestuhl)
14.08.13	„Pferderennen (21)": TN wurden zunächst gefragt welche Elemente des Spiels ihnen noch vom letzten Mal einfallen. Dann wurden alle nochmal geübt, bevor das eigentliche Pferderennen (21) startet.	„Zirkeltraining (98)" mit drei Stationen: Geschicklichkeitsstation: Slalomlauf mit Balanceübungen (Sandsäckchen auf dem Kopf, Tennisschläger mit Ball), Hockey-Slalom, Übungen mit dem Gymnastikball im Slalom. Kräftigungsstation: Liegestütz, Kniebeugen, Einbeinstand an der Stange, Ballen- und Fersenstand, Fußkräftigung mit Igelpad (unsicherer Stand), Arm- und Handkraft mit kleinen und großen (1,5 Kg) Hanteln. Wurfstation: Würfe mit Tennisbällen auf große Punktewurfwand.	Jeder TN sucht sich einen Platz im Raum an dem er in beliebiger Haltung bei seichter Musik entspannt (Gymnastikmatten auf dem Boden mit Kissen, Bank (an die Wand angelehnt), große, weiche Matte, Hängestuhl), Auf Wunsch Igelballmassage (142)

Datum	Aufwärmen	Hauptteil	Entspannung
21.08.13	Pferderennen (21)	„Gruppe Draußen": Benutzung der Fitnessgeräte auf dem Gelände der Werkstatt; Walking zum Werdersee; Während des „Spaziergangs" machten die TN selbstständig spontane Vorschläge für gymnastische Übungen im Laufen, die sie aus dem Kursprogramm kennen (Arme kreisen/ vor und zurück schwingen, Knie heben/Fersen hochschwingen, „Äpfel pflücken",), Sabine wollte zwischendurch gerne Joggen. Die Bewegung im Freien ging etwa 45 Minuten, die Entspannungsphase wollten sie dann weglassen.	Entspannung auf Wunsch der TN (Igelballmassage durch KL oder ruhiges Liegen auf der Matte)
03.09. & 10.09.13	Pferderennen (21)		
2.Phase			
1.10.13	Pferderennen (21), Stopptanz	Ballübung mit Gymnastikball	
08.10.13	Körperteile, Pferderennen (21)	Bewegungsaufgaben	Igelballmassage (142)
15.10.13	Obst-und Gemüsegarten (54)	Inselhopping	
22.10.13	Alte böse Königin, Pferderennen (21)	Inselhopping, Hindernisparcours (33), Hantelworkout	
29.10.13	Zip, Zap, Zup, Pferderennen (21)	Hindernisparcours (33)	
05.11.13	Zip, Zap Zup, Laurentia (12)	Straßenverkehr, Zirkeltraining (98)	Pizzabäckermassage (149)
12.11.13	Zip, Zap Zup, Pferderennen (21)	Stopptanz (9), Straßenverkehr	
26.11.13	Stopptanz (30)		
03.12.13	Laurentia (12)		
10.12.13	Freies Bewegen	Hantelübungen	
17.12.13	Pferderennen (21), Zip Zap Zup	Kegel umwerfen	

Datum	Aufwärmen	Hauptteil	Entspannung
07.01.14	Neues Singspiel „Schaukelpferd (2)" (kam sehr gut an und sorgte für gute Stimmung; animierte teilweise TN, die eher unmotiviert waren und erst mal zugucken wollten); „Laurentia (12)"; neues Spiel „Gegenstände suchen" (Die Kopplung von freiem Bewegen und Aufgabenstellungen klappt sehr langsam bis gar nicht).	- Ball partnerweise zuwerfen mit Frage/Antwort-Spiel - Kleine Laufschule	Liegen im Raum
14.01.14	Schaukelpferd (2)	- Ball partnerweise zuwerfen mit Frage/Antwort-Spiel - kleine Laufschule	Igelballmassage (142)
21.01.14	Schaukelpferd (2)	- Ball partnerweise zuwerfen mit Frage/Antwort-Spiel - kleine Laufschule	Igelballmassage (142)
28.01.14	Körperteile Straßenverkehr	Wurfzirkel	Wettermassage (146)
03.02.14	Körperteile Straßenverkehr	Wurfzirkel	Wettermassage (146)
11.02.14	Körperteile Straßenverkehr	Wurfzirkel	Wettermassage (146)
18.02.14	Gegenstände suchen Straßenverkehr	Förderband (123)	Progressive Muskelentspannung
25.02.14	Gegenstände suchen	Förderband (123)	Progressive Muskelentspannung
02.03.14	Straßenverkehr	Förderband (123)	Progressive Muskelentspannung
11.03.14	Freie Bewegungsstunde		
18.03.14	Pferderennen (50)	Hütchenwerfen (103)	
01.04.14	Freies Aufwärmen	Menschenmonopoly	Entspannung
08.04.14	Gegenstände suchen	Menschenmonopoly	Igelballmassage (142)
15.04.14	Gegenstände suchen	Menschenmonopoly	Igelballmassage (142)
22.04.14	Memory (5)	Menschenmonopoly	Entspannung

Datum	Aufwärmen	Hauptteil	Entspannung
29.04.14	Zip, Zap, Zup	Ballparcours (100)	Igelballmassage (142)
06.05.14	Zip, Zap, Zup	Ballparcours (100)	Igelballmassage (142)
13.05.14	Zip, Zap, Zup	Ballparcours (100)	Igelballmassage (142)
20.05.14	Namensspiel	Hütchenmemory (116)	Igelballmassage (142)
27.05.14	Namensspiel	Hütchenmemory (116)	Igelballmassage (142)
03.06.14	Namensspiel Hütchenmemory (99)	Tennis-Golf	
10.06.14	„Stopptanz (30)": Die TN bewegen sich zur Musik, wobei beim Stoppen der Musik in der jeweiligen Position verharrt werden soll.	„Wurf-Golf (94)" Aufgabe ist es den Wurf-Parcours (7 Stationen) mit möglichst wenigen Würfen zu durchlaufen. Gespielt wird mit Tennisbällen. Die TN haben je einen Wurf pro Durchlauf, wenn in einen Korb (Station) getroffen wurde, darf unmittelbar erneut geworfen werden.	Igelballmassage (142) mit Entspannungsmusik
17.06.14	„Stopptanz (30)", während der Tanzphase angeleitete Aktivierung aller Gliedmaßen durch die KL	„Wurf-Golf (94)" Aufgabe ist es den Wurf-Parcours (10 Stationen) mit möglichst wenigen Würfen zu durchlaufen. Gespielt wird mit Tennisbällen. Die TN haben je einen Wurf pro Durchlauf, wenn in einen Korb (Station) getroffen wurde, darf unmittelbar erneut geworfen werden.	Entspannung an beliebigen, bzw. mittlerweile „Stammplätzen" im Liegen oder Sitzen mit anschließender langsamer Reaktivierung, um Kreislaufschwankungen vorzubeugen.
24.06.14	TN bilden einen Kreis. Jeder TN hat einen farbigen Ball und soll die Farbe benennen. Verschiedene Übungen zur Aktivierung aller Körperteile mit Ball. TN geben Ball nach rechts und sollen erneut die Farbe benennen.	Partnerübungen mit Bällen. Werfen, fangen, rollen, schießen. Teilweise mit Vorgaben durch den KL, teilweise selbstständige Umsetzung.	Entspannung an beliebigen, bzw. mittlerweile „Stammplätzen" im Liegen oder Sitzen mit anschließender langsamer Reaktivierung, um Kreislaufschwankungen vorzubeugen.
01.07.14	1. „Ampelspiel (1), 2. „Pferderennen (50)"	„Boccia (12)" Aufgabe ist es die Bocciakugeln möglichst nahe an das Ziel (weiße kleine Kugel) zu spielen. Jeder TN hat 2 Kugeln. Gewonnen hat derjenige, dessen Kugel am nächsten an dem „Ziel" liegt.	Entspannung auf der Matte mit Igelball-Massage.

Datum	Aufwärmen	Hauptteil	Entspannung
08.07.14	„Obst- und Gemüsegarten (54)": TN bilden einen Kreis und benennen eine Obstsorte. Dieses Obst muss dann gepflückt werden. (Bsp: Äpfel pflücken, strecken und auf Zehenspitzen stellen und nach oben greifen. Kartoffeln ausgraben: Bücken und Oberkörper hängen lassen. „Laurentia (12)": TN bilden einen Kreis und singen gemeinsam das Lied. Bei dem Wort Laurentia (12) und den Wochentagen müssen verschiedene Übungen durchgeführt werden. (Kniebeuge, Beine heben, Körper strecken, Arme rudern, Hüfte kreisen)	Boccia (12): Die Bahn wird von den TN auf- und abgebaut. Dabei sollten die KL versuchen, so wenig wie möglich (jedoch so viel wie nötig) zu helfen. Mit Geduld wird den TN gezeigt welche Matten wohin gehören und die Aufgaben nicht zu schnell vorweg genommen. Der Abbau erfolgt nach demselben Prinzip: Es wird ein wenig abgewartet bis die TN selbst erkennen was zu tun ist.	Entspannung an beliebigen, bzw. mittlerweile „Stammplätzen" im Liegen oder Sitzen.
21.07.14	1. „Obst- und Gemüsegarten (54)" Die TN stehen im Kreis und pflücken Früchte, z.B. Äpfel vom Baum, dadurch werden verschiedene mit dem Ernten der Früchte assoziierte Bewegungen durchgeführt. 2. „Laurentia (12)"	„Boccia"	Entspannungsgeschichte „Im Garten"
05.08.14	1. „Schattenlauf (19)": Es wurden Paare gebildet, mit je einem stärkeren und einem schwächeren Partner. Zunächst hatte der stärkere Partner die Aufgabe Übungen vorzumachen, die der Schwächere ihm Nachahmen sollte. Dies möglichst durch die Halle bewegend. Dann wurden die Rollen, wenn möglich, getauscht. 2. „Namensspiel": Es läuft Musik, die TN bewegen sich selbstständig durch den Raum. Der KL dreht die Musik ab und ruft einen Namen, was das Kommando dafür ist, dass sich diese Person hinhockt und die anderen einen Kreis um sie machen. 3. „Feuer, Wasser, Sandsturm (39), Blitz": Auf jeweilige Kommandos der KL erfolgen Reaktionen der TN, die zuvor erklärt wurden.	Es werden ähnlich einem „Jahrmarkt" 4 Wurfstationen aufgebaut. 1. Medizinballweitwurf 2. Hütchenreihe auf einer Langbank mit mittelgroßen Gymnastikbällen (Noppenbälle) umwerfen. 3. Kleine Gymnastikbälle in zwei Turnkästen werfen. 4. Tennisbälle in zwei auf einem Tischfußball aufgestellte Körbe werfen. Die Stationen werden je an den vier Wänden der verhältnismäßig kleinen Halle aufgebaut, damit die TN sich nicht in die Quere kommen und sich ungestört an ihrer Stationen beschäftigen können. Dieser Plan scheitert aufgrund der Gruppengröße etwas und führt teilweise zu einem etwas unruhigen Treiben.	Die TN werden aufgefordert sich einen für sie gemütlichen Platz zu suchen, in einer Position in der sie entspannen können. Einige wollen auf roten Gymnastikmatten mit Kissen unterm Kopf lang auf dem Rücken liegen, andere wollen auf der großen blauen weicheren Matte auf die Seite, eingerollt liegen, ein TN will im Hängestuhl sitzen, zwei TN wollen auf der Bank sitzen und mit einem Igelball massiert werden. Der Raum wird abgedunkelt, es wird eine Entspannungsmusik aufgelegt. Die KL gibt als Einführung für die Entspannungsphase Hinweise wohin die Gedanken schweifen können (z.B. auf das gerade Erlebte) und Vorschläge wie was und im Körper entspannt werden kann: „Lass deine Arme und Beine hängen, schließe deine Augen, entspanne dein Gesicht, lass deine Füße fallen, gebe dein ganzes Gewicht an die Matte ab..." Danach folgt eine Phase (ca. 5 Min.) der absoluten Ruhe.

Datum	Aufwärmen	Hauptteil	Entspannung
19.08.14	1.Stopptanz (30): TN bewegen sich im Raum zur Musik. Wenn die Musik stoppt, verharren sie in ihrer Position. 2. Feuer, Wasser, Sandsturm (39), Blitz: Auf jeweilige Kommandos der KL erfolgen Reaktionen der TN, die zuvor erklärt wurden.	„Hütchen abwerfen": Es werden zwei Mannschaften gebildet. In der Mitte der Halle werden zwei Langbänke aufgestellt. Die Hütchen werden auf die Langbänke verteilt. Beide Mannschaften bekommen gleich viele Bälle. Ziel des Spieles ist es, so viele Hütchen wie möglich zu treffen. Ein Hütchen zählt einen Punkt. Gewonnen hat die Mannschaft, die am meisten Punkte hat. Variation: Hütchen werden auf den Boden gestellt, die TN versuchen wieder in Mannschaften die Hütchen um zu kegeln.	Ablauf wie am 05.08.14
26.08.14	1. Aktivierung aller Körperteile zur Musik und in Fortbewegung 2. „Gehe deinen Tierweg" 3. „Pferderennen (50)"	1. „Hütchen abwerfen" 2. Umgang mit Gymnastikball (Kleine Ballschule (92))	Angeleitete Selbstmassage im Stuhlkreis mit Igelbällen und Entspannungsmusik im Hintergrund. Anschließend partnerweise Rückenmassage.
02.09.14	1. Zip Zap Zup im Stehen → TN stehen im Kreis, wenn der ÜL Befehle gibt müssen TN darauf reagieren : Zip→ nach rechts; Zap→ nach links; Zup→ TN müssen Plätze tauschen 2. Pferderennen (50) → TN stehen im Kreis und ÜL gibt Kommandos wie Linkskurve, Wassergraben etc. TN mussten zu Anfang von selber auf die bereits bekannten Kommandos kommen	Menschenmonopoly: Hier wird von den KL ein Spielfeld mit verschiedenen Feldern aufgebaut. Die TN dürfen nacheinander würfeln und die jeweilige Zahl des Würfels auf dem Spielfeld vorrücken. Jedes Feld birgt eine Übung (Ausdauer, Kraft, Koordination), welche so oft wie die Augenzahl auf dem Würfel, durchgeführt werden muss. Diese Übungen können stark variieren und modifiziert und gesteigert werden.	Entspannungs-CD
09.09.14	1. Zip Zap Zup im Stehen 2. Pferderennen (50)	Menschenmonopoly:	In dieser Kurseinheit länger als sonst (ca. 20 Minuten)
16.09.14	1. Stopptanz (30) 2. Farbenquartett	Menschenmonopoly	Entspannung mit Igelball

Datum	Aufwärmen	Hauptteil	Entspannung
3.Phase			
23.09.14	1. „Stopptanz (72)" 2. „Wechselball (87)" (In Variation mit unterschiedlichen Bällen): Alle TN bilden einen Stuhlkreis. Jeder TN bekommt einen Ball (min. zwei TN mit gleichem Ball). TN sollen die Farbe des Balls benennen und die TN mit dem gleichen Ball tauschen die Plätze. KL gibt verschiedene Anweisungen: alle TN geben den Ball nach rechts/links. Ein TN sucht sich einen anderen TN aus mit dem er den Ball tauschen möchte.	Übungsparcours mit Langbänken: a. Über die Bank balancieren b. Die Langbank sitzend überqueren (Variation rückwärts im Sitzen überqueren) c. Auf der Langbank mit Medizinball in der Hand laufen d. Auf Langbank im Sitzen Übungen machen z.B. linkes Bein anheben, rechtes Bein anheben, beide Beine gleichzeitig anheben usw. e. Längs auf der Langbank liegen und sich mit den Händen zur anderen Seite ziehen f. alle TN sitzen auf einer Langbank und schieben einen Medizinball mit den Füßen zum nächsten TN g. Zwei Langbänke stehen gegenüber. TN sitzen versetzt auf den Bänken und schieben sich den Ball gegenseitig zu. (Erst der Reihe nach, dann sucht sich jeder TN einen anderen Partner aus zu dem er den Ball schießen will)	1. Angeleitete partnerweise Massage mit dem Igelball (Geschichte „Bauer Hugo") 2. Entspannung auf Matten zur Musik
30.09.14	1. Stopptanz (72) 2. Stuhlwechsel mit Eigenschaften (Variation mit unterschiedlichen Bällen)	Übungen mit der Langbank	Entspannung mit dem Igelball
07.10.14	1. Stopptanz (72) 2. Stopptanz (72) variation (Bälle in versch. Farben im Raum verteilt. Bei Musikstopp suchen alle TN einen Ball der genannten Farbe) 3. Ballwurf: Die TN werfen sich den Ball gegenseitig zu. Variationen: Schießen, Rollen, Prellen des Balls	Ballstationen „Rollen und Werfen": 1. Station: Kegel aus einer bestimmten Entfernung umstoßen durch Rollen des Balls am Boden 2. Station: Zielwurf mit Sandsäckchen in Körbe Die Stationen werden je 2 Mal aufgebaut.	Entspannung mit dem Igelball
21.10.14	1. Neues Spiel im Stuhlkreis: Jeder TN hat einen farbigen Ball, reihum nennen die TN eine Farbe und eine Aufgabe dazu. 2. Stopptanz (72) mit Bewegungsvorschlägen (Arme kreisen, Beine heben etc.) 3. Stopptanz (72) Variation (Bälle in versch. Farben im Raum verteilt. Bei Musikstopp suchen alle TN einen Ball der genannten Farbe)	Ballstationen „Rollen und Werfen": Wiederholung vom 07.10. (14.10. ist entfallen)	Die Kurseinheit verlief generell sehr ruhig, zog sich jedoch etwas in die Länge. Als „Cool-Down" wurde gemeinsam die Halle wieder aufgeräumt.

Datum	Aufwärmen	Hauptteil	Entspannung
28.10.14	1. 6-Minutenlauf (Testung) 2. Stopptanz (72) mit Übungen	Hockeyparcours (35)	Angeleitete Entspannung mit dem Igelball
04.11.14		GGT-Reha	Entspannungsgeschichte Blumenwiese
11.11.14	1. Stopptanz (72) 2."Der König ist krank (16)"	1. Partnerweises Zuspielen mit Schläger+Ball 2. Hockeyparcours (35)	1. Gemeinsamer Abbau des Parcours und Wegräumen aller benutzten Geräte. 2. „Nilpferdmassage (148)"
18.11.14	1. „Stopptanz (72)" 2. „Der König ist krank (16)"	1. Hockeyparcours (35) 2. Ball Zuwerfen und Fangen (Ausklang des Hauptteils)	Nilpferdmassage (148)
25.11.14	1. „Der König ist krank (16)" 2. "Laurentia (12)"	1. Wurfball 2. Wurfgolf	Den Körper wahrnehmen mit dem Igelball (Eigenmassage)
02.12.14	1. „Der König ist krank (16)" 2. Laurentia (12) 3. Schattenlauf (19) (spontan)	1. Schattenlauf (19) 2. Wurfgolf	Eigenmassage mit Igelbällen, angeleitet im Stuhlkreis
09.12.14	1. Laurentia (12) 2. Schattenlauf (19) 3. Ampelspiel (47)	1. Wurfgolf 2. Wurfübung → Ab einer bestimmten Entfernung das Werfen üben.	Plätzchenmassage
16.12.14	Als Jahresabschluss wird versucht eine sogenannte „Wunschstunde" zu gestalten. Die TN werden aufgefordert sich an Spiele und Inhalte zu erinnern, die im vergangenen Jahr praktiziert wurden (bzw. an die sie sich erinnern können).	Der Wunsch nach „Bällen", „Werfen", „Abwerfen" wird von den TN geäußert. 1. Die KL leitet an, dass sich jeder einen beliebigen Ball aussucht und es werden verschiedene Ballübungen im freien Raum angeleitet. Danach wird sich der Ball partnerweise zugespielt. 2. Sandsäckchenwurf in Körbe	Vorlesen einer Weihnachtsentspannungsgeschichte auf beliebigen bequemen Plätzen.
06.01.15	1. „Mein rechter, rechter Platz ist frei (13)" 2. Pferderennen (50)	Förderband (123)	Reise durch den Körper (66)
13.01.15	Lauftestung im Rahmen der sportmotorischen Testungen „Mein rechter, rechter Platz ist frei (50)"	„Förderband (123)"	Eigenmassage im Stuhlkreis, angeleitet durch KL
20.01.15	1. „Mein rechter, rechter Platz ist frei (13)" 2. Zip, Zap, Zup	Förderband (139) (gesteigerte Variation mit Slalom)	Angeleitete Eigenmassage
27.01.15	1. Freie Bewegung zur Musik 2. Zip, Zap, Zup 3. Farbenball (Farben des Balls benennen, Ball in unterschiedliche Richtungen geben oder mit anderen TN tauschen, Übungen mit dem Ball im Sitzen)	Menschenmonopoly	Gegenseitige Massage

Datum	Aufwärmen	Hauptteil	Entspannung
10.02.15	Pferderennen (50) (1. Versuch im Stehen, 2. Versuch im Stehen mit Stühlen im Kreis gestellt, als Orientierungshilfe)	Menschenmonopoly	Geführte Massage mit den Händen
24.02.15	1. Freies Aufwärmen mit dem Ball 2. Stopptanz (72) 3. Mein rechter, rechter Platz ist frei (13) (Variation im Stehen)	Kegel umwerfen	Igelballmassage (142) auf der Langbank
03.03.15	1. KL verkündet, dass sie sich einen Ball aus dem Schrank holt und damit ein wenig spielen möchte/TN werden eingeladen, dies auch zu tun. KL bleibt eine Weile in der Nähe des Ballschrankes/Interesse der TN wurde geweckt, sie bewegen sich nach und nach in diese Richtung. Bei der Wahl und Herausnahme des Balls wird ggf. unterstützt. 2. TN werden nach Wünschen für ein Spiel gefragt, hierzu wird eine Auswahl vorgeschlagen. Auf Stopptanz haben scheinbar alle Lust. Es ist jedoch nicht erkennbar ob alle tatsächlich verstehen welche Spiele gemeint sind.	1. Bildung eines Kreises für ein gemeinsames Kreisspiel. Die TN werden gefragt ob sie gern Pferderennen (50) oder „Mein rechter, rechter Platz ist frei (13)" spielen möchten. Es können alle eine Aussage treffen und entscheiden sich für das 2. Spiel. Vermutlich auch, weil die Erinnerung hieran noch präsenter ist. 2. Kegelwerfen: Die Gruppe wird hierzu befragt, was an Materialien und Aufbau benötigt wird. 3. Partnerweise Werfen und Fangen über die Bank	Angeleitete Massage mit Igelbällen zu Entspannungsmusik
10.03.15	1. Obst und Gemüsegarten (54) (Im Freien) 2. Pferderennen (50) (Im Freien)	1. Übungen mit Bällen auf der Wiese (Ball Hochwerfen, um den Bauch herum führen, Ball weitrollen) 2. Partnerübung mit dem Ball (gegenseitiges Zuwerfen, Zurollen und Zuschießen) → Für unmotivierte TN Übungen auf der Bank mit Ball.	Laurentia (12) (Im Freien) zum gemeinsamen Abschluss der Stunde
17.03.15	1. Stopptanz (72) → nach kurzer Zeit Stopptanzvariation (Farbenquartett) 2. "Der König ist krank" (16) 3. "Mein rechter, rechter Platz ist frei" (13)	Förderband (123)	Entspannung mit Igelbällen
24.03.15	1. Stopptanz (72) 2. Farbenmemory (mit Gegenständen): TN nehmen bei Musikstopp einen von zwei gleichen Gegenständen auf und suchen ihren „Partner".	1. "Der König ist krank" (32) 2. Spontan auf Wunsch der TN: Pferderennen (50) 3. Förderband (123)-Staffel	1. Gymnastische Übungen für die Beine im Sitzen auf der Langbank. (Heben und Senken der gestreckten Beine). 2. Eigenmassage, wieder auf der Langbank sitzend.
31.03.15	1. Gegenstände übergeben → Zusammenfinden mit dem Partner → Kreisbildung + Übungen mit dem Ball (Ball um den Bauch reichen, Ball über den Kopf geben usw.) 2. "Der König ist krank" (16) 3. Pferderennen (50)	Förderband (139) (Gezielte Gegenstände auf die andere Seite befördern)	1. Beinübungen auf der Bank 2. Massage mit dem Igelball (auf der Langbank)

Datum	Aufwärmen	Hauptteil	Entspannung
07.04.15	1. Stopp-Tanz 2. Ballübungen im Innenstirnkreis 3. Partnerübung: Ball hin und her schießen	Boccia (12)	Eigenmassage mit Igelbällen
28.04.15	1. „Ballwahrnehmung und –Koordination" im Innenstirnkreis: a) Ein Ball wird im Kreis weitergegeben, b) Verschiedene Arten den Ball weiterzugeben, c) Mehrere Bälle werden in Umlauf gebracht. 2. Bewegung mit dem Ball durch den Raum, angeleitete/ angesagte/demonstrierte Übungen der KL.	1. Parcours (97) der mit dem eigenen Ball durchlaufen werden soll. Dabei sind verschiedene Aufgaben zu erfüllen: Prellen im Slalom, Prellen in Ringe, Schießen auf ein Tor und Zielwerfen in Kästen und Rollen des Balls auf Hüfthöhe. 2. Stopptanz (72) mit Hüten	Vorlesen einer Entspannungsgeschichte
05.05.15	1. „Ballwahrnehmung und –Koordination" im Innenstirnkreis (Ball übergeben + Seitenwechsel, Ball im Kreis zuwerfen) 2. Partnerübungen mit dem Ball	Ballparcours (118)	Partnerigelballmassage
13.05.15	Wahrnehmung und Koordination im Innenstirnkreis mit Bällen.	Schwertransport (95): Mit einer Decke Gegenstände von der einen zur anderen Seite Transportieren.	Gemeinsames Dehnen und Gymnastik-Übungen für die Beine, im Sitzen auf den Langbänken.
20.05.15	Wahrnehmung und Koordination im Innenstirnkreis mit Bällen. Kreisbildung zu Beginn. Die KL kündigt das Spiel aus der letzten Einheit an. Einige TN bemerken, dass sie sich erinnern.	„Schwertransport (95)"	Auf beliebigen Plätzen mit Entspannungsmusik liegend. Auf Wunsch der TN.
26.05.15	„Laurentia (12)" Ampelspiel (47) Farbenstopptanz	Menschenmonopoly	Wettermassage (146)
02.06.15	1. Ampelspiel (47) 2. Gegenstände suchen	Schwertransport (95)	Eigenmassage oder Partnermassage mit Igelbällen
09.06.15	Stuhlkreisbildung 1. „Mein rechter, rechter Platz ist frei (13)" 2. Würfelspiel mit Bewegungsaufgaben im Stuhlkreis	Menschenmonopoly	Eigenmassage mit Igelbällen, von der KL angeleitet. Am Ende ruhige Entspannung mit geschlossenen Augen und Musik
16.06.15	1. "Mein rechter Platz ist frei" (13) 2. Würfelübungen (Im Sitzkreis)	Menschenmonopoly	Igelballmassage (142) im Sitzkreis
23.06.15	1. Laurentia (12) 2. Schaukelpferd (29)	Ballwahrnehmung mit Bällen	Gewittermassage

Datum	Aufwärmen	Hauptteil	Entspannung
30.06.15	Laurentia (12)	Ballwahrnehmung in 6 Teilen: 1. Bälle beschreiben 2. Zu Musik bewegen, bei Stopp einen Ball aufnehmen und sich damit individuell beschäftigen 3. Kegel umwerfen 4. Übungen im Innenstirnkreis 5. Am Seil entlanggeführt den Ball werfen und prellen 6. Ball über die Bank zum Partner werfen/prellen/rollen	Wettermassage (146) Wurf-Golf (94)
14.07.15	1. Stopptanz (72) 2. Parkplatzsuche (14)	Ballparcours (137) 1. Station: Kegel umschmeißen 2. Station: Ball unter Stuhlreihe rollen 3. Station: Kegeln	Entspannung zur Musik
21.07.15	1. Stopptanz (72) 2. Stopptanzvariation (Farbenquartett)	Gegenstände sortieren nach Farben (blaue & rote Gegenstände auf die jeweilige Matte legen)	Entspannung mit dem Igelball
28.07.15	1. Stopptanz (72) 2. Partnersuche	1. Aufräumen (blaue und rote Gegenstände) 2. Ballübungen	Igelballmassage (142)

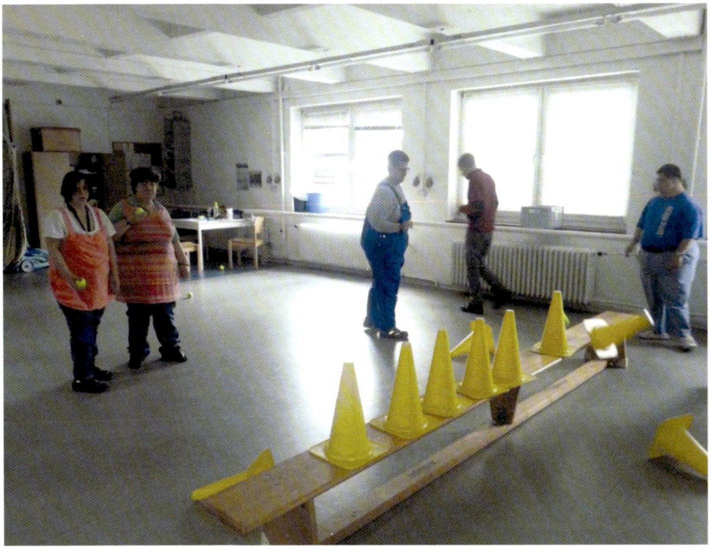

Abbildung 11 Aus dem Kursgeschehen

4.3 BEISPIELE FÜR DIE KURSEBENE „BEWEGUNG"

Neben Teilnehmer*innen, die aufgrund ihrer Entwicklungen über die Schwelle Motivation vorrücken, sind an sich bewegungsferne, jedoch leistungsstärkere Beschäftigte angesprochen, die eine selbstständige Aufnahme von sportlicher Aktivität aus unterschiedlichen Gründen bisher gemieden haben. Zur Identifizierung dieser Gründe, der Heranführung an verschiedene Möglichkeiten von Bewegung und aufgrund verschiedener physisch und psychisch bedingter Gesundheitsrisiken, wird die Teilnahme empfohlen.

Mit den Kursinhalten und Methoden für diese Ebene wird die eigene Motivation stärker mit der Entdeckung und Entwicklung vorhandener Fähigkeiten und Fertigkeiten verbunden. Die in Ansätzen entwickelten Bewältigungsstrategien durch bekannte Bewegungs- und Handlungsabläufen sollen weiter verdeutlicht, aktiviert und trainiert werden. Die Bewältigung eher unbekannter und herausfordernder Bewegungen rückt dabei weiter in den Vordergrund und die freiwillige, mehr oder weniger unproblematische Teilnahme wird vorausgesetzt. Insgesamt wird dadurch Bewegung für die Teilnehmer*innen selbst und für ihre Umgebung sicherer.

Die gesamte Gruppe wird stärker in die Gestaltung von Abläufen eingebunden. So kann vereinzelt mit einer Ablösung von der frontalen Unterrichtsvariante begonnen werden. Dazu wird Eigenaktivität in vorgegebenen Abläufen erstmals als Bedingung für aktive Beteiligung eingesetzt. Neben Bewegungsformen, die sich als motivierend bewährt haben, werden verschiedene Spiele durchgeführt, die gruppendynamisch wirken und zugleich auch Fähigkeiten und Fertigkeiten individuell weiter fördern. Es werden stets Komplexitätssteigerungen für unterschiedliche Entwicklungsstände angeboten, damit jeder nach eigenem Ermessen teilnehmen kann. Je nach Interesse, Bewertung und Steigerungsbedarf der Inhalte, werden die Programme nun nur noch ein bis zwei, maximal dreimal wiederholt. Die zeitliche und Struktur aus den Kursen der Motivationsphase wird beibehalten.

Eine Entwicklungsförderung in Richtung zunehmender Selbstständigkeit beinhaltet unter anderem das Ausbleiben von Sonderbehandlungen, z.B. in Form der persönlichen Abholung am Arbeitsplatz. An das selbstständige Erscheinen zum Kurs werden die Teilnehmer daher in dieser Schwelle schrittweise herangeführt. Sie werden am Morgen des Kurstages von der Gruppenleitung und etwa eine Stunde vor Beginn des Kurses erneut von der Kursleitung erinnert. Vor allem nach langen Urlaubs- oder Krankheitsepisoden verlaufen diese Vorgänge nicht reibungslos. Insgesamt wird die Teilnahme weiterhin als Möglichkeit ohne Pflichtcharakter kommuniziert und zeitweiligen Aussteigern wird der Wiedereinstieg, Kurswechsel oder seltenere Teilnahme nicht verwehrt, bzw. bei Bedarf als Lösung angeboten.

Vor Beginn mit dem Aufwärmteil der Stunde bietet sich weiterhin eine Begrüßungsrunde an, um Rituale fortzuführen und den Teilnehmern Raum für Anregungen und

Wünsche zu geben. Der anschließende Einstieg in die Bewegung kann zunehmend offener gestaltet werden und eine individuelle Aktivierung (bei einigen auch zum Abreagieren) erlauben, die mit weniger Vorgaben organisiert ist. Je nach Gruppenkonstellation, kann Zeit für freies Bewegen mit beliebigen Geräten gegeben werden oder ein kleines Spiel zur Gruppenwahrnehmung (Fangspiele, Partnerspiele mit wechselnden Partnern) durchgeführt werden. Vor allem einfache und schnelle Spiele mit wenig neuen Elementen eignen sich hier für einen aktiven und stimmungsvollen Stundenbeginn (mit Musik)

Für den Hauptteil können in dieser Ebene bereits stark vereinfachte Formen von Sportspielen geplant werden. Mit unterschiedlichen Varianten und der Übung von Teilaufgaben, wird an die Spiele mit potenziellem Wettkampfcharakter herangeführt. Die Komplexität der Teilaufgaben kann darin beliebig variiert und gesteigert werden. In der Vorbereitung dazu werden die Teilnehmer zunächst interaktiv und sozial mit der Aufgabe zwei gleichgroße Gruppen zu bilden, gefordert. Die Schwierigkeiten liegen hier bei vielen in einem mangelnden Überblick über die gesamte Gruppe in Kombination mit stark ausgeprägter Dyskalkulie. Hier besteht die Möglichkeit in einem ersten Schritt, die Einteilung der Gruppen - moderiert durch die Kursleitung - unter Einbeziehung aller Teilnehmer vorzunehmen. Dabei kann von außen der Vorgang schrittweise nachvollzogen, später mitbestimmt und langfristig in Eigenorganisation durchgeführt werden.

Im Aufbau der Spielmaterialien können die eigenen koordinativen Schwächen den Teilnehmern Schwierigkeiten bereiten. Hier hat es sich bewährt, kleine Teilaufgaben zu verteilen, die über mehrere Einheiten immer von der gleichen Person oder Zweierteams übernommen werden. Sie können sich so zu Experten für die entsprechenden Aufgaben entwickeln, sie in einem nächsten Schritt anderen zeigen und bei der Durchführung behilflich sein. Dabei wurde auch die Identifikation mit der Aufgabe (Zuständigkeit) beobachtet, die bei der Bereitschaft zur Ausführung und dem Vorzeigen förderlich wirkte.

In den ersten Versuchen der Umsetzung der Spiele nach den erklärten Regeln, zeigten sich oft ausbleibende Reaktionen der Teilnehmer begründet in mangelndem Verständnis für das Spiel und die inbegriffenen Aufgaben. Gegebenenfalls beteiligen sich an dieser Stelle nur Einzelne und es kommt kein Spielfluss zustande. Das Vorzeigen und Mitspielen der Kursleitung und das Üben einzelner Elemente des Spiels haben sich in der Herangehensweise an diese Schwierigkeiten bewährt. Durch Wiederholung und die Selbsterprobung in den separierten Abläufen, konnte nacheinander ein Verständnis für zusammenhängende Vorgänge gebildet werden. Die Koppelung der Bewegungen entwickelte sich mit wachsendem Verständnis für das gemeinsame Handeln in der Gruppe in diesen Vorgängen optimaler Weise zu einem interaktiven Spielfluss.

Der Bedarf an Ritualen und immer wieder kehrenden Abläufen bleibt von Seiten der Teilnehmenden weiter bestehen. Aufmerksamkeit und Konzentration sind dabei zunehmend auf die Gruppe und die Kursinhalte gelenkt, wodurch mehr und selbstständigere Interaktion entsteht. Die Durchgängigkeit der Konzentration und damit einhergehenden aktiven Teilnahme, stellt weiterhin eine Herausforderung dar.

Die Bewegung in bekannten Zusammenhängen gibt sichtbar Sicherheit und öffnet die Bereitschaft für Neues, dies aber in kleinen, machbaren Schritten. Im Gegensatz zu Kursen mit niedrigeren Anforderungen, wurden durch die erlangte Sicherheit und größeren Bewegungsspielräume, konditionelle Grenzen sichtbar, da sich erstmals an Erschöpfungszustände herangetastet wurde. Auch die Bereitschaft sich in der Ausführung von Übungen und Spielen korrigieren zu lassen und andere Techniken zu erproben, entwickelt sich durch mehr Sicherheit. Sie bleibt dabei jedoch abhängig von spontanen Stimmungen, Tagesformen, Gruppenzusammensetzungen und Interesse an der jeweiligen Bewegungsform.

Die Aktivität ist noch überwiegend an die Aufmerksamkeit und Anleitung der Kursleitung und die durch sie erlangte Bestätigung gebunden. Während in bekannten, einzelnen Abläufen (Teilaufgaben) eine eigenaktive Bewegung möglich ist, befindet sich das selbstständige Fortführen von Spielen im Hauptteil, vor allem bei Distanzierung der Kursleitung, noch im Prozess. Mit entsprechend hoher Bewegungsbereitschaft, reagieren viele Teilnehmer in diesen Spielen auf die aktive und gleichberechtigte Teilnahme der Kursleitungen (praktische Inklusion). Vereinzelt ist in Ansätzen das Interesse an Spielen mit Wettkampfcharakter zu beobachten. Der zählbare Erfolg (Tore oder Punkte) und der Triumph über die andere Mannschaft werden wahrgenommen und können motivationsfördernd wirken, haben jedoch noch kein ausschlaggebendes Gewicht.

Spontaner Übermut und Ausgelassenheit werden in besonders anregenden Spielen beobachtet und können einen großen Kraftaufwand mit sich bringen. Methoden zur Vermeidung von Selbst- und Fremdgefährdung, ohne der gewonnen Bewegungsaufnahme entgegenzuwirken, spielen weiterhin eine wichtige Rolle.

Die nachfolgenden Beispiele für Kurse auf der Ebene ‚Bewegung' stammen aus zwei Standorten des Martinshofes. Sie sind also nicht einfach chronologisch aufgebaut, wohl aber in der Systematik.

Datum	Aufwärmen	Hauptteil	Entspannung
23.09.14	Kurze Aktivierung zur Musik mit den KL gemeinsam	Drei Wurfstationen	Ruhige Entspannung zur Musik auf ihren Lieblingsplätzen
30.09.14	1. Freies Bewegen zur Musik mit Bällen 2. Partnerübungen mit Bällen 3. Zick Zack Ball 4. Ballraupe (14)	Treffball (106)	Entspannungsübungen auf Yogamatten

Datum	Aufwärmen	Hauptteil	Entspannung
07.10.14	1. Freies Bewegen zur Musik mit Bällen 2. Zick Zack Ball 3. Ballraupe (14)	Treffball (106)	Entspannen mit Musik und Igelballmassage (142)
21.10.14	1. Freies Bewegen mit dem Ball durch die Halle 2. Ballraupe (14) (Vorwärts und Rückwärts) 3. Zick-Zack-Ball (17)	1. Treffball (106) 2. Variation mit dem Hockeyschläger: Die TN sind in zwei Mannschaften aufgeteilt. Die eine Mannschaft versucht die Bälle an die gegenüberliegende Wand zu schießen, während die andere Mannschaft die Bälle abwehrt, damit sie nicht die Wand berühren	Entspannungsgeschichte: Blumenwiese
28.10.14	1. Kurze Aktivierung in der Mitte unter Anleitung und in Vorbereitung auf den Ausdauer-Test. 2. 6-Min. Ausdauer-Test	1. Freies Bewegen mit dem Hockeyschläger 2. Zick Zack Ball mit dem Hockeyschläger 3. Treffball (106) mit Hockeyschläger	Im Sitzen auf Yogamatten, leichte entspannende Dehnübungen
11.11.14	1. "Gehe deinen Tierweg" 2. "Farbenquartett"	1. Slalomstaffel 2. Fährmann (25)	Nilpferdmassage (148)
18.11.14	1. „Gehe deinen Tierweg" 2. „Farbenquartett"	Slalomstaffel mit vers. Aufgaben	Nilpferdmassage (148)
25.11.14	„Farbenstopptanz"	1. „Wurfball" 2. Slalomstaffel	Geführte Massage mit dem Igelball
02.12.14	1. „Farbenstopptanz" (mit Hilfe von Reifen in derselben Farbe wie die Bälle) 2. „Wurfball"	1. „Halte das Feld sauber (38)" 2. „Fährmann (25)"	Die Entspannungsphase fiel in dieser Kurseinheit weg, da die TN 15 Minuten zu spät zum Kurs kamen und beim Abholen aus der Werkstatt nur schwer zu motivieren waren, mit zum Sport zu kommen.
09.12.14	"Farbenstopptanz" mit Ringwurf oder Hochwerfen (gesteigerte Varianten)	1. Hütchenmemory (116) 2. Halte das Feld sauber (38)	Massage „Plätzchenbacken"
16.12.14	1. Werfen durch einen gerollten Gymnastikreifen 2. Rollen des Reifens	1. Hütchenmemory (116) (Variation) : z.B. Hüpfen zu den Hütchen 2. Hütchen abwerfen	Entspannungsgeschichte

Datum	Aufwärmen	Hauptteil	Entspannung
06.01.15	„Inselsuche" mit Bewegungsaufgaben durch die KL zwischen den Musikstopps in denen sich in die Reifen gerettet werden muss. Der letzte der den Ring erreicht muss eine Bewegungsaufgabe bewältigen (mit KL gemeinsam als Orientierungshilfe und Anleitung).	1. Jeder TN bekommt einen Reifen und soll sich zunächst darin austesten diesen durch eigenes Tun zum Rollen zu bringen. Anschließend wird sich der Reifen in den erprobten Techniken partnerweise zugerollt. Dies wird als Steigerung betrachtet weil ein Ziel anvisiert werden soll wo der Reifen landet. 2. Jeder TN holt sich selbstständig einen Ball aus dem Geräteschrank. Die TN stehen an der Längsseite der Halle und haben die Aufgabe mit dem Ball durch den vorbeirollenden Reifen (der KL) zu zielen. Anschließend Würfe aus derselben Position durch den hochgehaltenen Reifen.	Selbstständiges Bilden eines Stuhlkreises und von der KL angeleitete Eigenmassage mit Igelbällen, bei ruhiger Musik und gedämmten Licht.
13.01.15	6-Minuen Lauf (Sportmotorische Testungen)	1. Reifenübungen 2. Inselsuche (Für Gehörlose wird beim Stoppen der Musik ein Tennisschläger in die Luft gehalten)	Phantasiereise (144)
27.01.15	1. Feuer Wasser Sandsturm 2. Zip Zap Zup	1.Boccia (12) 2.Fährmann (26)	Entspannung zu Musik
10.02.15	1.Angeleitete Aktivierung in Form von „Stopptanz (9)" gemeinsam mit der KL. Die Bewegungen werden teilweise vorgegeben, als Orientierung. 2. „Ampelspiel (1)"	Boccia (12)	Ruhige Gleichgewichtsübungen an der Stange. Einbeinstand, Zehenstand, Fersenstand, etc.
24.02.15	1.„Gegenstände übergeben" 2.Partnerübung mit Bällen	Handfußball (Variation) Die TN versuchen mit Tennisbällen , die sie unter der Bank hindurch werfen, die auf der anderen Seite stehenden Kegel um zu schmeißen.	Entspannungsübung (Reise durch den Körper (66))
03.03.15	Spontanes freies Tanzen direkt bei Ankunft in der Halle zu offensichtlich bekannter Schlagermusik. TN holen sich nach Aufforderung zügig und selbstständig Bälle aus dem Schrank und spielen/prellen damit. 1. Spiel: „Bälle übergeben" in den Varianten: Geben, Zuprellen, Zurollen 2. Spiel: „Feuer, Wasser, Sandsturm (39)"	Bälle werden unter einer Bank durchgerollt um die Kegel auf der anderen Seite des Raumes umzuschießen.	Eigenmassage in einer gemütlich gebauten Sitzecke aus Matten und Turnkästen.
17.03.15	1. Ampelspiel (1) 2. Parkplatzsuche (14)	Hütchen-Memory	Gemeinsame Igelball Massage im Stuhlkreis
24.03.15	1. Ampelspiel (1) 2. „Parkplatzsuche (14)" mit Bewegungsaufgabe bei Ausscheiden	Hütchenmemory (116) in zwei Mannschaften	Geführte Igelballmassage (142)

Datum	Aufwärmen	Hauptteil	Entspannung
31.03.15	1. Schattenlauf (52) als Reihe 2. Ampelspiel (1)	1. Hütchenmemory (116) 2. Verkehrspolizist (143) (auf Wunsch eines TN)	Entspannung auf Matten oder im Hängestuhl
07.04.15	Da nur zwei Teilnehmer anwesend waren (alle anderen krank oder Urlaub) wurden diese gefragt, ob sie einen Wunsch für die Bewegungsstunde haben. Ein Teilnehmer wünscht sich etwas mit „Werfen" zu machen, sodass verschiede Wurfstationen aufgebaut wurden.		
28.04.15	1. „Ballwahrnehmung und –Koordination" im Innenstirnkreis: a) Ein Ball wird im Kreis weitergegeben, b) Verschiedene Arten den Ball weiterzugeben, c) Mehrere Bälle werden in Umlauf gebracht. 2. Bewegung mit dem Ball durch den Raum, angeleitete/angesagte/demonstrierte Übungen der KL.	1. Parcours (114) der mit dem eigenen Ball durchlaufen werden soll. Dabei sind verschiedene Aufgaben zu erfüllen: Prellen im Slalom, Prellen in Ringe, Schießen auf ein Tor und Zielwerfen in Kästen und Rollen des Balls auf Hüfthöhe. 2. Stopptanz (72) mit Hüten	Vorlesen einer Entspannungsgeschichte
05.05.15	Wahrnehmung und Koordination im Innenstirnkreis mit Bällen.	Schwertransport (95): Mit einer Decke Gegenstände von der einen zur anderen Seite Transportieren.	Entspannung auf den Matten
12.05.15	Wahrnehmung und Koordination im Innenstirnkreis mit Bällen.	Schwertransport (95): Mit einer Decke Gegenstände von der einen zur anderen Seite Transportieren.	Gemeinsames Dehnen und Gymnastik-Übungen für die Beine, im Sitzen auf den Langbänken.
20.05.15	Wahrnehmung und Koordination im Innenstirnkreis mit Bällen. Kreisbildung zu Beginn. Die KL kündigt das Spiel aus der letzten Einheit an. Einige TN bemerken, dass sie sich erinnern.	„Schwertransport (95)"	Auf beliebigen Plätzen mit Entspannungsmusik liegend. Auf Wunsch der TN.
26.05.15	„Pferderennen (50)" „Feuer, Wasser, Sandsturm (39)" „Das Schiff geht unter (31)"	Brennball (107)	Rückengymnastik auf Yogamatten
09.06.15	1. "Feuer, Wasser, Sandsturm" (39) 2. 2Das Schiff geht unter" (31) 3. „Ballwahrnehmung und –Koordination" im Innenstirnkreis (Ball übergeben + Seitenwechsel, Ball im Kreis zuwerfen)	1. Brennball (107) (Übung zum Werfen und Loslaufen) 2. Ball über den Fluss (Partnerübung: Ball zuwerfen, Prellen, Rollen) 3. Nochmals „Ballwahrnehmung und –Koordination" im Innenstirnkreis (Ball übergeben + Seitenwechsel, Ball im Kreis zuwerfen) 4. Inselsuche	Igelballmassage (142) im Sitzkreis
16.06.15	1. "Feuer Wasser Sandsturm" (39) 2. "Das Schiff geht unter" (31)	Hütchen/Kegel umschmeißen	Entspannen auf den blauen Matten zur Entspannungsmusik

Datum	Aufwärmen	Hauptteil	Entspannung
23.06.15	1. Würfelspiel mit Bewegungsaufgaben 2. Stopptanz (9)	Verschiedene Wurfstationen	Kurzes Ausruhen im Liegen auf der großen Matte
30.06.15	1. Würfelspiel mit Bewegungsaufgaben im Kreis 2. „Hand zu Knie"	Wurfgolf	Kurzes Ausruhen im Liegen auf der großen Matte
14.07.15	1. Stopptanz (9) 2. Parkplatzsuche (14)	Ballparcours (100) 1. Station: Kegel umschmeißen 2. Station: Ball unter Stuhlreihe rollen 3. Station: Kegeln	Entspannung zur Musik
21.07.15	1. Stopptanz (9) 2. Stopptanzvariation (Farbenquartett)	Gegenstände sortieren nach Farben (blaue & rote Gegenstände auf die jeweilige Matte legen)	Entspannung mit dem Igelball
28.07.15	1. Stopptanz (9) 2. Partnersuche	1. Aufräumen (blaue und rote Gegenstände) 2. Ballübungen	Igelballmassage (142)
2.Phase			
10.10.13	Freies Spiel mit verschiedenen Utensilien. Parkplatzsuche (14), erst ohne Farbkommandos, dann zwei verschieden farbige Matten, KL ruft Farbe und TN müssen sich eine Matte in der entsprechenden Farbe suchen	Hütchenwerfen (103): Auf einer Langbank werden viele Hütchen (Pylonen, Kegel) aufgestellt. Die TN sollen die Hütchen mit einem Ball abwerfen.	Entspannungsmusik
17.10.13	Freies Spiel mit verschiedenen Utensilien Feuer, Wasser, Sandsturm (39)	Bärenfangen: Ein TN ist der Bär, die anderen TN liegen mit geschlossenen Augen auf dem Boden. Der Bär schleicht sich an die TN ran und tickt einen an, dieser muss schnell aufstehen und versuchen den Bären zu fangen. Wird der Bär gefangen, bleibt er weiterhin der Bär und muss den nächsten TN anticken. Wird der Bär nicht gefangen ist der angetickte Spieler nun der Bär.	Entspannungsmusik
24.10.13	Freies Spiel mit verschiedenen Utensilien Feuer, Wasser, Sandsturm (39)	Mattenrutschen (110) Zwei möglichst gleichstarke Mannschaften müssen versuchen eine Weichbodenmatte (mit der glatten Seite nach unten) möglichst schnell auf die andere Hallenseite zu befördern indem sie gleichzeitig oder versetzt anlaufen und auf die Matte springen und diese dadurch nach vorne schieben. Wer zuerst am anderen Ende der Halle ist hat gewonnen.	Entspannungsmusik

Datum	Aufwärmen	Hauptteil	Entspannung
31.10.13	Freies Spiel mit verschiedenen Utensilien Feuer, Wasser, Sandsturm (39) Linienfangen	Mattenrutschen (46)	Entspannungsmusik
07.11.13	Freies Spiel mit verschiedenen Utensilien Mattenrutschen (110)	Brennball (107)	Entspannungsmusik
14.11.13	Freies Spiel mit verschiedenen Utensilien Parkplatzsuche (14)	Brennball (107)	Entspannungsmusik
21.11.13	Freies Spiel mit verschiedenen Utensilien Parkplatzsuche (14)	Hütchenspiel Variationen: Es muss immer der eigene Ball wieder geholt werden. (dafür werden am besten Bälle in zwei Farben gewählt, für jede Mannschaft eine Farbe) Bevor der Ball wiedergeholt wird muss man erst zur gegenüberliegenden Wand laufen, Hampelmann, Kniebeuge etc machen. Verschiedene Bälle Große und kleine Kegel Distanz variieren	Entspannungsmusik
28.11.13	Freies Spiel mit verschiedenen Utensilien. Sitzkreis	Testungen	Entspannungsmusik
05.12.13	Freies Spiel mit verschiedenen Utensilien.	Testungen	Entspannungsmusik
12.12.13	Freies Spiel mit verschiedenen Utensilien. Bärenfangen	Parkplatzsuche (14) Hütchenspiel	Entspannungsmusik
19.12.13		Mattenrutschen (110)	Weihnachtsgeschichte
09.01.14	Freies Spiel mit verschiedenen Utensilien. Sitzkreis	Testungen	Entspannungsmusik
16.01.14	Freies Spiel mit verschiedenen Utensilien. Sitzkreis	Testungen	Entspannungsmusik

Datum	Aufwärmen	Hauptteil	Entspannung
23.01.14	**Freies Spiel** mit verschiedenen Utensilien.	**Hütchenwerfen (103):** Auf einer Langbank werden viele Hütchen (Pylonen, Kegel) aufgestellt. Es werden zwei Mannschaften gebildet. Die TN sollen die Hütchen mit einem Ball abwerfen. **Variationen:** Es muss immer der eigene Ball wieder geholt werden. (dafür werden am besten Bälle in zwei Farben gewählt, für jede Mannschaft eine Farbe) Entfernungen verändern Kleine und große Hütchen	Entspannungsmusik
30.01.14	**Freies Spiel** mit verschiedenen Utensilien.	**Hütchenwerfen (103) Igelballmassage (142)**	Entspannungsmusik
06.02.14	**Freies Spiel** mit verschiedenen Utensilien.	**Kegelklau (129)**	Entspannungsmusik
20.02.14	**Freies Spiel** mit verschiedenen Utensilien. **Federball:** Partnerübung, TN sollen so viele Ballwechsel wie möglich schaffen	**Kegelklau (129)**	Entspannungsmusik
27.02.14	**Freies Spiel** mit verschiedenen Utensilien. **Federball**	**Kegelklau (141):** Wird heute zum 3. Mal gespielt Ein normaler Durchgang Danach Variation mit Zwei Ringen pro Mannschaft.	**Inselspiel (40)** Jeder TN nimmt sich eine Matte, (auch eine Decke und ein Kissen), es wird eine Entspannungsmusik angemacht
06.03.14	**Freies Spiel** mit verschiedenen Utensilien	**BasketBall-Parcours (10):** Station 1: Slalom (dribbeln) Station 2: umgedreht Kästen (TN müssen von einer Linie den Ball in den Kasten werfen) Station 3: Ringe durchlaufen (Basketball festhalten) Station 4: Korb werfen.	**Ketten-Förderband** (TN stehen in einer Reihe und geben einen Ball nach hinten und stellt sich anschließend ans Ende der Kette. Ball kann dabei über den Kopf, durch die Beine etc. übergeben werden.) **Entspannungsgeschichte**
13.03.14	**Freies Spiel** mit verschiedenen Utensilien	**BasketBall-Parcours (10):**	**Ketten-Förderband** **Entspannungsgeschichte**

Datum	Aufwärmen	Hauptteil	Entspannung
20.03.14	**Freies Spiel** mit verschiedenen Utensilien	**Förderband (123):** Bisher unbekannt, wird zum ersten Mal gespielt. Verwendete Geräte: Langbänke, Kastenteile, kleine Kästen, viele verschiedene Bälle und andere kleine Gegenstände. Ablauf: Die TN müssen einen Gegenstand (vom KL vorgegeben) aus dem kleinen Kasten suchen, dann über die Bank balancieren, unter dem Kastenteil durchkriechen, den Gegenstand von einer Linie in den Kasten werfen, zurück über das Kastenteil springen und wieder über die Bank balancieren. Variationen: Hockwende über die Bank, auf Bank legen und mit Armen drüber rutschen, etc. Paarweise gegeneinander oder als Staffelspiel	Entspannungsgeschichte
27.03.14	**Freies Spiel** mit verschiedenen Utensilien	**Förderband (123):**	Entspannungsgeschichte
03.04.14	**Freies Spiel** mit verschiedenen Utensilien. Sitzkreis	Testungen Hütchenspiel	Entspannungsgeschichte
10.04.14	**Freies Spiel** mit verschiedenen Utensilien.	Testungen Mattenspiel	Entspannungsgeschichte
24.04.14	**Selbstständiges Aufwärmen** Basketball, Fußball und Volleyball	**Menschenmonopoly:** Hier wird von den KL ein Spielfeld mit verschiedenen Feldern aufgebaut. Die TN dürfen nacheinander würfeln und die jeweilige Zahl des Würfels auf dem Spielfeld vorrücken. Jedes Feld birgt eine Übung (Ausdauer, Kraft, Koordination), welche so oft wie die Augenzahl auf dem Würfel, durchgeführt werden muss. Diese Übungen können stark variieren und modifiziert und gesteigert werden.	Entspannung zur Musik
08.05.14	**Selbstständiges Aufwärmen** Basketball, Fußball und Volleyball	Menschenmonopoly	Entspannung zur Musik
15.05.14	**Selbstständiges Aufwärmen** Basketball, Fußball und Volleyball	Menschenmonopoly	Entspannung zur Musik
05.06.14	**Selbstständiges Aufwärmen** Basketball, Fußball und Federball	Walken im Freien	Keine Entspannung

Datum	Aufwärmen	Hauptteil	Entspannung
12.06. 14	Selbstständiges Aufwärmen Basketball, Fußball und Volleyball	Menschenmonopoly	Entspannung zur Musik
19.06. 14	1. Selbstständiges Aufwärmen Basketball, Fußball und Federball (bis alle da sind, leider hatten zwei TN 10 Minuten Verspätung) 2. Spazieren bis zur Wiese hinter der Werkstatt 3. Aktivierung und Dehnung aller Körperteile	„Autobahn (45)" Alle TN gehen hintereinander in einer Reihe. Der letzte TN läuft an der Schlange vorbei und reiht sich an erster Stelle ein. Anschließend läuft wieder der letzte an der Reihe vorbei. (Nach 5 Minuten leichte Temposteigerung) Nach 10 Minuten normales Walken	Langsam zurück spazieren. Ausschütteln aller Körperteile
26.06. 14	1. Selbstständiges Aufwärmen Basketball, Fußball und Federball (bis alle da sind, leider hatten zwei TN 10 Minuten Verspätung) 2) Spazieren bis zur Wiese hinter der Werkstatt 3. Aktivierung und Dehnung aller Körperteile	„Autobahn (45)"	Langsam zurück spazieren. Ausschütteln aller Körperteile
03.07. 14	Freies Aufwärmen, Badminton (9) (da Ballschlüssel weg)	Hockey (34) Schlägergewöhnung durch freies umherlaufen mit Ball und Schläger in der Halle, Partnerpässe, Hockeyparcours (35) mit Slalom, „Dribbeln" und Torschuss	Entspannungsgeschichte
10.07. 14	1. Ampelspiel (1) 2. Wechselball (87) 3. Pferderennen (50)	Hockey (34)	Entspannungsgeschichte/ bewusste Entspannung der Körperteile im Liegen.
24.07. 14	1. Freies Aufwärmen 2. Ampelspiel (1) Grün – schnell laufen Gelb – langsam laufen Rot – stehen bleiben	Hockey (34) 1. Ballgewöhnung – laufen durch die Halle 2. Schweinchen in der Mitte (69) 3. Staffelparcours	
31.07. 14	1. Freies Aufwärmen 2. Feuer – Wasser – Sandsturm - Blitz 3. Ampelspiel (1)	Gleichgewichtstest-Reha (GGT-Reha) - Test zur Probe, ob er in unsere Testbatterie aufgenommen werden kann. - verschiedene Test, um das Gleichgewicht zu prüfen z.B. Balancierbalken, statisches oder dynamisches Gleichgewicht	
07.08. 14	1. Freies Aufwärmen, 2. Feuer – Wasser – Sandsturm - Blitz 3. Ampelspiel (1)	Gleichgewichtstest-Reha (GGT-Reha)	Sortieren nach Größe (und im zweiten Durchlauf nach Alter) auf der Bank, ohne diese zu verlassen.

Datum	Aufwärmen	Hauptteil	Entspannung
21.08.14	1. Freies Aufwärmen 2.) Feuer – Wasser – Sandsturm 3. Schattenlauf (19)	Zirkeltraining (119) in 2er Teams	Entspannungsgeschichte
28.08.14		Jogging und Walking draußen in der Umgebung: Es wurden zwei Gruppen aufgeteilt. Die Personen die Lust hatten, sind mit einer KL gejoggt, die andere Gruppe ist gewalkt.	
04.09.14	1. Freies Aufwärmen 2. Schattenlauf (19) 3. Parkplatzsuche (14)	Zirkeltraining (119) in 2er Teams	Entspannungsgeschichte
11.09.14	1. freies Aufwärmen 2. Feuer – Wasser – Sandsturm 3. Parkplatzsuche (14)	Zirkeltraining (119) in 2er Teams	
18.09.14	Freies Aufwärmen (bis alle da sind) Schwungtuch: **Stürmische See** (74) (Meer ist ruhig: Tuch wird langsam hoch und runter geschwungen. Mehr ist stürmisch: Tuch wird schnell hoch und runter geschwungen. Boot: Ein Ball, der nicht runter fallen soll)	Basketballparcours (118)	
25.09.14	1. Freies Aufwärmen 2. Fährmann (25) plus Variation → Alle TN stellen sich um das Schwungtuch herum und halten es fest. Nun werden vom ÜL Bälle auf das Schwungtuch gelegt. Die TN müssen durch Bewegung versuchen, die Bälle auf dem Schwungtuch zu behalten	Brennball (107)	

3. Phase

Datum	Aufwärmen	Hauptteil	Entspannung
02.10.14	1. Freies Aufwärmen (bis alle da sind) 2. Schwungtuch: Stürmische See (74) (Meer ist ruhig: Tuch wird langsam hoch und runter geschwungen. Mehr ist stürmisch: Tuch wird schnell hoch und runter geschwungen. Boot: Ein Ball, der nicht runter fallen soll)	Basketballparcours (137) • Station 1: Slalom dribbeln • Station 2: Kasten (Ball reinwerfen) • Station 3: Kegeln (Kegel mit Basketball umwerfen) • Station 4: Reifen (Basketball durch Reifen werfen) • Station 5: Bank (Basketball über Bank rollen, ohne dass er runterfällt)	Entspannung zur Musik auf Matten Igelballmassage (142)
09.10.14	1. Freies Aufwärmen 2. „Stürmische See (74)" mit dem Schwungtuch	Ballparcours (137)	Entspannungsmusik

Datum	Aufwärmen	Hauptteil	Entspannung
16.10.14	1. Freies Aufwärmen 2. Schwungtuch, Fährmann (27)	6 Minuten-Lauf (Testung) (Wird in zwei Durchläufen durchgeführt, da es relativ viele TN sind)	1. Cool-Down-Dehnung 2. Entspannungsmusik
30.10.14	Freies Aufwärmen	GGT-Reha Test, Teil der Testung	Entspannungsmusik
06.11.14	Freies Aufwärmen mit verschiedenen Utensilien,	GGT-Reha Test	Entspannungsgeschichte
13.11.14	"Der König ist krank" (20)	Ballschule: 1. Ball hin und her werfen 2. Zick-Zack-Ball (17) 3. Wechselball (87) 4. Staffellauf im Slalom (Werfen und Prellen)	Nilpferdmassage (148)
20.11.14	Freies Aufwärmen (heute länger als sonst, da viele TN abgeholt werden mussten, somit hat sich der offizielle Start des Kurses etwas verschoben) "Der König ist krank" (16)	1. Ball hin und her werfen 2. Wechselball (87)	Nilpferdmassage (148)
27.11.14	1. Freies Aufwärmen 2. „Hand ans Knie" (7)	Balltreiben (124) Variation: „alle werfen gleichzeitig"	„Wachsen wie ein Baum (86)"
04.12.14	1. Freies Aufwärmen 2. Hand ans Knie (7)	1. Boccia (12) 2. Balltreiben (124) (Variation: alle werfen gleichzeitig)	Pizzamassage
11.12.14	1. Schwungtuch - TN machen mit dem Schwungtuch Wellen. Bei bestimmten Eigenschaften, müssen TN den Platz wechseln 2. "Hand ans Knie" (7)	Boccia (12)	Pizzamassage
18.12.14	1. Freies Aufwärmen 2. Variationen mit dem Schwungtuch	Curling 1. Jeder bekommt einen Curling „Stein" (unter diesem befinden sich Borsten wie bei einem Besen) und soll sich an diesen gewöhnen und üben 2. Es werden zwei Mannschaften gebildet. Jede Mannschaft muss versuchen, die Kegel der gegnerischen Mannschaft mit einem Curling Stein umzuschießen	Entspannungsgeschichte

Datum	Aufwärmen	Hauptteil	Entspannung
08.01.15	1. „Sich dem Partner anpassen" → Die TN laufen paarweise durch die Halle. Der vordere TN läuft vor in dem Reifen, jedoch ohne diesen zu berühren. Der hintere TN hält den Reifen und versucht dem Vordermann zu folgen. 2. Übungen mit dem Reifen → Das Rollen üben mit dem Partner	1. Reifenstaffel 2. „Hip und Hop"	Entspannungsgeschichte
15.01.15	Freies Aufwärmen	1. Lauftestung 2. Raupenspiel → TN stehen in zwei Reihen hintereinander und müssen versuchen den Ball von vorne nach hinten durchzugeben.	Entspannungsgeschichte
22.01.15	1. Freies Aufwärmen 2. Schiffe versenken (85) 3. Hütchenschießen (nach Abschuss eines Hütchens laufen die TN an die Wand und klatschen dort ab)	1. Reifen nicht berühren 2. Reifen rollen 3. Raupenspiel (Cool Down)	Phantasiereise (144)
29.01.15	1. Freies Aufwärmen 2. Familie Meyer 3. Ampelspiel (1)	Förderband (139) mit Einsortieren der Gegenstände	Phantasiereise (144)
05.02.15	1. freies Aufwärmen 2. Pferderennen (50) 3. Ampelspiel (1) Variation: Kommandos über verschieden farbige Tücher	Förderband (139) → Gegenstände sollen nach Farben sortiert werden	Igelballmassage (39)
12.02.15	1.Freie Aufwärmphase 2. Laurentia (12) 3. Pferderennen (50)	Wurf-Golf (111)	Pizzabäcker-Massage
26.02.15	1. Freie Aufwärmphase 2. Laurentia (12) 3. Schwungtuch	Wurf-Golf (111)	Igelballmassage (angeleitete Selbstmassage)
05.03.15	1. Freie Aufwärmphase 2. Laurentia (12)	Wurf-Golf (111)	Flugsimulator
12.03.15	1.Freies Aufwärmen 2.Stürmische See (74) → Variation „Namentausch"	Ball unter die Schnur	Flugsimulator
19.03.15	gemeinsames Spazieren gehen	1. Schwungtusch 2. Mein rechter, rechter Platz ist frei (13)	gemeinsames langsames zurück spazieren.

Datum	Aufwärmen	Hauptteil	Entspannung
26.03. 15	1. Freies Aufwärmen 2. Schwungtuch 3. „Wer hat Angst vorm schwarzen Mann (89)"	Ball unter die Schnur	Flugsimulator
02.04. 15	1. Freies Aufwärmen 2. Schwungtuch 3. Würfel-Übungen	Ball unter die Schnur →Variante: Kegel abräumen (statt zwei Mannschaften)	Angeleitete Selbstentspannung auf der Bank
09.04. 15	1. Obst- und Gemüsegarten (54) 2. Schattenlauf (84)	Menschenmonopoly	Nilpferdmassage (148)
16.04. 15	1. Freies Aufwärmen 2. Obst u. Gemüsegarten (54) 3. Schattenlauf (84)	Zirkeltraining (125) mit 6 Stationen	Flugsimulator
30.04. 15	1. Freies Aufwärmen 2. Erlebnisspaziergang → TN laufen durch den „Wald" und ÜL erzählt eine Geschichte dazu. Z.B. über eine Pfütze steigen etc. 3. Stopptanz (72)	Testung → 6min Lauf 2 Gruppen	Entspannungsgeschichte: Reise durch das Wunderland
07.05. 15	1. Freies Aufwärmen 2. verschiedene Spiele mit dem Luftballon (freies Bewegen zur Musik, Luftballons dabei tauschen, zu zweit Ballon hin und her werfen, im Kreis Ballon zu einem bestimmten TN werfen und den Namen dabei laut sagen.)	Luftballon über die Schnur (93)	Entspannungsgeschichte
21.05. 15	1. freie Aufwärmphase 2. Farben Stopptanz mit Luftballon.	Ball über die Schnur (108) mit Luftballons	Entspannungsgeschichte
28.05. 15	1. Freies Aufwärmen 2. Gegenstände einsammeln (102) → TN werden in zwei Gruppen eingeteilt (Rot/Blau) diese müssen gegeneinander Gegenstände ihrer jeweiligen Farbe in der Halle einsammeln. Wer zuerst alle Gegenstände ihrer Farbe eingesammelt hat, hat gewonnen.	Schwertransport (95) →Gruppen des Aufwärmspiels bleiben bestehen, TN müssen wie beim Förderband (139) Gegenstand von einem zum anderen Kasten befördern. Beim Schwertransport (95) müssen sie dieses mithilfe einer Decke transportieren. Hierzu müssen immer zwei TN die Decke halten, worauf ein Gegenstand transportiert wird.	1. Cool-Down → TN stehen sich immer zu zweit gegenüber und halten die Decke fest. Mit dieser Decke sollen sie einen Ball, der auf der Decke liegt, immer wieder in die Luft werfen und mit der Decke wieder auffangen 2. Igelballmassage (142) → TN liegen zu zweit auf einer Matte und massieren sich gegenseitig mit einem Igelball

Datum	Aufwärmen	Hauptteil	Entspannung
04.06.15	Stürmische See (74)	Walken in der Natur	Keine Entspannung
11.06.15	1. Stürmische See (74) + Kraftübungen mit den Armen 2. Namensspiel 3. Ballwahrnehmung und –Koordination" im Innenstirnkreis (Ball übergeben + Seitenwechsel, Ball im Kreis zuwerfen) Alle Einheiten haben im Freien auf einer Wiese stattgefunden	Spaziergang	
25.06.15	1. Freies Aufwärmen 2. Gegenstände einsammeln (122) (Rot/Blau)	Schwertransport (95)	Entspannungsgeschichte
02.06.15	1. Freies Aufwärmen	Genstände einsammeln	Entspannungsgeschichte
16.07.15	1. Freies Aufwärmen 2. Stopptanz (72)	Lauftestung	Entspannungsgeschichte → Reise zum Floß der Träume
23.07.15	1. Lauftestung TN, die die bei der Testung nicht da waren holen die Lauftestung nach, die anderen dürfen mitlaufen 2. Zip Zap Zup	Kegel umwerfen	Entspannungsgeschichte
30.07.15	1. Freies Aufwärmen 2. Wahrnehmung+ Koordination mit dem Ball	Kegelwerfen	Entspannungsgeschichte

4.4 BEISPIELE FÜR DIE KURSEBENE „HANDLUNG"

Auch auf dieser Ebene, dem Aufbau und der Entwicklung von Handlungssicherheit in den erlernten Abläufen und Bewegungen, bleibt die Berücksichtigung von motivationalen Aspekten und Elementen der Bewegungssicherheit, elementar. Mit Kursen auf der Ebene von Handlung wird die Bewältigung komplexer Bewegungs- und Handlungsabläufe angestrebt, die einerseits auf vorgängige Kursebenen (Motivation, Bewegungssicherheit) aufbaut, andererseits auf den Anschluss zu sportartspezifischen und sportvereinsmäßigen Angeboten zielt.

Zielgruppe dieser Kurse sind leistungsstarke Beschäftigte, die sich unter Umständen selbst durch überschüssige und unkontrollierte Energieressourcen an der Effektivität ihrer Beschäftigung hindern. In diesem Zusammenhang können starke Konzentrationsschwächen, Unruhe, mangelnde Teamfähigkeit und verschiedene weitere psychische und soziale Schwächen auf den Bedarf eines physischen Ausgleichs hindeuten. Durch die regelgeleitete Bewegung im Gruppenzusammenhang wird das Heranführen an kontrollierte Handlungsabläufe erleichtert. Programmatisch aufgebaute Angebote stärken eine selbstbestimmte Ordnung und einen kontrollierten Einsatz körperlicher Fähigkeiten, der auf den (Arbeits-) Alltag übertragen werden kann.

In den Kursen werden Methoden zur Festigung solcher Fähigkeiten vermittelt, die das absichtsvolle Handeln ermöglichen. Außerdem sollen weitere Erfolgserlebnisse erfahren und die Freude an sportlicher Aktivität im Gruppenzusammenhang aufrechterhalten werden. Die inhaltlichen Schwerpunkte von regelgeleitetem Handeln im Sport und sportartspezifischer Aktivität werden vertieft und dadurch Regeln und deren Notwendigkeit für wettkampf- und vergleichsorientiertes Sporttreiben vermittelt. Die Einbindung der Teilnehmer in die Mitorganisation und Mitgestaltung der Kurse ist entsprechend intensiver als in vorangehenden Kursen.

Um die Kursteilnahme aufrechtzuerhalten, werden den Teilnehmern Aufgaben gegeben, die in angemessener Reihenfolge und Zusammensetzung umgesetzt werden können. Dabei handelt es sich individuelle Lernerfolge, die als Etappen von Entwicklungen festgehalten und gewürdigt werden. Der gesundheitliche Nutzen von Sport und Bewegung wird verständlich thematisiert. Und verschiedene Sportarten werden kennengelernt, an denen die Teilnehmer Interesse äußern. Interessierten kann die Teilnahme an Wettkämpfen über die sportartspezifischen Zielgruppenangebote der Werkstatt in Aussicht gestellt werden. Auch der Einstieg in einen geeigneten Vereinssport kann vorgeschlagen und gegebenenfalls mitorganisiert werden.

Das allgemeine Ziel ist es, echte und praktikable Voraussetzungen und Möglichkeiten zu schaffen, mit denen inklusives Sporttreiben in überwiegender Eigenverantwortung nachhaltig möglich wird. Dazu werden verschiedene Zusammenhänge im Kontext des Sporttreibens in der Gruppe in den Mittelpunkt gestellt: Die Freude aus der gelungenen Handlung wahrnehmen, die eigene Aufgabenstellung bewältigen, die Sinnhaftigkeit in Spielen und Übungen erkennen und das wirkungsvolle Miteinander begreifen.

Im Ablauf wird das eigenständige Erscheinen in diesen Kursen überwiegend vorausgesetzt. Doch auch noch so ausgeprägte Leistungsstärke und hohe Bereitschaft zu Bewegung schließen nicht zwangsläufig ein Zeitgefühl ein, das Erscheinen einfach und selbstständig möglich machen würde. In den Kursen des Projektes wurde so vorgegangen, dass Teilnehmer, die sich zeitlich und räumlich orientiert zeigten, andere abholten. War zu Kursbeginn dennoch nicht die gesamte Gruppe anwesend, wurde sich nach den Fehlenden in deren Werkhallen erkundigt.

Bei Ankunft in der Sporthalle kann bis zum Kursbeginn eine freie, von dem Programm unabhängige Bewegung mit beliebigen Geräten angeboten werden, die auch von den meisten wahrgenommen wird. Hier wird sich nach individuellem Belieben mit oder ohne Geräte, allein, zu zweit oder in kleinen Gruppen abreagiert und akklimatisiert. Es entwickelten sich lockere Regeln, die einerseits ein friedliches Miteinander fördern und andererseits genug Freiraum für die beliebige Bewegung bieten.

Der gemeinsame Kursbeginn wird bei Anwesenheit aller Teilnehmer weiterhin mit einer Begrüßungsrunde gestaltet. Das Programm wird hier als Angebot von Seiten der Kursleitung und offen für eigene Vorschläge und Wünsche vorgestellt. Auf diese sollte unbedingt eingegangen und versucht werden sie ernsthaft umzusetzen. Die Teilnahme an organisiertem Sport mit Kollegen, kann als Teil von gutem Arbeitsverhalten kommuniziert gewürdigt werden. Der Umgang für ein sportliches Miteinander und das Verhältnis zueinander können regelmäßig und nach Bedarf geklärt werden.

In den Kursen um die Ebene ‚Handlung' können aufgrund der höheren Aktivität kleine Spiele und Spielformen mit Wettbewerbscharakter auch auf niedrigem Niveau bereits zu Gruppendynamiken führen, die sich sowohl positiv, als auch negativ auswirken können. Ein gegenseitiges Anspornen und die Entwicklung von Teamgefühl sind dabei wünschenswert, wogegen die Hyperaktivität oder das Aggressionspotenzial zu Schwierigkeiten in der Gruppe führen können. Auch Unruhe, Albernheit und Übermut kann besonders in Gruppen mit vielen jungen Teilnehmern die Stimmung in den Einheiten beherrschen. Meist werden diese Verhaltensformen von ein oder zwei auffälligen und dominanten Teilnehmern initiiert und können durch den Einstieg der anderen in Rangeleien ausarten, die vom Kursgeschehen ablenken. In der Durchführung von Spielen mit hohem Konditions- oder Kraftanteil können diese Verhaltensformen genutzt werden, indem der überschüssigen Energie Raum und Ziel gegeben wird.

Mit der individuellen Verteilung von Aufgaben, kann den Teilnehmern das Gefühl von Verantwortung gegenüber der Gruppe und dem Verlauf von Kurseinheiten vermittelt werden. Ziel ist, dass der durch sie unterbrochene Bewegungs- oder Spielfluss, von den Teilnehmern als solcher registriert und das eigene Verhalten reflektiert werden kann. Ungezieltem Verhalten soll auf diese Weise eine Richtung gegeben werden. Kommt es zu einer langfristigen Teilnahme, ist daraus die Entwicklung von Rollenübernahmen im Gruppenzusammenhang möglich, die zu Identifikationsprozessen mit der Gesamtsituation der Kursteilnahme führen und sich positiv auf die Entwicklung der Persönlichkeit der Teilnehmer auswirken kann.

Die Beispiele aus der Praxis des Martinshofes stammen alle aus einem Betrieb mit bewegungsnäheren Beschäftigten.

Tabelle 2 Dokumentation eines Kurses mit dem Schwerpunkt Bewegung

Datum	Aufwärmen	Hauptteil	Entspannung
10.10.13	Freies Spiel mit verschiedenen Utensilien.	BasketBall-Parcours (10): Station 1: Slalom (dribbeln) Station 2: umgedreht Kästen (TN müssen von einer Linie den Ball in den Kasten werfen) Station 3: Ringe durchlaufen (Basketball festhalten) Station 4: Korb werfen.	Entspannung zur Musik
17.10.13	Freies Spiel mit verschiedenen Utensilien.	Feuer, Wasser, Sandsturm (39) Bärenfangen	
31.10.13	Freies Spiel mit verschiedenen Utensilien Feuer, Wasser, Sandsturm (39) Linienfangen	Mattenrutschen (110)	
07.11.13	Freies Spiel mit verschiedenen Utensilien Mattenrutschen (110)	Brennball (107)	
14.11.13	Freies Spiel mit verschiedenen Utensilien Parkplatzsuche (14)	Brennball (107)	
21.11.13	Freies Spiel mit verschiedenen Utensilien Parkplatzsuche (14)	Hütchenspiel Variationen: Es muss immer der eigene Ball wieder geholt werden. (dafür werden am besten Bälle in zwei Farben gewählt, für jede Mannschaft eine Farbe) Bevor der Ball wiedergeholt wird muss man erst zur gegenüberliegenden Wand laufen, Hampelmann, Kniebeuge etc machen. Verschiedene Bälle Große und kleine Kegel. Distanz variieren	
28.11.13		Testungen	

Datum	Aufwärmen	Hauptteil	Entspannung
05.12.13		Kegelspiel	
12.12.13		**Hütchenspiel**	
19.12.13		Federball	
02.10.14	1. freies Aufwärmen 2. Stürmische See (74)	Brennball (107)	Entspanungsgeschichte
09.10.14	1. freies Aufwärmen 2. Stürmische See (74)	Brennball (107)	Entspannungsgeschichte
16.10.14	1. Freies Aufwärmen 2. Feuer-Wasser-Sandsturm	1. 6 - Minutenlauf(Testung) → TN in zwei Gruppen aufgeteilt 2. Sortieren auf der Bank (Cool-Down)	Entspannung auf der Yogamatte
06.11.14		GGT-Reha	
13.11.14	1. Freies Aufwärmen 2. Namensballspiel 3. Brüggenfangen (13)	Staffelspiel: 1. Station: Langbank (balancieren, liegend ziehen, Hockwende, rutschen) 2. Station: Slalom (dribbeln, Ball auf Schläger balancieren) 3. Station: Mattenrutschen (110)	Entspannungsgeschichte
20.11.14	Freies Aufwärmen mit verschiedenen Utensilien bis alle da sind Brüggenfangen (13)	Staffellauf: 1. Station: Bänke: balancieren, liegend mit den Armen drüber ziehen, Hockwende, drüber rutschen 2. Station: Slalom (mit Bällen, Tennisschlägern etc.) 3. Mattenrutschen (110) (abgebrochen, da die TN nicht zuhören und nicht machen was sie sollen) TN hören bei Erklärung nicht zu und fangen einfach an.	Entspannungsgeschichte
27.11.14	1. Freies Aufwärmen 2. Rübenziehen (28)	1. Kegelklau (141) 2. Inselspiel (40) (Cool Down)	Entspannungsgeschichte
04.12.14	1. Freies Aufwärmen 2. Rübenziehen (28)	1. Kegelklau (141) 2. Hand ans Knie (36), Leute zu Leute (Cool-Down) → Variation: Jeder muss sich beim Stoppen der Musik einen Partner suchen	Entspannungsgeschichte

Datum	Aufwärmen	Hauptteil	Entspannung
11.12.14	1. freies Aufwärmen 2. Nummerntausch (71) Die TN stehen im Kreis. Jeder TN erhält durch abzählen eine Zahl, die er sich merkt. Ein TN steht in der Mitte und ruft zwei Zahlen. Diese Beiden TN sollen die Plätze tauschen. Doch auch derjenige in der Mitte, versucht einen Platz zu bekommen. Wer keinen Platz bekommt, muss als nächstes in die Mitte. Variation im Sitzen.	Turmball (126) Im gegnerischen Korbraum steht ein eigener Turmwächter auf einem Kasten. Den Korbraum darf sonst niemand betreten. Ziel ist es dem eigenen Turmwächter einen Pass zu spielen und dieser muss fassen→ Tor. Nun wird der Turmwächter vom Passspieler. Tor gibt es erst, wenn der Turmwächter demselben Spieler zurückspielen kann.	Pustball (62) Zwei Mannschaften liegen sich gegenüber auf Gymnastikmatten und versuchen Tischtennisbälle in die gegnerische Hälfte zu pusten. Welche Mannschaft, die meisten Bälle auf die Seite des Gegners gepustet hat, hat gewonnen.
18.12.14	Rübenziehen (28)	Brennball (107)	Entspannungsgeschichte
08.01.15	1. Freies Aufwärmen 2. Nummerntausch (71)	1. Hockey-Gewöhnung (Partnerübung, Ball hin und her passen). 2. Slalom-Parcours 3. Hockey-Spiel	Entspannungsgeschichte
15.01.15	Freies Aufwärmen	6- Minuten-Lauf in zwei Gruppen Hockey (34)	Entspannungsgeschichte
22.01.15	1. Freies Aufwärmen mit verschiedenen Utensilien (hauptsächlich Basketball) 2. Schiffe versenken (85)	3. Hockey-Parcours (Slalom) 4. Hockey-Spiel	Keine Entspannung
29.01.15	1. Freies Aufwärmen 2. Familie Meyer	Hockey (34)	Entspannungsgeschichte
05.02.15	1. Freies Aufwärmen 2. Ochs am Berg (48)	Zirkeltraining (125) mit sechs Stationen (Ringwurfstation, Kastensteigen, Medizinball mit Füßen den Partner reichen, Medizinballübergabe mit Sit-Up zum Partner, Bälle zuwerfen auf dem Wackelkissen) → Für Rollstuhlfahrer werden Variation für die Arme eingebaut	
12.02.15	Tauschball (58) → Gegenstände übergeben → Jeder TN hat einen Ball (ver. Farben), den er mit anderen TN bei laufender Musik tauschen soll. Wenn die Musik ausgeht, müssen sich die TN der gleichen Farbgruppe so schnell wie möglich zusammenfinden	Förderband (139) → 2 Mannschaften, als Staffelspiel → TN müssen durch einen Parcours Gegenstände auf die andere Seite befördern, auf dem Weg sind Hindernisse zu bewältigen. → am Ende müssen die verschiedenen Gegenstände sortiert werden	Deckendrehen als Cooldown-Spiel → Auf jeder Decke stehen 4 TN→ wer zuerst die Decke gedreht hat ohne den Boden zu berühren, hat gewonnen Entspannungsgeschichte

Datum	Aufwärmen	Hauptteil	Entspannung
26.02.15	1. freies Aufwärmen 2. Rübenziehen (28) 3. Gegenstände übergeben	Kegel abwerfen (auf Wunsch von Erkan) Variation: Level 1: Große Hütchen Level 2: kleine Hütchen Level 3: TN müssen den Ball durch eine Bank werfen und Holzkegel umwerfen Level 4: Eine Mannschaft muss die Holzkegel auf der Bank bewachen, die andere muss versuchen diese abzuwerfen	Entspannungsmusik
05.03.15	1. Freies Aufwärmen 2. Rübenziehen (28) 3. Bälle übergeben	Kegel abwerfen Variation: Level 1: Große Hütchen Level 2: kleine Hütchen Level 3: TN müssen den Ball durch eine Bank werfen und Holzkegel umwerfen Level 4: Eine Mannschaft muss die Holzkegel auf der Bank bewachen, die andere muss versuchen diese abzuwerfen	Entspannung auf Yogamatten
12.03.15	1. Freies Aufwärmen 2. Schwungtuch 3. Jägerball (44)	Ball über die Schnur (108)	Flugsimulator
19.03.15	1. Freies Aufwärmen 2. Feuer, Wasser, Sandsturm (39) 3. Ballraupe (14)	Basketballparcours (100)	Dehnübungen
26.03.15	1. Freies Aufwärmen 2. Schwungtuch 3. Feuer, Wasser, Sandsturm (39)	Basketballparcours (100)	Sortieren Entspannungsgeschichte
04.05.15	1. Freies Aufwärmen 2. Namenwechsel (Schwungtuch)	Basketballparcours (100)	1. Tennisballpusten 2. Phantasiereise (144)
09.04.15	1. Freies Aufwärmen 2. Parkplatzsuche (14) mit Hockeyschlägern und Ball	Hockey Ball unter die Schnur TN bilden selbstständig Mannschaften und stehen sich im Feld gegenüber. Das Feld trennt in der Mitte eine Schnur und an den Enden jedes Feldes liegen Bänke vor denen Kegel stehen. Diese müssen von der anderen Mannschaft mit den Hockeyschlägern und Bällen abgeschossen werden.	Cooldown: Gegenstände übergeben

Datum	Aufwärmen	Hauptteil	Entspannung
16.04.15	1. Freies Aufwärmen 2. Schwungtuch → Namen (Personen tauschen den Platz) → Variation: Halte das Feld frei	Turmball (126)	Pusteball
30.04.15	Freies Aufwärmen	1. Lauftestung 2. Sandsäcke weiterreichen (Neues Spiel)	Entspannungsgeschichte „Apfelbaum"
07.05.15	1. Freies Aufwärmen 2. Koordination im Innenstirnkreis (mit Luftballon) → Wechsel zur Bewegung mit dem Luftballon in der Halle	1. Luftballon über die Schnur (93) mit Partner 2. Rundlauf (Luftballon) → Variation mit Softball 3. Ballraupe (14) (Mit Luftballon)	Entspannung entfällt, keiner der TN hat Lust dazu.
21.05.15	1. Freies Aufwärmen 2. Gegenstände übergeben 3. Laufspiel mit Papier	Ball über die Schnur (108) (mit Luftballons)	Entspannung ist von den TN nicht erwünscht.
28.05.15	1. Freies Aufwärmen 2. Gegenstände sammeln 3. Zeitunglauf	Brennball (107) mit einem Zeitungsball	Die TN wollen auch diesmal keine Entspannung. (da direkt nach dem Kurs die Mittagspause ist, wollen die TN schnell zum Mittagessen)
04.06.15	Namenball auf einer Wiese	Walking in der Natur	
11.06.15	1. Freies Aufwärmen 2. Namenswurfball → Ein TN steht in der Mitte und wirft einen Ball in die Luft und sagt einen Namen, diese Person muss den Ball schnell fangen, während die anderen TN weglaufen müssen. Wenn die genannte Person den Ball gefangen hat, ruft sie Stopp und die anderen TN müssen stehen bleiben. Dann darf die Person mit dem Ball drei Schritte laufen und einen TN abwerfen.	Brennball (107)	Entspannungsmusik
25.06.15	1. Freies Aufwärmen 2. Jägerball (44) (Wunsch von Ahmed) Fangspiel. Es gibt einen Ball im Feld, mit dem sich die TN abwerfen können, wenn ein TN getroffen ist, muss er kurz an den Rand und solange pausieren, bis der Abwerfer selbst abgeworfen wurde.	1. Feuer Wasser Sandsturm (Wunsch von Patrick) 2. Ochs am Berg (48) (Wunsch von E.)	Entspannungsgeschichte

Datum	Aufwärmen	Hauptteil	Entspannung
02.07. 15	1. Feuer Wasser Sandsturm 2. Würfelgymnastik TN stehen im Kreis, jeder TN ist einmal an der Reihe und würfelt eine Zahl. Jetzt muss er sich eine Bewegungsaufgabe ausdenken und den anderen TN vormachen. Diese Bewegungsaufgabe muss dann von allen so oft durchgeführt werden, wie die Zahl, die gewürfelt wurde.	Ball über die Schnur (108)	
16.07. 15	1. Freies Aufwärmen 2. Regelabwurf	Ball über die Schnur (108)	Keine, da die meisten TN keine Lust haben und noch eine Lauftestung durchgeführt wird, zu der aber alle eingeladen sind, mitzumachen.
30.07. 15	1. Freies Aufwärmen	Wunschtag: Die TN wünschen sich Matten-Football	Entspannungsgeschichte
3.Phase			
02.10. 14	1. Freies Aufwärmen 2. Stürmische See (74)	Brennball (130)	Entspannungsgeschichte
16.10. 14	1. Freies Aufwärmen 2. Feuer-Wasser-Sandsturm	1. 6 - Minutenlauf(Testung) → TN in zwei Gruppen aufgeteilt 2. Sortieren auf der Bank (Cool-Down)	Entspannung auf der Yogamatte
06.11. 14		GGT- Reha	
13.11. 14	1. Freies Aufwärmen 2. Namensballspiel 3. Brüggenfangen (13)	Staffelspiel: Station 1: Langbank (balancieren, liegend ziehen, Hockwende, rutschen) Station 2: Slalom (dribbeln, Ball auf Schläger balancieren) Station 3: Mattenrutschen (110)	Entspannungsgeschichte
20.11. 14	Freies Aufwärmen mit verschiedenen Utensilien bis alle da sind Brüggenfangen (13)	Staffellauf: 1. Station: Bänke: balancieren, liegend mit den Armen drüber ziehen, Hockwende, drüber rutschen 2. Station: Slalom (mit Bällen, Tennisschlägern etc.) 3. Mattenrutschen (110) (abgebrochen, da die TN nicht zuhören und nicht machen was sie sollen) TN hören bei Erklärung nicht zu und fangen einfach an.	Entspannungsgeschichte

Datum	Aufwärmen	Hauptteil	Entspannung
27.11. 14	1. Freies Aufwärmen 2. Rübenziehen (28)	1. Kegelklau (129) 2. Inselspiel (40) (Cool Down)	Entspannungsgeschichte
04.12. 14	1. Freies Aufwärmen 2. Rübenziehen (28)	1. Kegelklau (129) 2. Hand ans Knie (36), Leute zu Leute (Cool-Down) → Variation: Jeder muss sich beim Stoppen der Musik einen Partner suchen	Entspannungsgeschichte
11.12. 14	1. Freies Aufwärmen 2. Nummerntausch (71) Die TN stehen im Kreis. Jeder TN erhält durch abzählen eine Zahl, die er sich merkt. Ein TN steht in der Mitte und ruft zwei Zahlen. Diese Beiden TN sollen die Plätze tauschen. Doch auch derjenige in der Mitte, versucht einen Platz zu bekommen. Wer keinen Platz bekommt, muss als nächstes in die Mitte. Variation im Sitzen.	Turmball (126) Im gegnerischen Korbraum steht ein eigener Turmwächter auf einem Kasten. Den Korbraum darf sonst niemand betreten. Ziel ist es dem eigenen Turmwächter einen Pass zu spielen und dieser muss fassen→ Tor. Nun wird der Turmwächter vom Passspieler. Tor gibt es erst, wenn der Turmwächter dem selben Spieler zurückspielen kann.	Pustball (62) Zwei Mannschaften liegen sich gegenüber auf Gymnastikmatten und versuchen Tischtennisbälle in die gegnerische Hälfte zu pusten. Welche Mannschaft, die meisten Bälle auf die Seite des Gegners gepustet hat, hat gewonnen.
18.12. 14	Rübenziehen (28)	Brennball (130)	Entspannungsgeschichte
08.01. 15	1. Freies Aufwärmen 2. Nummerntausch (71)	1. Hockey-Gewöhnung (Partnerübung, Ball hin und her passen). 2. Slalom-Parcours 3. Hockey-Spiel	Entspannungsgeschichte
15.01. 15	Freies Aufwärmen	6- Minuten-Lauf in zwei Gruppen Hockey (34)	Entspannungsgeschichte
22.01. 15	1. Freies Aufwärmen mit verschiedenen Utensilien (hauptsächlich Basketball) 2. Schiffe versenken (85)	3. Hockey-Parcours (Slalom) 4. Hockey-Spiel	Keine Entspannung
29.01. 15	1. Freies Aufwärmen 2. Familie Meyer	Hockey (34)	Entspannungsgeschichte
05.02. 15	1. Freies Aufwärmen 2. Pferderennen (50) 3. Ampelspiel (47) Variation: Kommandos über verschieden farbige Tücher	Förderband (139) → Gegenstände sollen nach Farben sortiert werden	Igelballmassage (142) → jeder bekommt einen Ball und soll sich nach Anleitung des ÜL selbst massieren
12.02. 15	Tauschball (58) → Gegenstände übergeben → Jeder TN hat einen Ball (ver. Farben), den er mit anderen TN bei laufender Musik tauschen soll. Wenn die Musik ausgeht, müssen sich die TN der gleichen Farbgruppe so schnell wie möglich zusammenfinden	Förderband (139) → 2 Mannschaften, als Staffelspiel → TN müssen durch einen Parcours Gegenstände auf die andere Seite befördern, auf dem Weg sind Hindernisse zu bewältigen. → am Ende müssen die verschiedenen Gegenstände sortiert werden	Deckendrehen als Cool-down-Spiel → Auf jeder Decke stehen 4 TN→ wer zuerst die Decke gedreht hat ohne den Boden zu berühren, hat gewonnen Entspannungsgeschichte

Datum	Aufwärmen	Hauptteil	Entspannung
26.02. 15	1. Freies Aufwärmen 2. Rübenziehen (28) 3. Gegenstände übergeben	Kegel abwerfen (auf Wunsch von Erkan) Variation: Level 1: Große Hütchen Level 2: kleine Hütchen Level 3: TN müssen den Ball durch eine Bank werfen und Holzkegel umwerfen Level 4: Eine Mannschaft muss die Holzkegel auf der Bank bewachen, die andere muss versuchen diese abzuwerfen	Entspannungsmusik
05.03. 15	1. Freies Aufwärmen 2. Rübenziehen (28) 3. Bälle übergeben	Kegel abwerfen	Entspannung auf Yogamatten
12.03. 15	1. Freies Aufwärmen 2. Schwungtuch 3. Jägerball (44) (auf Wunsch von A)	Ball über die Schnur (131)	Flugsimulator
26.03. 15	1. Freies Aufwärmen 2. Schwungtuch 3. Feuer, Wasser, Sandsturm (39)	Basketballparcours (100)	Sortieren Entspannungsgeschichte
02.04. 15	1. Freies Aufwärmen 2. Namenwechsel (Schwungtuch)	Basketballparcours (100)	1. Tennisballpusten 2. Phantasiereise (144)
07.05. 15	1. Freies Aufwärmen 2. Koordination im Innenstirnkreis (mit Luftballon) → Wechsel zur Bewegung mit dem Luftballon in der Halle	1. Luftballon über die Schnur (93) mit Partner 2. Rundlauf (Luftballon) → Variation mit Softball 3. Ballraupe (14) (Mit Luftballon)	Entspannung entfällt, keiner der TN hat Lust dazu.
21.05. 15	1. Freies Aufwärmen 2. Gegenständer übergeben (mit Luftballons) 3. Laufspiel mit Papier	Ball über die Schnur (131) (mit Luftballons)	Entspannung ist von den TN nicht erwünscht.
28.05. 15	1. Freies Aufwärmen 2. Gegenstände sammeln 3. Zeitungslauf	Brennball (130) mit einem Zeitungsball	Die TN wollen wieder keine Entspannung (da direkt nach dem Kurs die Mittagspause ist, wollen die TN schnell zum Mittagessen)
04.06. 15	Namenball auf einer Wiese	Walking in der Natur	Keine Entspannung

Datum	Aufwärmen	Hauptteil	Entspannung
11.06.15	1. Freies Aufwärmen 2. Namenswurfball → Ein TN steht in der Mitte und wirft einen Ball in die Luft und sagt einen Namen, diese Person muss den Ball schnell fangen, während die anderen TN weglaufen müssen. Wenn die genannte Person den Ball gefangen hat, ruft sie Stopp und die anderen TN müssen stehen bleiben. Dann darf die Person mit dem Ball drei Schritte laufen und einen TN abwerfen.	Brennball (130)	Entspannungsmusik
25.06.15	1. Freies Aufwärmen 2. Jägerball (44) (Wunsch von Ahmed) Fangspiel. Es gibt einen Ball im Feld, mit dem sich die TN abwerfen können, wenn ein TN getroffen ist, muss er kurz an den Rand und solange pausieren, bis der Abwerfer selbst abgeworfen wurde.	1. Feuer Wasser Sandsturm (Wunsch von Patrick) 2. Ochs am Berg (80) (Wunsch von E.)	Entspannungsgeschichte
02.07.15	1. Feuer – Wasser – Sandsturm 2. Würfelgymnastik TN stehen im Kreis, jeder TN ist einmal an der Reihe und würfelt eine Zahl. Jetzt muss er sich eine Bewegungsaufgabe ausdenken und den anderen TN vormachen. Diese Bewegungsaufgabe muss dann von allen so oft durchgeführt werden, wie die Zahl, die gewürfelt wurde.	Ball über die Schnur (131)	Entspannungsmusik
16.07.15	1. Freies Aufwärmen 2. Regelabwurf	Ball über die Schnur (131)	Keine, da die meisten TN keine Lust haben und noch eine Lauftestung durchgeführt wird, zu der aber alle eingeladen sind, mitzumachen.
30.07.15	1. Freies Aufwärmen	Wunschtag: Die TN wünschen sich Matten-Football	Entspannungsgeschichte

4.5 BEISPIELE FÜR AKTIVITÄTEN

Nachfolgend wird die Sammlung von Aktivitäten, wie sie in den drei Phasen einer Kurseinheit erprobt wurden, auf Karteikarten dokumentiert. Die Karteikarten zeigen die jeweils vorgesehene Ebene/Schwelle des Kurses rechts in der Kopfzeile. A = Motivation, B = Bewegung, C = Handlung. Dann ist die vorgesehene Phase der Kurseinheit links in der Kopfzeile zu sehen, unterschieden nach **I = Aufwärmen, II = Hauptteil, III = Entspannung**. Weiter wird auf dazu passende Inhalte in den jeweils anderen Phasen verwiesen. Die Anordnung innerhalb einer Kurseinheit sollte **von einfach zu schwer** erfolgen. Auf den Karteikarten ist dann zu erkennen:

1. **Name des Spiels.** Numerisch geordnet über alle Phasen und Ebenen hinweg.

2. **Kurzbeschreibung: Knapper aber aussagekräftiger Hinweis auf Art und Durchführung des Spiels.** Z.B.: Ohne oder mit Material, Gruppengröße, Kreisspiel, Laufspiel, Fangspiel, Wurfspiel, Spiel mit freier Bewegung, Partnerspiel, Mannschaftsspiele (Wettkampfcharakter), Ruhiges Spiel, Schnelles Spiel, usw.

3. **Inhalte und Systematik für die Handhabung**
   - Es gibt Inhalte/Spiele, die nur in einer Schwelle durchführbar sind (zumindest nach unserer Empfehlung). Das Spiel wird der Schwelle zugeordnet, in der es sich am besten bewährt hat und überwiegend praktiziert wurde.

   - Spiele, die in mehreren Ebenen einsetzbar sind, tauchen entsprechend doppelt oder dreifach auf. Dies dann evtl. mit Hinweisen auf die jeweiligen „Partnerkarte" in der nächst höheren oder niedrigeren Ebene.

   - In den Einleitungen zu Beginn der Abschnitte (s. Kap. 3.4) werden entsprechende Hinweise zur Handhabung dieser flexibel einsetzbaren Systematik gegeben.

„**Bedingungen**": Können je nach Schwelle variieren (siehe Beispiel „Das sinkende Schiff") und eine Option angeben.

„**Gewicht auf**" (im Sinne von **Lernzielen und sportmotorischen Anforderungen**):
Verändern sich je nach Schwelle für das gleiche Spiel. Maximal drei, eher zwei Gewichte pro Karte.

„**Tipps**" (**Für die Kursleitung**): Nützliches für Schwierigkeiten/Herausforderungen aus der erprobten (dokumentierten) Praxis. Tipps für die praktische Durchführung zur Erleichterung. Variationen und Steigerungsmöglichkeiten für Elemente dieses Spiel.

„**Hinweise**": Hinweise auf ähnliche Spiele (Variante) mit Nummer und Abschnitt z.B. **Abs. B.II, Nr. 14**. Hinweis auf Karteikarte (Partnerkarte zum gleichen Spiel) in anderer Ebene. Hinweis auf dazu passende Inhalte in dieser Kurseinheit: Wenn die Karteikarte für das Aufwärmen gedacht ist, dann Hinweis für den Hauptteil und umgekehrt.

„**Beispiele für Bewegungsaufgaben**": Mögliche Bewegungsaufgaben für die jeweilige Ebene (bei gleichen Spielen ändern sich diese) oder auch speziell für dieses Spiel vorschlagen.

Bezeichnungs- und Abkürzungsregister:

Kursleitung =	KL (nicht Übungsleiter oder Gruppenleiter)
Teilnehmer =	TN (gemeint sind Menschen mit Behinderung, Personen, Beschäftigte, etc)
Bewegungsaufgabe =	alle Bewegungen, kleine Übungen innerhalb der beschriebenen Spiele
Kommando =	Aufgabenstellung, Signal etc. durch die KL
Team =	Bei Partnerspielen
Mannschaft =	Gruppen ab 3 TN in Spielen mit Wettkampfcharakter
Gruppe =	Alle TN des Kurses

Tabelle 3 Register für Motorische Fähigkeiten/Anforderungen mit einheitlicher Bezeichnung

Konditionelle Fähigkeiten	Koordinative Fähigkeiten
Ausdauer	Kinästhetische Differenzierungsfähigkeit
Kraft	Koppelung (Fähigkeit zur Vereinigung von Teilkörperbewegungen)
Schnelligkeit	(komplexe) Reaktionsfähigkeit
Beweglichkeit	Orientierungsfähigkeits
	Gleichgewichtsfähigkeit
	Umstellungsfähigkeit (Fähigkeit zur Abänderung von Bewegungsabläufen)
	Rhythmisierungsfähigkeit

Tabelle 4 Register für Lernziele in sozialer, psychischer und physischer Entwicklung

Alltagbezug	
Angstüberwindung	
Aufmerksamkeit	
Eigenaktivität	
Gruppendynamik	
Interaktion	
Kommunikation	
Kreativität	
Reaktion	
Selbsteinschätzung	
Wahrnehmung	

Weiteres: Hinweise auf Rollstuhleignung auf der Karteikarte (Zeichen)

4.5.1 WARM UP (AUFWÄRMEN)

Beispiele für Aktivierung zu Beginn eines Kurses auf Karteikarten – geordnet nach den Kursebenen Motivation-Bewegung-Handlung.

MOTIVATION

Aufwärmen

Nr. 1 Ampelspiel	
Fortbewegungsspiel mit beliebig vielen Teilnehmern.	
Bedingungen:	**Gewicht auf:**
• ggf. Musik • ggf. farbige Bänder oder Ringe • Barrierefreier Raum oder Platz im Freien	• Reaktionsfähigkeit • Akustische Wahrnehmung • Mobilisierung • Alltagsbezug

Beschreibung:

Die TN bewegen sich frei im Raum oder auf der Fläche im Freien. Die Art der Fortbewegung ist beliebig. Bei den folgenden Kommandos der KL erfolgt eine entsprechende Reaktion der TN:
"Rot" = Stehenbleiben, „Gelb"= langsames Fortbewegen, „Grün"= schnelles Fortbewegen.

👍 **Tipps:**

- Musik zur akustischen Unterstützung der Kommandos einsetzen.
- Farbige Bänder oder Ringe zur Unterstützung der Kommandos einsetzen.
- Zur Orientierung spielt die KL mit.
- Kombinierbar mit „Auf dem Weg zur Arbeit "

☞ **Hinweise:**

- Variante: Nr. 5 Memory
- Passend für den Hauptteil: Nr. 104 Menschen-Memory

MOTIVATION

Aufwärmen

Nr. 2 Schaukelpferd	
Singspiel im Kreis ab 5 Teilnehmern	
Bedingungen: • Halle oder Platz im Freien • Liedtext	**Gewicht auf:** • Imitation • Aufmerksamkeit • Konzentration • Wahrnehmung

Beschreibung: Die Gruppe bildet eine kreis und singen zusammen das Lied „Schaukelpferd" dazu werden passenden Bewegungen ausgeführt.

„Da hat das Schaukelpferd, sich einmal umgedreht,
und hat mit seinem Schwanz die Fliege weggefegt.
Die Fliege war nicht dumm, sie machte sum sum sum,
und flog mit viel Gebrumm ums Schaukelpferd herum..."
Bei folgenden Textstellen werden Bewegungen ausgeführt:

Schaukelpferd: vor und zurückwippen mit dem Oberkörper.
umgedreht: einmal im Uhrzeigersinn drehen.
Schwanz: mit der Hand einen Schwanz hinter dem Rücken bilden und hin- und herumwedeln.
Fliege: mit dem Finger in der Luft herumfahren (damit eine Fliege andeuten).
dumm: Mit Finger an der Stirn einen Gedankenblitz andeuten.
sum sum sum: mit den Flügeln schlagen.
Gebrumm ums Schaukelpferd: vor- und zurückwippen und dabei drehen.

Tipps:

- Zur Orientierung macht die KL mit
- kann auch sitzend durchgeführt werden.
- Zeit für die Aufnahme der Bewegungsaufgabe geben, ggf. wiederholen.
- Anfangs weniger Bewegungsaufgaben, später evtl. mehr dazu nehmen.

Hinweise:

- Variation: Nr. 12 Laurentia, Nr. 21 Pferderennen
- Passend für den Hauptteil: Nr. 104 Menschen- Monopoly, Nr. 92 Kleine Ballschule

MOTIVATION
(Bewegung)
(Handlung)

Aufwärmen

Nr. 3 Atomspiel

Bewegungs- und Laufspiel in der Gruppe, ab 4 TN.

Bedingungen:	Gewicht auf:
• ggf. Musik zur akustischen Unterstützung der Kommandos	• Mobilisierung • Akustische Wahrnehmung • Reaktionsfähigkeit • Interaktion • Räumliche Orientierungsfähigkeit

Beschreibung:

Alle TN bewegen sich als „freie Atome" beliebig durch den Raum. Die KL gibt eine Zahl als Kommando. Aufgabe ist es sich in dieser Anzahl schnellstmöglich als „Molekül" zu verbinden. TN, die dabei übrig bleiben oder sich als letztes zusammenfinden, scheiden aus oder bekommen eine Bewegungsaufgabe.

Beispiele für Bewegungsaufgaben:
Leichte Kniebeuge,
Arm heben,
Rumpfvorbeuge,
um den Partner herumlaufen, etc.

👍 **Tipps:**

- Zum Verständnis zunächst immer die gleiche Atomanzahl nennen (bzw. nur Paare bilden lassen).
- Viel Zeit für die Reaktion einplanen und warten bis alle auf das Kommando reagiert haben.
- Unterstützend eingreifen oder als Orientierung mitspielen.

☛ **Hinweise:**

- Variante: Nr. 5 Memory
- Passend für den Hauptteil: Nr. 95 Schwerttransport , Nr. 114 Parcours

MOTIVATION

Aufwärmen

Nr. 4 Ballraupe
Ballspiel auf kleinem Raum. Mindestens 4 Teilnehmer.

Bedingungen:	Gewicht auf:
• 1 Ball	• Wahrnehmung (taktil) • Aufmerksamkeit/Reaktion • Beweglichkeit (Arme)

Beschreibung:

Alle TN stellen sich eng hintereinander auf. Ein Ball wird über den Kopf nach hinten weiter gereicht. Sobald der Ball den letzten TN in der Reihe erreicht, läuft dieser an die Spitze und gibt ihn wieder nach hinten weiter. So bewegt sich die Reihe langsam wie eine Raupe vorwärts.

Tipps:

- Bei ausbleibender Reaktion (Ball wird angereicht, aber nicht angenommen), die TN von der Seite auf die nächsten Handlungsschritte aufmerksam machen.
- Der Ball kann auch über die Seite nach hinten durchgereicht werden.

Hinweise:

- Variante: Nr. 19 Schattenlauf
- Passend für den Hauptteil: Nr. 123 Förderband

MOTIVATION

Aufwärmen

Nr. 5 Memory
Orientierungsspiel zur anfänglichen Aktivierung, mind. 4 TN

Bedingungen:	Gewicht auf:
• Ggf. in der Werkhalle durchführbar • Div. Gegenstände mind. zwei identische (Hüte, Bälle, Kegel etc.) • Musik	• Mobilisierung • Räumliche Orientierungsfähigkeit • Alltagsbezug • Interaktion

Beschreibung:

Vor Spielbeginn werden alle Gegenstände verteilt, der ganze Raum kann genutzt werden. Während die Musik spielt, bewegen sich die TN beliebig um die Gegenstände herum. Sobald die Musik stoppt, nimmt sich jeder TN einen Gegenstand seiner Wahl. Die TN suchen nun ihren Partner. Sobald sich die TN mit gleichem Gegenstand gefunden haben, verteilen sie diese wieder im Raum und die nächste Runde beginnt.

Tipps:

- Den TN Zeit beim Aussuchen und Aufnehmen des Gegenstands geben.
- Mögliche Hilfestellung beim Suchen ihrer „Partner" geben.
- Zur anfänglichen Orientierung, werden die Gegenstände in der Mitte des Raumes verteilt.
- TN neigen dazu, sich auf der gleichen Stelle zu bewegen und somit immer die gleichen Gegenstände aufzunehmen. → Nochmals auffordern, den gesamten Raum zu nutzen.

Hinweise:

- Variante: Nr. 24 Memory (Bewegung), Nr. 98 Hütchenmemmory
- Passend für den Hauptteil: Nr. 95 Schwerttransport

MOTIVATION

Aufwärmen

Nr. 6 Auf dem Weg zur Arbeit

Flexibel einsetzbares Fortbewegungsspiel mit beliebiger Teilnehmerzahl.

Bedingungen:	Gewicht auf:
• Raum oder Platz im Freien.	• Optische und akustische Wahrnehmung • Imitation • Alltagsbezug • Mobilisierung

Beschreibung:

Die KL beschreibt und demonstriert morgendliche Handlungsabläufe vom Aufwachen bis zur Ankunft bei der Arbeit. Die Handlung wird jeweils als Bewegungsaufgabe umgesetzt. Diese kann stehend oder sitzend mitgemacht werden. Das Spiel kann mit allen alltagsbezogenen Abläufen gespielt werden: z.B. „Im Straßenverkehr", „Einkauf im Supermarkt", „Kochen", etc.

Beispiele für Bewegungsaufgaben:
Glieder Strecken und Gähnen = Arme nach oben heben und den ganzen Körper strecken
Zähne putze = Mit der Hand eine Zahnputzbewegung imitieren
Anziehen = Die Beine und Arme abwechselnd heben
Waschen = Mit den Händen durch das Gesicht und über den Kopf rubbeln,
Haare kämmen = Mit der Hand eine Bürste imitieren,
Frühstücken, zur Bahn laufen, über Pfützen steigen/springen, Treppen hinauflaufen etc.

Tipps:

- Die TN beobachten und spontane Ideen von ihnen (angedeutet durch Bewegungen) in den Spielverlauf einbinden.
- Die Intensität der Teilnahme kann individuell gewählt werden.
- Der Umfang des Erzählten kann beliebig lang gestaltet werden.

Hinweise:

- Variante: Nr. 8 Die alte böse Königin
- Passend für den Hauptteil: Nr. 123 Förderband

MOTIVATION

Aufwärmen

Nr. 7 Hand ans Knie	
Reaktionsspiel mit wenig Fortbewegung und Musik, ab 4 TN.	
Bedingungen: • Ggf. in der Werkhalle spielbar • Musik	Gewicht auf: • Reaktionsfähigkeit • Imitation • Akustische und vestibuläre Wahrnehmung

Beschreibung:

Die TN bewegen sich frei zur Musik durch den Raum. Die KL stoppt die Musik und gibt als Bewegungsaufgabe zwei Körperteile vor, die sich berühren sollen. Die TN reagieren entsprechend.

Beispiele für Bewegungsaufgaben:
„Hand ans Knie": Die TN berühren mit der Hand ihr Knie,
bis die Musik wieder einsetzt.
„Hand an den Ellenbogen"
„Hand an den Kopf"
„Kinn auf die Brust"

👍 Tipps:

- Bewegungsaufgabe mehrmals wiederholen und ggf. vormachen.
- Wer die Bewegungsaufgabe als letztes umsetzt bekommt eine Weitere.
- Auch als Partnerspiel durchführbar (siehe Karteikarte Nr. 36 dieses Spiels in Bewegung).

☞ Hinweise:

- Variante: Nr. 30 Stopptanz (Bewegung), Nr. 3 Atomspiel
- Passend für den Hauptteil: Nr. 114 Parcours

MOTIVATION

Aufwärmen

Nr. 8 Die alte böse Königin

Individualübung, in beliebig großer Gruppe durchführbar.	
Bedingungen:	Gewicht auf:
• Je nach Gruppengröße ausreichend Platz für die Bewegungen. • Ggf. ein Ball pro TN	• Akustische und optische Wahrnehmung • Kopplungsfähigkeit

Beschreibung: Die Gruppe bildet einen Kreis oder verteilt sich beliebig im Raum. Die KL erzählt eine Geschichte und macht dazu passende Bewegungsaufgaben vor, die von den TN mitgemacht werden.

„Vor vielen, vielen Jahren lebte eine alte böse Königin (Stirnrunzeln) in einem großen Schloss (große Armbewegung). Immer, wenn die alte böse Königin wütend wurde (Stirnrunzeln), und sie wurde oft wütend, stampfte sie mit den Füßen auf den Boden (ebenso). Die alte, böse Königin hatte zwei Söhne. Der erste Sohn, David, war sehr klein (in die Hocke gehen). Der zweite Sohn, Maximilian, war sehr groß (auf Zehen stellen, sich strecken). Eines Tages saß die Königin allein in ihrem riesigen Schloss (große Armbewegung). Der kleine David (Hocke) und der große Maximilian (Strecken) spielten draußen vor dem Schloss Fußball (ebenso). Plötzlich flog der Ball (Hände formen Ball) krachend durch ein herrliches Kristallfenster (Arme beschreiben Fenstern) des prachtvollen Schlosses (große Armbewegung) und knallte genau auf die Stirn der alten, bösen Königin (Stirnrunzeln). „Au!" schrie sie (Hände auf den Kopf), „wer wagt es, mich wütend zu machen?" (Stirnrunzeln). Voll Zorn schüttelte sie die Fäuste (ebenso) und lief stampfend aus dem Zimmer (Stampfen). „ Wer hat den Ball geworfen?" (Ball formen) tobte sie. „ Das waren wir", sagte der kleine David (Hocke) und der große Maximilian (Strecken). „Willst du mit uns spielen?" Zuerst wollte die Königin wieder sehr wütend werden, aber dann sagte sie: „ Ich glaube, das könnte mir Spaß machen." Sie hob ihren Arm und warf den Ball zurück (Arm imitiert Wurf). Die alte, böse Königin (Stirnrunzeln) grinste plötzlich breit (breites Lächeln) und rief: „Werft ihn zurück, das macht Spaß" (wiederholen, Arme hoch).

👍 **Tipps:**

- Die KL demonstriert die Geschichte mit einem Ball anschaulicher.
- Jeder TN bekommt einen Ball für die Gestaltung der Bewegungsgeschichte.

☞ **Hinweise:**

- Variante: Nr. 12 Laurentia, Nr. 2 Schaukelpferd
- Passend für den Hauptteil: Nr. 102 Gegenstände einsammeln, Nr. 92 Kleine Ballschule

MOTIVATION

Aufwärmen

Nr. 9 Stopptanz	
Aktivierendes Tanzspiel in der Gruppe ab 6 Teilnehmern	
Bedingungen: • Halle • In der Werkhalle durchführbar • Musik	**Gewicht auf:** • Aktivierung • Kooplungsfähigkeit • Rhythmusfähigkeit • Räumliche Orientierungsfähigkeit

Beschreibung:

Die TN tanzen/bewegen sich zur Musik im Raum.
Wenn die Musik stoppt bleiben alle TN wie eingefroren stehen.

👍 **Tipps:**

- Für das Erkennen des Ablaufs spielt die KL mit.
- Die KL leitet die Bewegungen an.

☛ **Hinweise:**

- Variante: Nr. 3 Atomspiel, Nr. 1 Ampelspiel
- Passendes für den Hauptteil: Nr. 95 Schwerttransport

MOTIVATION

Aufwärmen

Nr. 10 Geh' deinen Tierweg	
Gruppenspiel in frei wählbarer Räumlichkeit in beliebiger Gruppengröße.	
Bedingungen: • Raum in dem freie Bewegung gefahrenlos möglich ist.	**Gewicht auf:** • Räumliche Orientierung • Lockerung

Beschreibung:

Die TN stellen sich wenn möglich in einer Reihe nebeneinander auf eine Seite des Raumes. Die KL gibt ein Tier vor und demonstriert wie dieses sich in der Natur fortbewegt. Die TN versuchen nun auf ihre Weise das Tier nachzuahmen und sich damit auf die andere Seite des Raumes zu bewegen.

Beispiele für Bewegungsaufgaben:
Stampfen wie ein Elefant,
Schleichen wie eine Katze,
Watscheln wie eine Ente,
Tippeln wie eine Maus,
Gleiten wie ein Fisch,
Flugbewegung wie ein Vogel,
usw.

Tipps:

- Die TN suchen sich aus Vorschlägen ein Tier aus, das sie nachmachen wollen (Lieblingstier)
- Kann z.B. auch in einen Spaziergang eingebaut werden.

Hinweise:

- Variante: Nr. 19 Schattenlauf
- Passend für den Hauptteil: Nr. 95 Schwerttransport

MOTIVATION

Aufwärmen

Nr. 11 Stürmische See	
Koordinations-und Kooperationsspiel in der Gruppe ab 5 Teilnehmern	
Bedingungen: • Halle oder Platz im Freien • Schwungtuch	**Gewicht auf:** • Aufmerksamkeit • Konzentration • Zusammenarbeit • Koordination

Beschreibung:

Alle TN stehen in einem Kreis und umfassen das Schwungtuch. Die KL beschreibt den TN, das Schwungtuch sei das Meer und erzählt eine Geschichte zum Wetter. (Es fängt an zu Regnen= Die TN schütteln sanft das Tuch/ Es wird windiger und Stürmisch= Die TN schütteln der stark das Tuch/ Das Meer beruhigt sich= die TN schwingen das Tuch in einem gemeinsamen Rhythmus nach oben und unten).

👍 Tipps:

- Die KL macht die Bewegungen vor.
- Die KL spielt zur Orientierung mit.
- Zeit für die Aufnahme der Bewegungsaufgabe geben, ggf. wiederholen.
- Anfangs weniger Bewegungsaufgaben, später evtl. mehr dazu nehmen.

☛ Hinweise:

- Variation:Nr. 37 Fallschrimspiel
- Passend für den Hauptteil: Nr. 105 Menschen-Monopoly

MOTIVATION

Aufwärmen

Nr. 12 Laurentia

Sing- und Bewegungsspiel auf wenig Raum, ohne Material, ab 4 TN.

Bedingungen:	Gewicht auf:
• Am Arbeitsplatz spielbar	• Koordination • Alltagsbezug • Imitation • Akustische und optische Wahrnehmung

Beschreibung:

Die Gruppe bildet einen Innenstirnkreis. Der Text des Liedes „Laurentia" wird gemeinsam gesungen oder gesprochen. Wenn in dem Lied das Wort „Laurentia" oder ein Wochentag genannt wird, führen alle TN eine Bewegungsaufgabe durch. Das Lied wird wiederholt gesungen und alle Wochentage eingefügt.

Textbeispiel:
Laurentia, liebe Laurentia mein,
wann werden wir wieder zusammen sein?
Am Montag.
Ach wenn doch endlich schon Montag wär,
und ich bei meiner Laurentia wär,
Laurentia wär.

👍 **Tipps:**

- Mögliche Bewegungsaufgaben z.B. Kniebeugen, Arme heben, Schulter zucken, Knie heben etc.
- TN zum Mitsingen motivieren und dabei klatschen.
- TN in die Entscheidung für die nächste Bewegungsaufgabe mit einbeziehen.
- Jeden Vorschlag eines TN annehmen und wenn möglich als Bewegungsaufgabe umsetzen.

☞ **Hinweise:**

- Variante: Nr. 2 Schaukelpferd, Nr. 16 Der König ist krank
- Passend für den Hauptteil: Nr. 105 Menschen-Monopoly, Nr. 95 Schwertransport , Nr. 92 Kleine Ballschule

MOTIVATION

Aufwärmen

Nr. 13 Mein rechter, rechter Platz ist frei	
Orientierungsspiel, eignet sich für die Aktivierung einer neuen Gruppe.	
Bedingungen: • Am Arbeitsplatz spielbar • ggf. Stühle	Gewicht auf: • Akustische und optische Wahrnehmung • Interaktion • Kommunikation

Beschreibung:

Die TN bilden einen Stuhlkreis. Zusätzlich wird ein leerer Stuhl zwischen zwei TN platziert. Der TN mit dem leeren Stuhl an seiner rechten Seite beginnt. Er deutet mit der rechten Hand auf den freien Stuhl und wünscht sich einen TN her: „Mein rechter, rechter Platz ist frei, ich wünsche mir ... (Namen) herbei." Sobald der gewünschte TN seinen Platz gewechselt hat, beginnt der nächste TN, dessen rechter Platz frei ist.

👍 **Tipps:**

- Bei einer neuen Gruppe stellen sich die TN zuvor mit ihrem Namen vor.
- Zu Beginn den TN beim Aufsagen des Satz helfen.
- Mit den TN gemeinsam besprechen, welcher TN an der Reihe ist.
- Wenn nötig, den aufgerufenen TN darauf hinweisen seinen Platz zu tauschen.
- Wenn keine Stühle vorhanden sind, kann im Stehen gespielt werden.
- Bewegungsaufgaben während des Stuhlwechsels können gegeben werden z.B. schleichend, hüpfend, schwimmend etc.

☛ **Hinweise:**

- Variante: Nr. 18 Tauschball, Nr. 16 Der König ist Krank
- Passend für den Hauptteil: Nr. 94 Wurf-Golf, Nr. 98 Zirkeltraining

MOTIVATION

Aufwärmen

Nr. 14 Parkplatzsuche

Bewegungsspiel in variierender Raumgröße und im Freien spielbar. Ab 4 TN.

Bedingungen:	Gewicht auf:
• Musik • Matten oder alternative Gegenstände z.b. Reifen, Teppichfliesen etc. (Eine weniger als die TN-Zahl) als „Parkplatz"	• Räumliche Orientierungsfähigkeit • Aufmerksamkeit • Eigenaktivität • Reaktionsfähigkeit

Beschreibung:

Nachdem alle Matten verteilt sind, bewegen sich die TN frei zur Musik, ohne diese zu betreten. Sobald die Musik stoppt, finden sich die TN so schnell wie möglich auf einer Matte, einem „Parkplatz" ein. Wer zuletzt einen Parkplatz findet, bekommt eine Bewegungsaufgabe.

Tipps:

- Den TN genug Zeit geben sich einen Platz zu suchen, möglicherweise Hilfestellung bei der Such geben.
- Auch die TN auf den „Parkplätzen" sind eingeladen die Bewegungsaufgaben durchzuführen.
- Nach eingestellter Orientierung der TN werden die „Parkplätze" nach jeder Runde um einen Platz reduziert.

Hinweise:

- Variante:Nr. 41 Parkplatzsuche (Bewegung), Stopptanz (9),
- Passende für den Hauptteil: Nr. 100 Ballparcours

MOTIVATION

Aufwärmen

Nr. 15. Zip-Zap-Zup	
Ruhiges Konzentrationsspiel mit wenig Bewegung, ab 3 TN.	
Bedingungen: • Ein Stuhl/Kasten etc. pro TN (auch im Stehen durchführbar)	Gewicht auf: • Akustische Wahrnehmung • Optische Wahrnehmung • Kommunikation • Konzentrationsfähigkeit

Beschreibung:

Die TN bilden gemeinsam einen Innenstirnkreis. Die KL erklärt die drei Kommandos und macht diese ggf. mit einem TN vor. Nun ruft die KL z.B. Zip und alle TN rücken einen Platz nach rechts, usw..

Kommandos:
Zip: TN rücken einen Platz nach rechts.
Zap: TN rücken einen Platz nach links.
Zup: TN suchen sich einen neuen Platz.

Die Reihenfolge der Kommandos kann dabei von der KL variiert werden.

👍 **Tipps:**

- Die Kommandos langsam und ausführlich erklären, ggf. wiederholen.
- Die TN selbst Kommandos rufen lassen, nach Vorschlägen fragen.

☛ **Hinweise:**

- Varianten: Nr. 13 Mein rechter, rechter Platz ist frei
- Passend für den Hauptteil: Nr. 99 Hütchenmemory, Nr. 96 Wachsen und Schrumpfen

MOTIVATION

Aufwärmen

Nr. 16 Der König ist krank	
Kreisspiel ohne Fortbewegung mit beliebig vielen TN.	
Bedingungen: • Je nach Gruppengröße, ausreichend Raum für einen Innenstirnkreis	**Gewicht auf:** • Akustische und optische Wahrnehmung • Kopplungsfähigkeit

Beschreibung:

Die Gruppe steht in einem beliebig großen Kreis zusammen. Ein TN ist der König/die Königin, begibt sich in die Mitte und beginnt das Spiel mit dem Satz:
„Der König/die Königin ist krank!"
Darauf reagiert die Gruppe mit der Frage: „Was hat er/sie denn?"
Der König/die Königin antwortet mit dem Hinweis auf einen Körperteil und sagt wenn möglich genau was ihm/ihr fehlt. (z.b.: Deutet nur auf den Fuß oder sagt „Sein Fuß tut ihm weh!"). Die Kursleitung oder die Gruppe schlägt eine Bewegung zu dem genannten Körperteil vor, die dann von der gesamten Gruppe mitgemacht wird. Dann ist der nächste TN an der Reihe.

Siehe Glossar für Bewegungsaufgaben.

👍 **Tipps:**

- Andeutungen aus der Gruppe können von der KL aufgegriffen und in die Form einer Bewegungsaufgabe gebracht werden.
- Darauf achten, dass möglichst alle Körperteile berücksichtigt und bewegt werden.
- Die Königin/der König hat einen Gegenstand in der Hand. So werden die Rolle und das Übergeben an die/den Nachfolger/in sichtbarer.

☛ **Hinweise:**

- Variante: Nr. 12 Laurentia
- Passend zum Hauptteil: Nr. 105 Menschen-Monopoly

MOTIVATION

Aufwärmen

Nr. 17 Zick-Zack-Ball	
Ruhiges Ballspiel ab 6 TN.	
Bedingungen: • 2 Langbänke oder mind. 6 Stühle • 1 Medizinball o.Ä. • Ggf. Musik im Hintergrund	Gewicht auf: • Mobilisierung • Differenzierungsfähigkeit • Interaktion

Beschreibung:

Die TN setzten sich versetzt auf zwei gegenüberstehende Langbänke (gleiche Anzahl von TN auf jeder Bank). Der erste TN einer Reihe beginnt den Ball dem ihm gegenüber sitzenden TN zuzurollen. So wird der Ball im Zickzack zwischen den beiden Langbänken hin- und her gerollt.

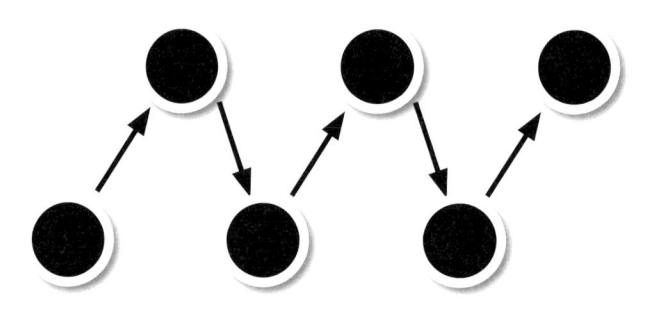

Tipps:

- Enge Anleitung der KL zu langsamen und kontrollierten „Zupassen".
- Geschwindigkeit des Zuspiels kann variiert werden.
- Der Abstand zwischen den Langbänken kann variiert werden.

Hinweise:

- Variante: Nr. 18 Tauschball
- Passend für den Hauptteil: Nr. 92 Kleine Ballschule, Nr. 94 Wurf-Golf

MOTIVATION

Aufwärmen

Nr. 18 Tauschball

Kommunikatives Ballspiel für den Stundenbeginn, ab 4 TN.

Bedingungen:	Gewicht auf:
• Ein Ball pro TN (mind. 2 verschiedene Farben) • Musik • Raum oder Platz im Freien	• Reaktionsfähigkeit • Räumliche Orientierungsfähigkeit • Optische Wahrnehmung • Mobilisierung

Beschreibung:

Die TN bewegen sich zur Musik mit einem Ball frei im Raum. Bei Begegnung mit einem anderen TN werden die Bälle getauscht. Wenn sie Musik stoppt (oder ein anderes Signal gegeben wird), finden sich jeweils gleiche Ballfarben zusammen. Z.B. alle roten, blauen und grünen Bälle.

Tipps:

- Die Ballfarben oder -Eigenschaften vor Spielbeginn von den TN erklären lassen.
- Die Bälle können auch zugerollt oder –geschossen werden.
- Die Gruppe, die sich als letztes zusammenfindet, bekommt eine Bewegungsaufgabe. Auch die anderen TN können dazu eingeladen werden.

Hinweise:

- Variante: Nr. 17 Zick, Zack Ball, Nr. 18 Tauschball
- Passend für den Hauptteil: Nr. 94 Wurf-Golf

MOTIVATION

Aufwärmen

Nr. 19 Schattenlauf
Imitationsspiel mit Fortbewegung im Raum, ab 4 TN.

Bedingungen:	Gewicht auf:
• Halle oder Platz im Freien • ggf. Musik	• Visuelle Wahrnehmung • Räumliche Orientierungsfähigkeit • Kooperation • Imitation

Beschreibung:

Die TN bewegen sich paarweise frei durch den Raum. Je ein TN läuft voran und macht eine Bewegung vor, die der Partner hinter ihm wie sein Schatten imitiert. Nach einiger Zeit werden die Rollen getauscht.

👍 **Tipps:**

- Die KL gibt die Bewegungsaufgaben für alle Paare vor.
- Es werden möglichst heterogene Paare gebildet.

☞ **Hinweise:**

- Variante: Nr. 16 Der König ist Krank
- Passend für den Hauptteil: Nr. 92 Kleine Ballschule, Nr. 20 Wanderball

MOTIVATION

Aufwärmen

Nr. 20 Wanderball

Individuell gestaltbares Aufwärmspiel im Innenstirnkreis, ab 3 TN.

Bedingungen:	Gewicht auf:
• Gegenstände zum übergeben (Bälle/ Sandsäckchen etc.) • Raum oder Platz im Freien	• Reaktionsfähigkeit • Optische Wahrnehmung • Interaktion • Mobilisierung

Beschreibung:

Die TN bilden einen Innenstirnkreis. Ein TN beginnt einen beliebigen Gegenstand seinem Nachbarn zu übergeben. So wird der Gegenstand im Kreis weitergegeben, bis die KL ein Kommando gibt:

Richtung wechseln,
Bei „Stopp" wird die Farbe des Gegenstandes genannt, etc.

Tipps:

- Verschiedene Gegenstände in Umlauf bringen

Hinweise:

- Variante: Nr. 18 Tauschball
- Passend für den Hauptteil: Nr. 100 Ballparcours

MOTIVATION

Aufwärmen

Nr. 21 Pferderennen	
Kreisspiel ab 4 TN (sehr flexibel)	
Bedingungen: • Am Arbeitsplatz durchführbar • ohne Material	Gewicht auf: • Aktivierung • Akustische u. optische Wahrnehmung • Imitation • Interaktion • Gruppenerlebnis • Gruppendynamik

Beschreibung: Die TN bilden einen Kreis und halten sich an den Händen. Die KL imitiert ein Pferderennen („Wir befinden uns auf einer Pferderennstrecke...") und gibt dazu passende Kommandos und Bewegungsaufgaben vor, die die TN mitmachen.

Beispiele für Bewegungsaufgaben (in beliebiger Reihenfolge):
Startschuss = Klatschen
Galopp = Schenkelklopfen oder Knieheberlauf
Hindernis = Aufstehen und mit Schwung aus den Knien die Arme nach oben schwingen oder Hochspringen
Rechts- und Linkskurven = Lehnen oder Laufen in die jeweilige Richtung
Der Tribüne Winken = Aufstehen, um sich selbst drehen und Winken
Fußballfans = um sich selbst drehen und mit erhobenen Armen „Olé, Olé" rufen
Holzbrücke = mit Fäusten auf die Brust trommeln
Brücke = Unter den eigenen Stuhl gucken oder weit nach vorne überbeugen
Wassergraben = Mit dem Finger an den Lippen ein Blubbergeräusch imitieren
Endspurt = kleinere schnellere Laufbewegung
Siegerfoto = Klickgeräusch einer Kamera, alle Lächeln

Tipps:
- Zeit für die Aufnahme der Bewegungsaufgabe geben, ggf. wiederholen
- Anfangs weniger Bewegungsaufgaben, später evtl. mehr dazu nehmen
- Sitzend oder stehend durchführbar

Hinweise:
- Varianten: Nr. 8 Die alte böse Königin
- Passend für den Hauptteil: Nr. 105 Menschen-Monopoly, Nr. 94 Wurf-Golf

BEWEGUNG

Aufwärmen

Nr. 22 Ballraupe
Ballspiel auf kleinem Raum. Mindestens 4 Teilnehmer.

Bedingungen:	Gewicht auf:
• 1 Ball	• Wahrnehmung (taktil) • Aufmerksamkeit/Reaktion • Beweglichkeit (Arme)

Beschreibung:

Alle TN stellen sich eng hintereinander auf. Ein Ball wird über den Kopf nach hinten weiter gereicht. Sobald der Ball den letzten TN in der Reihe erreicht, läuft dieser an die Spitze und gibt ihn wieder nach hinten weiter. So bewegt sich die Reihe langsam wie eine Raupe vorwärts

👍 Tipps:

- Bei ausbleibender Reaktion (Ball wird angereicht, aber nicht angenommen), die TN von der Seite auf die nächsten Handlungsschritte aufmerksam machen.
- Der Ball kann auch über die Seite nach hinten durchgereicht werden.

☞ Hinweise:

- Variante: Nr. 52 Schattenlauf,
- Passend für den Hauptteil: Nr. 123 Förderband, Nr. 121 Staffelspiele

BEWEGUNG

Aufwärmen

Nr. 23 Atomspiel	
Bewegungs- und Laufspiel in der Gruppe, ab 4 TN.	
Bedingungen: • ggf. Musik zur akustischen Unterstützung der Kommandos	**Gewicht auf:** • Herz-Kreislauf-Aktivierung • Reaktionsfähigkeit • Interaktion

Beschreibung:

Alle TN bewegen sich als „freie Atome" beliebig durch den Raum. Die KL gibt eine Zahl als Kommando. Aufgabe ist es sich in dieser Anzahl schnellstmöglich als „Molekül" zu verbinden. TN, die dabei übrig bleiben oder sich als letztes zusammenfinden, scheiden aus oder bekommen eine Bewegungsaufgabe.

Beispiele für Bewegungsaufgaben:
Armkreisen,
Zehenspitzenstand (3-5 Wiederholungen),
Bein vor und zurück schwingen, etc.

👍 **Tipps:**

- Zum Verständnis zunächst einige Male die gleiche Atomanzahl nennen und dann variieren.
- Alle TN einladen die Bewegungsaufgabe für die „Verlierer" mitzumachen.

☞ **Hinweise:**

- Variante: Nr. 39 Feuer, Wasser, Sandsturm
- Passend für den Hauptteil: Nr. 91 Haltet das Feld sauber

BEWEGUNG

Aufwärmen

Nr. 24 Memory

Orientierungsspiel zur anfänglichen Aktivierung, mind. 4 TN

Bedingungen:	Gewicht auf:
• Ggf. in der Werkhalle durchführbar • Div. Gegenstände mind. zwei identische (Hüte, Bälle, Kegel etc.) • Musik	• Mobilisierung • Räumliche Orientierungsfähigkeit • Alltagsbezug • Interaktion

Beschreibung:

Vor Spielbeginn verteilen die TN alle Gegenstände, der ganze Raum kann genutzt werden. Während die Musik spielt, bewegen sich die TN beliebig um die Gegenstände herum. Sobald die Musik stoppt, nimmt sich jeder TN einen Gegenstand seiner Wahl und sucht sich TN den Partner, mit dem Gleichen. Die letzten Partner, die sich gefunden haben, bekommen eine Bewegungsaufgabe. Sobald sich alle TN gefunden haben und die Bewegungsaufgabe durchgeführt wurde, verteilen sie die Gegenstände wieder im Raum und die nächste Runde beginnt.

Tipps:

- Den TN Zeit beim Aussuchen und Aufnehmen des Gegenstands geben.
- Mögliche Hilfestellung beim Suchen ihrer „Partner" geben.
- Bewegungsaufgaben während der Fortbewegung zur Musik können gegeben werden.
- TN neigen dazu, sich auf der gleichen Stelle zu bewegen und somit immer die gleichen Gegenstände aufzunehmen. → Nochmals auffordern, den gesamten Raum zu nutzen.

Hinweise:

- Variante: Nr. 23 Atomspiel
- Passend für den Hauptteil: Nr. 118 Ballparcours

BEWEGUNG

Aufwärmen

Nr. 25 Fährmann

Strategisches Gruppenspiel, ab 4 TN

Bedingungen:	Gewicht auf:
• Zwei Matten pro Team • Großer Raum oder Turnhalle	• Interaktion (Stärkung Teamfähigkeit) • Räumliche Orientierungsfähigkeit • Mittelzeitausdauer • Beweglichkeit

Beschreibung:

Die TN werden in Teams von 2-3 TN eingeteilt. Ziel ist es eine abgesteckte Strecke mit Hilfe von zwei Matten zu überwinden, ohne dabei den Boden zu berühren. Dafür legen die TN die hintere Matte immer wieder an die Vordere, bis sie das Ende der Strecke erreicht haben.

Zur Erklärung wird der Gruppe eine anschauliche Geschichte erzählt: „Eure Matten sind die Fähren und ihr befindet euch auf dem Wasser, in das ihr nicht hineinfallen dürft. Mit euer Fähre müsstet ihr zum anderen Ende des Ufers gelangen."

👍 **Tipps:**

- Die Größe und Schwere der Matten kann variieren und verändert die Anforderungen.
- Es können auch kleiner Gegenstände als Fähre verwendet und individuell gespielt werden (Reifen, Teppichfliesen, Zeitungen, etc.).

👉 **Hinweise:**

- Variante:
- Passend für den Hauptteil: Nr. 123 Förderband, Nr. 121 Staffelspiele

BEWEGUNG

Aufwärmen

Nr. 26 Auf dem Weg zur Arbeit

Flexibel einsetzbares Fortbewegungsspiel mit beliebiger Teilnehmerzahl.

Bedingungen:	Gewicht auf:
• Raum oder Platz im Freien.	• Räumliche Orientierungsfähigkeit • Interaktion • Herz-Kreislauf-Aktivierung

Beschreibung:

Die Gruppe beschreibt in Zusammenarbeit und unter Anleitung der KL morgendliche Handlungsabläufe vom Aufwachen bis zur Ankunft bei der Arbeit. Reihum nennt jeder TN eine Handlung, die von allen als Bewegungsaufgabe umgesetzt wird. Diese kann in der Fortbewegung oder auf der Stelle mitgemacht werden. Das Spiel kann mit allen alltagsbezogenen Abläufen gespielt werden: z.B. „Im Straßenverkehr", „Einkauf im Supermarkt", „Kochen", etc.

Beispiele für Bewegungsaufgaben:
Glieder Strecken und Gähnen = Arme nach oben heben und den ganzen Körper strecken
Zähne putze = Mit der Hand eine Zahnputzbewegung imitieren
Anziehen = Die Beine und Arme abwechselnd heben
Waschen = Mit den Händen durch das Gesicht und über den Kopf rubbeln,
Haare kämmen = Mit der Hand eine Bürste imitieren,
Frühstücken, zur Bahn laufen, über Pfützen steigen/springen, Treppen hinauflaufen etc.

Tipps:

- Die TN gezielt nach Handlungen in der jeweiligen Alltagssituation fragen und das Spiel daran entlang gestalten.
- Die Übungen personalisieren: Ingrid putzt sich die Zähne ➔ Alle putzen mit, Florian zieht sich die Hosen an ➔ Alle ziehen sich Hosen an, usw.
- Intensität und Umfang kann individuell angepasst und beliebig gesteigert werden.

Hinweise:

- Variante: Nr. 39 Feuer, Wasser Sandsturm
- Passend für den Hauptteil: Nr. 114 Parcours

BEWEGUNG

Aufwärmen

Nr. 27 Obstsalat

Reaktionsspiel ohne Material, geeignet ab 4 TN.

Bedingungen:	Gewicht auf:
• In kleinen Räumen und am Arbeitsplatz spielbar.	• Gedächtnisfähigkeit • Mobilisierung • Interaktion • Akustische Wahrnehmung

Beschreibung:

Die TN bilden einen Innenstirnkreis. Die KL ordnet reihum mindestens zwei TN (je nach Gruppengröße) einer Obstsorte zu. Ruft die KL eine der zugeordneten Obstsorten, z.B. Erdbeere, tauschen alle „Erdbeeren" ihre Plätze untereinander. Kommt das Kommando „Obstsalat", suchen sich alle TN einen neuen Platz im Kreis.

👍 **Tipps:**

- Bei ausbleibender Reaktion werden die TN nach ihrer zugeordneten Obstsorte gefragt und ggf. daran erinnert.
- Die TN wählen die Obstsorten selbstständig aus.
- Für den Platzwechsel der TN werden Bewegungsaufgaben vorgegeben.
- Jeder TN darf einmal das Kommando zum Tausch geben.

👉 **Hinweise:**

- Variante:Nr. 70 Obstsalat (Handlung),Nr. 24 Memory
- Passend für den Hauptteil: Nr. 91 Haltet das Feld sauber

BEWEGUNG

Aufwärmen

Nr. 28 Rübenziehen	
Kooperationsspiel in der Gruppe ab 6 TN.	
Bedingungen: • Halle oder Platz im Freien	**Gewicht auf:** • Kooperation • Teamfähigkeit • Interaktion • Beweglichkeit • Kraft

Beschreibung:

Die TN liegen auf ihrem Bauch dem Boden der Halle und bilden eine Kreis. Mit Blickrichtung zur Mitte des Kreises und halten sich an den Händen fest. Ein TN („Rübenzieher") steht außerhalb des Kreises und versucht eine TN aus dem Kreis zuziehen.
Die TN die aus dem Kreis gezogen werden, werden zu „Rübenziehern".

Tipps:

- Für das Erkennen des Ablaufes spielt die KL mit.

Hinweise:

- Variante:
- Passendes für den Hauptteil: Nr. 108 Schwertarnsport, Nr. 118 Ballparcours

109

BEWEGUNG

Aufwärmen

Nr. 29 Schaukelpferd	
Singspiel im Kreis ab 5 Teilnehmern	
Bedingungen: • Halle oder Platz im Freien • Liedtext	Gewicht auf: • Imitation • Aufmerksamkeit • Konzentration • Zusammenarbeit • Wahrnehmung

Beschreibung:

Die Gruppe bildet eine kreis und singen zusammen das Lied „Schaukelpferd" dazu werden passenden Bewegungen ausgeführt.

„*Da hat das Schaukelpferd, sich einmal umgedreht,*
und hat mit seinem Schwanz die Fliege weggefegt.
Die Fliege war nicht dumm, sie machte sum sum sum,
und flog mit viel Gebrumm ums Schaukelpferd herum..."
Bei folgenden Textstellen werden Bewegungen ausgeführt:

Schaukelpferd: vor und zurückwippen mit dem Oberkörper.
umgedreht: einmal im Uhrzeigersinn drehen.
Schwanz: mit der Hand einen Schwanz hinter dem Rücken bilden und hin- und herumwedeln.
Fliege: mit dem Finger in der Luft herumfahren (damit eine Fliege andeuten).
dumm: Mit Finger an der Stirn einen Gedankenblitz andeuten.
sum sum sum: mit den Flügeln schlagen.
Gebrumm ums Schaukelpferd: vor- und zurückwippen und dabei drehen.

👍 **Tipps:**

- Zur Orientierung macht die KL mit und macht die Bewegungen vor.
- Bei stärkeren Gruppen können TN die Bewegungen vormachen

👉 **Hinweise:**

- Variation:Nr. 50 Pferderennen
- Passend für den Hauptteil: Nr. 113 Wachsen und Schrumpfen, Nr. 24 Memory

BEWEGUNG

Aufwärmen

Nr. 30 Stopptanz	
Aktivierendes Tanzspiel in der Gruppe ab 6 Teilnehmern	
Bedingungen: • Halle • In der Werkhalle durchführbar • Musik	**Gewicht auf:** • Aktivierung • Kopplungsfähigkeit • Rhythmusfähigkeit • Räumliche Orientierungsfähigkeit

Beschreibung:

Die TN tanzen/bewegen sich zur Musik im Raum.
Wenn die Musik stoppt bleiben alle TN wie eingefroren stehen.

👍 **Tipps:**

- Die TN bewegen sich selbständig durch den Raum.

☞ **Hinweise:**

- Variante: Nr. 23 Atomspiel, Nr. 47 Ampelspiel
- Passend für den Hauptteil: Nr. 119 Zirkeltraining, Nr. 121 Staffelspiele

BEWEGUNG

Aufwärmen

Nr. 31 Das Schiff geht unter	
Individualspiel, in beliebig großer Gruppe durchführbar.	
Bedingungen: • Raum oder Platz im Freien mit ausreichend Bewegungsfreiraum. • ggf. Musik	Gewicht auf: • Räumliche Orientierungsfähigkeit • Akustische und optische Wahrnehmung

Beschreibung:

Alle Teilnehmer bewegen sich frei im Raum, ggf. zur Musik. Auf das Kommando der Kursleitung: „Achtung, das Schiff geht unter! Es kann sich nur retten wer...(z.B.) mit den Armen rudert!" wird mit der angesagten Bewegungsaufgabe reagiert.

Durch das Beobachten der Ausführung von Bewegungsaufgaben kann der Schwierigkeitsgrad im weiteren Verlauf an das Leistungsniveau der Gruppe angepasst werden. (Siehe Glossar für Bewegungsaufgaben)

👍 **Tipps:**

- Das Kommando kann durch das Anhalten der Musik unterstützt werden. So wird schneller die Aufmerksamkeit der TN erregt.
- Die Bewegungsaufgaben bei Bedarf vormachen.

☞ **Hinweise:**

- Variante: Nr. 36 Hand-ans-Knie, Nr. 39 Feuer, Wasser, Sandsturm
- Passend für den Hauptteil: Nr. 112 Prellball

BEWEGUNG

Aufwärmen

Nr. 32 Der König ist krank	
Kreisspiel ohne Fortbewegung mit beliebig vielen TN.	
Bedingungen: • Je nach Gruppengröße, ausreichend Raum für einen Innenstirnkreis	**Gewicht auf:** • Akustische und optische Wahrnehmung • Kopplungsfähigkeit

Beschreibung:

Die Gruppe steht in einem beliebig großen Kreis zusammen. Ein TN ist der König/die Königin, begibt sich in die Mitte und beginnt das Spiel mit dem Satz:
„Der König/die Königin ist krank!"
Darauf reagiert die Gruppe mit der Frage: „Was hat er/sie denn?"
Der König/die Königin antwortet mit dem Hinweis auf einen Körperteil und sagt wenn möglich genau was ihm/ihr fehlt. (z.B.: Deutet nur auf den Fuß oder sagt „Sein Fuß tut ihm weh!"). Die Kursleitung oder die Gruppe schlägt eine Bewegung zu dem genannten Körperteil vor, die dann von der gesamten Gruppe mitgemacht wird. Dann ist der nächste TN an der Reihe.

Siehe Glossar für Bewegungsaufgaben.

👍 **Tipps:**

- Andeutungen aus der Gruppe können von der KL aufgegriffen und in die Form einer Bewegungsaufgabe gebracht werden.
- Darauf achten, dass möglichst alle Körperteile berücksichtigt und bewegt werden.
- Die Königin/der König hat einen Gegenstand in der Hand. So werden die Rolle und das Übergeben an die/den Nachfolger/in sichtbarer.

☞ **Hinweise:**

- Variante: Nr. 13 Mein rechter, rechter Platz ist frei (Motivation)
- Passend für den Hauptteil: Nr. 119 Zirkeltraining

BEWEGUNG

Aufwärmen

Nr. 33 Stürmische See	
Koordinations-und Kooperationsspiel in der Gruppe ab 5 Teilnehmern	
Bedingungen: • Halle oder Platz im Freien • Schwungtuch • Ball	Gewicht auf: • Aufmerksamkeit • Konzentration • Zusammenarbeit • Koordination

Beschreibung:

Alle TN stehen in einem Kreis und umfassen das Schwungtuch. Die KL beschreibt den TN, das Schwungtuch sei das Meer und erzählt eine Geschichte zum Wetter. (Es fängt an zu Regnen= Die TN schütteln sanft das Tuch/ Es wird windiger und Stürmisch= Die TN schütteln der stark das Tuch/ Das Meer beruhigt sich= die TN schwingen das Tuch in einem gemeinsamen Rhythmus nach oben und unten).

Tipps:

- Zur Orientierung macht die KL mit
- Die TN mit in die Geschichte einbeziehen
- Ein Ball (ein „Schiff") kommt in das Spiel, es wird versucht den Ball möglichst lange auf dem Schwungtuch zu halten.

Hinweise:

- Variation: Nr. 37 Fallschrimspiel
- Passend für den Hauptteil: Nr. 121 Staffelspiele

BEWEGUNG

Aufwärmen

Nr. 34 Zip-Zap-Zup

Ruhiges Bewegungsspiel, ab 3 TN.

Bedingungen:	Gewicht auf:
• Ein Stuhl/Kasten etc. pro TN (auch im Stehen durchführbar)	• Akustische Wahrnehmung • Optische Wahrnehmung • Kommunikation • Reaktionsfähigkeit • Konzentrationsfähigkeit

Beschreibung:

Die TN bilden gemeinsam einen Innenstirnkreis. Die KL erklärt die drei Kommandos und macht diese ggf. mit einem TN vor. Nun ruft die KL z.b. Zip und alle TN rücken einen Platz nach rechts, usw..

Kommandos:
Zip: TN rücken einen Platz nach rechts.
Zap: TN rücken einen Platz nach links.
Zup: TN suchen sich einen neuen Platz.

Die Reihenfolge der Kommandos kann dabei von der KL variiert werden.

Tipps:

- Kommandos langsam und ausführlich erklären, ggf. wiederholen.
- Die TN geben sich gegenseitig die Kommandos.
- TN der bei „Zup" als letztes einen Platz erreicht eine Bewegungsaufgabe machen lassen.

Hinweise:

- Varianten: Nr. 27 Obstsalat, Nr. 50 Pferderennen
- Passend für den Hauptteil: Nr. 107 Brennball

BEWEGUNG

Aufwärmen

Nr. 35 Geh' deinen Tierweg	
Gruppenspiel in frei wählbarer Räumlichkeit in beliebiger Gruppengröße.	
Bedingungen: • Raum in dem freie Bewegung gefahrenlos möglich ist.	Gewicht auf: • Koppelungsfähigkeit • Mobilisierung der Gelenke

Beschreibung:

Die TN stellen sich wenn möglich in einer Reihe nebeneinander auf eine Seite des Raumes. Gemeinsam wird ein Tier bestimmt und überlegt wie es sich fortbewegt. Dann bewegen sich alle als dieses Tier auf die andere Seite des Raumes oder beliebig frei durch den Raum.

Beispiele für Bewegungsaufgaben:
Hüpfen wie ein Känguru oder ein Frosch,
auf allen Vieren gehen (Hund, Tiger),
Wanken wie ein Pinguin (auf den Fersen),
Tippeln wie eine Maus,
Schwimmen wie ein Fisch,
Flugbewegung wie ein Vogel,
usw.

👍 **Tipps:**

- Die TN überlegen sich selbstständig ein Tier und die entsprechende Bewegungsaufgabe dazu.
- Kann z.B. auch in einen Spaziergang eingebaut werden.

☞ **Hinweise:**

- Variante: Nr. 59 Wer hat Angst vor'm schwarzen Mann
- Passend für den Hauptteil: Nr. 121 Staffelspiele

BEWEGUNG

Aufwärmen

Nr. 36 Hand ans Knie

Reaktionsspiel mit Partner zur Musik, ab 4 TN.

Bedingungen:	Gewicht auf:
• ggf. in der Werkhalle spielbar • Musik	• Reaktionsfähigkeit • Interaktion • Imitation • räumliche Orientierungsfähigkeit

Beschreibung:

Die TN verteilen sich im Raum und bewegen sich frei zur Musik. Die KL stoppt die Musik und gibt eine Bewegungsaufgabe vor. Als Reaktion bilden die TN Paare und berühren gegenseitig die vorgegeben Körperteile.

Beispiele für Bewegungsaufgaben:
„Hand ans Knie": Die TN berühren mit der Hand ihr Knie, bis die Musik wieder einsetzt.
„Ellenbogen an den Ellenbogen"
„Hand an den Fuß"

👍 **Tipps:**

- Zum Einstieg können auch feste Paare gebildet werden. (je ein stärkerer und ein schwächerer TN).
- Für neue Paarbildungen wird die Bewegungsaufgabe „Leute zu Leute" gegeben.
- Die TN schlagen selbstständig Körperteile für die Bewegungsaufgabe vor.
- Das Paar, das als letztes die Bewegungsaufgabe umsetzt, bekommt eine Weitere (siehe Übersicht).
- Auf Grund des Körperkontakts für bereits bestehende Gruppen geeignet.

☞ **Hinweise:**

- Variante: Nr. 31 Das Schiff geht unter
- Passend für den Hauptteil: Nr. 114 Parcours, Nr. 118 Ballparcours

BEWEGUNG

Aufwärmen

Nr. 37 Fallschirmspiel	
Kennenlernspiel mit Schwungtuch, ab 6 TN	
Bedingungen: • Schwungtuch/Bettlaken • Ggf. Musik im Hintergrund	**Gewicht auf:** • Rhythmusfähigkeit • Reaktionsfähigkeit • Kommunikation • Beweglichkeit

Beschreibung:

Die TN stehen im Kreis und greifen mit beiden Händen ein Schwungtuch. Gleichzeitig heben und senken alle TN die Arme. Je mehr Schwung in die Bewegung kommt, desto mehr wölbt sich das Tuch zu einer Kuppel.

Die KL nennt eine Eigenschaft, z.B. alle TN mit weißen Schuhen oder alle weiblichen TN, die dann unter der Kuppel durchlaufen und sich einen neuen Platz im Kreis suchen, bevor sich das Schwungtuch wieder senkt.

Tipps:

- Die TN nennen abwechselnd Eigenschaften
- Satt einer Eigenschaft sagt ein TN den Namen eines anderen TNs und die beiden tauschen ihren Platz.
- Kombinierbar mit Obstsalat

Hinweise:

- Variante: Nr. 51 Rufball, Nr. 33 Stürmische See
- Passend für den Hauptteil: Nr. 108 Ball über die Schnur

BEWEGUNG

Aufwärmen

Nr. 38 Familie Meyer	
Laufspiel zu einer Erlebnisgeschichte	
Bedingungen: • ab 6 TN • Geschichte (siehe Anhang), ggf. Langbank/ Stühle	**Gewicht auf:** • Aufmerksamkeit • Reaktion • Ausdauer

Beschreibung:

Die TN sitzen oder stehen in einer Reihe. Die KL liest eine Geschichte vor in der verschiedene Charaktere vorkommen (Vater, **Mutter**, Peter, **Susi**, **Dackel Waldemar**, Löwe, Elefant und Affe). Jeder TN bekommt einen Charakter der Geschichte zugewiesen. Sobald der Name des Charakters vorgelesen wird, läuft der TN einmal um die Reihe. Wird 'Familie Meyer' vorgelesen müssen Vater, **Mutter**, Peter, **Susi** und **Dackel Waldemar** laufen. Wird '**Zoo**' vorgelesen müssen alle Löwen, Elefanten und Affen laufen.

👍 **Tipps:**

- ab 9 TN können die **Zoo**tiere mehrfach zugewiesen werden.
- Es können verschiedene Laufarten vorgegeben werden (Knieheberlauf, Hoppserlauf, rückwärts etc.)

☞ **Hinweise:**

- Passend für den Hauptteil: Nr. 121 Staffelspiele, Nr. 123 Förderband

---

Die Geschichte:
Es ist Sonntag. **Familie Meyer** wacht auf. **Peter** und **Susi** rennen ins Bad. **Vater** kocht Kaffee und **Mutter** deckt den Frühstückstisch. Der **Dackel Waldemar** steht an der Tür und bellt. **Peter** öffnet die Haustür und lässt den **Dackel Waldemar** hinaus. "Das Frühstück ist fertig", ruft **Mutter**. Die **Familie Meyer** setzt sich an den Tisch. **Susi** hat eine Idee: "Lasst uns in den **Zoo** gehen!" "Nein", mault **Peter**, " gehen wir lieber ins Kino." **Dackel Waldemar** jault, weil **Vater** ihm auf den Schwanz getreten ist.
Die **Familie Meyer** beschließt den Besuch im **Zoo**. **Vater** fährt das Auto aus der Garage. **Mutter** steigt vorne ein. **Susi**, **Peter** und der **Dackel Waldemar** klettern auf den Rücksitz. Die **Familie Meyer** fährt los. Im **Zoo** angekommen, kauft **Vater** die Eintrittskarten. **Peter** möchte am liebsten gleich zu den Affen. **Susi** ruft: "Wir gehen zuerst zu den Löwen!" **Vater** meint, "hier gibt es ein schönes Elefantengehege." Plötzlich schreit **Mutter**: "Wo ist der **Dackel Waldemar**?" Der **Dackel Waldemar** ist verschwunden! **Familie Meyer** schaut sich erschrocken an. Dann bestimmt **Vater**:

"**Mutter**, Du suchst mit **Peter** bei den Löwen, **Susi**, renne zu den Affen und ich, der Vater, gehe zu den Elefanten. Irgendwo hier im **Zoo** muss der **Dackel Waldemar** ja stecken!" Da hört **Familie Meyer** plötzlich ein wütendes Gekläff und Gebrüll vom Löwenkäfig her. Vater kommt von den Elefanten zurück, **Susi** von den Affen. Die ganze **Familie Meyer** trifft sich bei den Löwen. **Peter** und **Mutter** sind ja schon da. Vor den Löwen sitzt der **Dackel Waldemar** und kläfft. Die Löwen brüllen zurück. Gott sei Dank hat die **Familie Meyer** den **Dackel Waldemar** nicht im **Zoo** verloren. **Familie Meyer** verließ bald den **Zoo** und ging zum Auto zurück. Vater und **Mutter** stiegen vorne ein, **Peter** und **Susi** hinten. Der **Dackel Waldemar** natürlich auch. Zum Glück war der **Dackel Waldemar** ja schließlich nicht verloren. Dann fuhr die **Familie Meyer** wieder heim. Das war ein schöner Besuch im **Zoo**.

Verfügbar unter: http://www.spieledatenbank.de/spiele/1276.html [12.02.15]

BEWEGUNG

Aufwärmen

Nr. 39 Feuer, Wasser, Sandsturm	
Laufspiel mit Reaktion auf Kommandos	
Bedingungen: • ab 4 TN • überall spielbar • Bänke/Stühle/Matten • ggf. Musik im Hintergrund	Gewicht auf: • Aufmerksamkeit • Kondition

Beschreibung:

Die TN bewegen sich frei in der Halle. Die KL gibt ein Kommando, auf das die TN entsprechend reagieren.
- Feuer: in eine beliebige Ecke des Raumes laufen
- Wasser: den Boden nicht berühren, (z.B. auf Bänke/ Stühle/ Matten steigen)
- Sandsturm: auf den Boden hocken und die Hände vor die Augen halten

👍 **Tipps:**

- Bei ausbleibender Reaktion Kommando wiederholen
- Es können weitere Kommandos eingeführt werden (z.B. Blitz: Einbeinstand und Arme über den Kopf heben)

☞ **Hinweise:**

- Variante: Nr. 31 Das Schiff geht unter, Nr. 47 Ampelspiel (auch in Kombination möglich), Nr. 40 Fischer, Fischer
- Passend für den Hauptteil: Nr. 121 Staffelspiele

BEWEGUNG

Aufwärmen

Nr. 40 Fischer Fischer	
Kommunikatives Fangspiel ohne Materialien, mind. 4 TN	
Bedingungen: • Halle oder Platz im Freien	**Gewicht auf:** • Räumliche Orientierungsfähigkeit • Kommunikation • Reaktionsfähigkeit • (Kurzeitausdauer) • (Akustischer Analysator)

Beschreibung:

Es wird ein Spielfeld abgegrenzt. Gemeinsam wird ein TN zum Fischer gewählt. Er steht am einen, alle anderen TN am anderen Ende des Spielfeldes. Gemeinsam fragen die TN den Fischer: "Fischer, Fischer wie tief ist das Wasser?"

Der Fischer antwortet z.B.: "20 Meter". Darauf rufen die TN: "Und wie kommen wir da drüber?". Der Fischer denkt sich nun eine Gangart aus, mit der sich alle TN schnellstmöglich zum gegenüberliegenden Ende bewegen. Der Fischer bewegt sich ebenfalls auf diese Weise den anderen TN entgegen und versucht sie zu fangen.

Wer gefangen wurde, hilft in den folgenden Runden dem Fischer. Wer als letztes übrig bleibt, hat gewonnen und darf als nächstes der „Fischer" sein.

Beispiele für Gangarten:
Krabbeln,
Gehen,
Rückwärts- oder Seitwärtsgehen,
auf den Fersen oder Zehenspitzen gehen.

👍 **Tipps:**

- Den Fischer bei der Wahl der Gangart unterstützen.
- Die Gruppe bei den Versen unterstützen.
- Den Ablauf zu Beginn langsam und erklärend durchführen.

☞ **Hinweise:**

- Variante: Nr. 39 Feuer, Wasser, Sandsturm
- Passend für den Hauptteil: Nr. 114 Parcours, Nr. 55 Schiffe versenken

BEWEGUNG

Aufwärmen

Nr. 41 Parkplatzsuche	
Bewegungsspiel in variierender Raumgröße und im Freien spielbar. Ab 4 TN.	
Bedingungen: • Musik • Farbige Matten oder alternative Gegenstände z.B. Reifen, Teppichfliesen etc. (Eine weniger als die TN-Zahl) als „Parkplatz"	**Gewicht auf:** • Optische Wahrnehmung • Räumliche Orientierungsfähigkeit • Aufmerksamkeit • Reaktionsfähigkeit

Beschreibung:

Nachdem alle Matten verteilt sind, bewegen sich die TN frei zur Musik, ohne diese zu betreten. Sobald die Musik stoppt, finden sich die TN so schnell wie möglich auf einer Matte, einem „Parkplatz" ein. Wer zuletzt einen Parkplatz findet, bekommt eine Bewegungsaufgabe.

👍 **Tipps:**

- Auch die TN auf den „Parkplätzen" sind eingeladen die Bewegungsaufgaben durchzuführen.
- Die „Parkplätze" werden nach jeder Runde um einen Platz reduziert.
- Bewegungsaufgaben für das freie Bewegen durch den Raum werden gegeben.
- „Parkplätze" in verschiedenen Farben werden verteilt. Sobald die Musik stoppt, nennt die KL eine der ausliegenden Farben. Die TN suchen sich einen Parkplatz in der entsprechenden Farbe.

☞ **Hinweise:**

- Variante: Nr. 14 Parkplatzsuche (Motivation), Nr . 79 Parkplatzsuche (Handlung), Nr. 30 Stopptanz, Nr. 39 Feuer, Wasser, Standsturm
- Passend für den Hauptteil: Nr. 107 Brennball, Nr. 55 Schiffe versenken

BEWEGUNG

Aufwärmen

Nr. 42 Kettenfangen
Laufspiel ohne Material, ab 6 TN.

Bedingungen:	Gewicht auf:
• Auch im Freien spielbar	• Kondition • Kommunikation • Interaktion

Beschreibung:

Die Gruppe legt gemeinsam einen Fänger fest. Dieser hat die Aufgabe die restlichen TN zu fangen. Wird ein TN gefangen, läuft er gemeinsam mit dem Fänger an der Hand. Sie bilden so den Anfang der „Fängerkette", der sich jeder weitere Gefangene anschließt. Für die freien TN wird es somit immer schwieriger nicht gefangen zu werden. Der letzte freie TN hat das Spiel gewonnen.

👍 **Tipps:**

- Sobald eine Kette „reißt", die Fänger daran erinnern, sich wieder zusammenzuschließen
- Bei sehr übermütigen TN, wird sich regelmäßig auf Verhaltensregeln geeinigt z.B. kein ruppiges Zerren an den Händen des Nachbarn etc.

👉 **Hinweise:**

- Variation: Nr. 60 Tunnelkriegen,
- Passend für den Hauptteil: Nr. 129 Kegelklau

BEWEGUNG

Aufwärmen

Nr. 43 Wanderball

Interaktives Aufwärmspiel im Innenstirnkreis, ab 3 TN.

Bedingungen:	Gewicht auf:
• Gegenstände zum übergeben (Bälle/ Sandsäckchen etc.) • Raum oder Platz im Freien	• Reaktionsfähigkeit • Optische Wahrnehmung • Interaktion • Umstellungsfähigkeit • Herz-Kreislauf-Aktivierung

Beschreibung:

Die TN bilden einen Innenstirnkreis. Ein TN beginnt einen beliebigen Gegenstand seinem Nachbarn zu übergeben. So wird der Gegenstand im Kreis weitergegeben, bis die KL ein Kommando gibt:

Gegenstand hinter dem Rücken weitergeben,
Gegenstand durch die Beine weitergeben,
Gegenstand über den Kopf weitergeben,
Richtung wechseln,
Bei „Stopp" wird die Ballfarbe genannt, etc.

👍 **Tipps:**

- Mehrere Gegenstände in den Umlauf bringen
- Verschiedene Gegenstände in Umlauf bringen
- Die TN die Kommandos geben lassen

☞ **Hinweise:**

- Variante: Nr. 58 Tauschball
- Passend für den Hauptteil: Nr. 117 Bandenball

BEWEGUNG

Aufwärmen

Nr. 44 Jägerball	
Fangspiel mit Ball, ab 5 TN	
Bedingungen: • Halle oder Platz im Freien • Weicher Softball	Gewicht auf: • Räumliche Orientierung • Herz-Kreislauf-Aktivierung • Optische und taktile Wahrnehmung

Beschreibung:

Ein TN wird zum „Jagenden" ernannt, alle anderen TN sind „Hasen". Der Jagende versucht die flüchtenden Hasen mit einem Ball abzuwerfen. Wird ein Hase abgeworfen scheidet er aus. Der TN, der als letztes übrig bleibt hat gewonnen.

👍 **Tipps:**

- Abgeworfene TN können durch Antippen von anderen TN befreit werden.
- Zu Beginn des Spiels können zwei Jagende bestimmt werden. Sie passen sich den Ball dann zu oder bekommen jeder einen Ball.

☞ **Hinweise:**

- Variante: Nr. 60 Tunnelkriegen, Nr. 42 Kettenfangen
- Passend für den Hauptteil: Nr. 117 Bandenball, Nr. 108 Ball über die Schnur

**BEWEGUNG
(HANDLUNG)**

Aufwärmen

Nr. 45 Autobahn (Menschenslalom)

Laufspiel in der Gruppe, für Bewegung im Freien mit 5-10 mobilen TN.

Bedingungen:	Gewicht auf:
• Mit ausreichend Platz auch in der Halle möglich, dann ggf. mit Musik.	• Herz-Kreislauf-Aktivierung • Optische Wahrnehmung • Interaktion

Beschreibung:

Die TN gehen oder laufen in einer Reihe hintereinander. Der jeweils Hinterste läuft in leicht erhöhtem Tempo im Slalom oder seitlich an der Reihe vorbei und reiht sich ganz vorne ein. Er führt die Reihe nun an, der letzte der Reihe ist als nächstes mit dem „Überholen" dran.

👍 **Tipps:**

- Die KL läuft seitlich mit und koordiniert ggf. die Reihe und das Überholen.
- Neben dem Laufen können auch andere Bewegungsaufgaben für die Fortbewegung gegeben werden. Z.B. Hüpfen, Gehen, mit den Armen kreisen, seitlich Laufen, etc.

☛ **Hinweise:**

- Variante: Nr. 22 Ballraupe
- Geeignet für den Hauptteil: Nr. 117 Bandenball

**BEWEGUNG
(HANDLUNG)**

Aufwärmen

Nr. 46 Ablöseball	
Interaktives Ballspiel für den Stundenbeginn, ab 4 TN.	
Bedingungen: • Beliebiger Ball. • Größe und Schwere kann variiert werden.	Gewicht auf: • Differenzierungsfähigkeit • Reaktionsfähigkeit • Interaktion

Beschreibung:

Die TN stellen sich in einer Reihe nebeneinander auf. Ein TN steht der Reihe in einem Abstand von mind. 2 m gegenüber und wirft den Ball zu einem TN seiner Wahl. Werfer und Fänger tauschen schnellstmöglich die Plätze. Dies geht so lange, bis jeder TN mindestens einmal der Werfer war.

👍 **Tipps:**

- Für das Erkennen des Ablaufs spielt die KL mit.
- Der Werfer ruft vor dem Wurf den Namen des Fängers, damit dessen Aufmerksamkeit geweckt wird.
- Der Wurfabstand kann variiert werden.

☛ **Hinweise:**

- Variante: Nr. 58 Tauschball
- Passend für den Hauptteil: Nr. 112 Prellball

BEWEGUNG

Aufwärmen

Nr. 47 Ampelspiel

Fortbewegungsspiel mit beliebig vielen Teilnehmern.	
Bedingungen: • ggf. Musik • ggf. farbige Bänder oder Ringe • Barrierefreier Raum oder Platz im Freien	Gewicht auf: • Reaktionsfähigkeit • Kurzzeitausdauer • Räumliche Orientierungsfähigkeit • Alltagsbezug

Beschreibung:

Die TN bewegen sich frei im Raum oder auf der Fläche im Freien. Die Art der Fortbewegung ist beliebig. Bei den folgenden Kommandos der KL erfolgt eine entsprechende Reaktion der TN:
"Rot" = Stehenbleiben, „Gelb"= langsames Fortbewegen, „Grün"= schnelles Fortbewegen.

Tipps:

- Musik zur akustischen Unterstützung der Kommandos einsetzen.
- Farbige Bänder oder Ringe zur Unterstützung der Kommandos einsetzen.
- Aufgaben für die freie Bewegung geben. Z.B. Rückwärts laufen, Hopserlauf, Kniehebelauf, etc.
- Kombinierbar mit Feuer, Wasser, Sandsturm (39)

Hinweise:

- Variante:Nr. 31 Das Schiff geht unter (auch in Kombination möglich)
- Passend für den Hauptteil: Nr. 121 Staffelspiele

BEWEGUNG

Aufwärmen

Nr. 48 Ochs am Berg
Reaktionsspiel ohne Material, ab 4 TN.

Bedingungen:	Gewicht auf:
• In der Sporthalle oder im Freien durchführbar	• Reaktionsfähigkeit • Gleichgewichtsfähigkeit • Interaktion

Beschreibung:

Ein TN wird zum Ochs ernannt und steht in mind. 5 m Entfernung mit dem Rücken zu den anderen TN. Diese stellen sich an einer Linie nebeneinander auf.

Während der Ochs ruft: „Ochs am Berg, Eins – Zwei – Drei.", bewegen sich die TN auf ihn zu. Bei „Drei" dreht sich der Ochs um und der Rest der Gruppe versteinert. Bewegt sich ein TN dennoch, muss er zurück an den Start. Schafft es einer den Ochs zu berühren, hat er gewonnen und tritt an seine Stelle.

Tipps:

- Ggf. Hilfestellung beim Aussprechen des Satzes geben.
- Unterstützung bei der Beurteilung, ob TN zurück an den Startpunkt müssen ➔ kann sonst zu unfairer Bewertung führen.

Hinweise:

- Variante: Nr. 80 Ochs am Berg (Handlung), Nr. 59 Wer hat Angst vorm schwarzen Mann
- Passend für den Hauptteil: Nr. 55 Schiffe versenken

BEWEGUNG

Aufwärmen

Nr. 49 Passball	
Ball- und Laufspiel, ab 4 TN	
Bedingungen: • 1 Ball	Gewicht auf: • Reaktionsfähigkeit • Herz-Kreislauf-Aktivierung

Beschreibung:

Die TN werden in zwei Gruppen eingeteilt, die sich jeweils als Längsreihe gegenüber stehen. Der Abstand zwischen den Reihen ist so zu wählen, dass ein Zuspiel möglich ist. Der Erste einer Reihe wirft den Ball dem gegenüberstehenden TN zu und stellt sich danach an das Ende seiner Reihe. So verfährt jeder TN, der den Ball fängt, bis die ursprüngliche Reihenfolge wieder hergestellt ist.

👍 **Tipps:**

- Verschiedene Bälle verwenden und z.B. von weichen zu harten, von großen zu kleinen Bällen die Anforderungen steigern.
- Das Zuspiel kann beliebig variiert werden (Zuprellen, Rollen, etc.)
- Ggf. nach dem Wurf auf die nächste Aktion (an das Ende der Reihe laufen) hinweisen.

☞ **Hinweise:**

- Variante: Nr. 22 Ballraupe, Nr. 51 Rufball
- Passend für den Hauptteil: Nr. 118 Ballparcours, Nr. 112 Prellball

BEWEGUNG

Aufwärmen

Nr. 50 Pferderennen

Kreisspiel ab 4 TN (sehr flexibel)

Bedingungen:	Gewicht auf:
• Am Arbeitsplatz durchführbar • ohne Material	• Aktivierung • Akustische und optischen Wahrnehmung • Imitation • Interaktion • Gruppenerlebnis • Gruppendynamik

Beschreibung: Die TN bilden einen Kreis und halten sich an den Händen. Die KL imitiert ein Pferderennen („Wir befinden uns auf einer Pferderennstrecke...") und gibt dazu passende Kommandos und Bewegungsaufgaben vor, die die TN mitmachen.

Beispiele für Bewegungsaufgaben (in beliebiger Reihenfolge):
Startschuss = Klatschen
Galopp = Schenkelklopfen oder Knieheberlauf
Hindernis = Aufstehen und mit Schwung aus den Knien die Arme nach oben schwingen oder Hochspringen
Rechts- und Linkskurven = Lehnen oder Laufen in die jeweilige Richtung
Der Tribüne Winken = Aufstehen, um sich selbst drehen und Winken
Fußballfans = um sich selbst drehen und mit erhobenen Armen „Olé, Olé" rufen
Holzbrücke = mit Fäusten auf die Brust trommeln
Brücke = Unter den eigenen Stuhl gucken oder weit nach vorne überbeugen
Wassergraben = Mit dem Finger an den Lippen ein Blubbergeräusch imitieren
Endspurt = kleinere schnellere Laufbewegung
Siegerfoto = Klickgeräusch einer Kamera, alle Lächeln

👍 **Tipps:**

- TN gestalten das Pferderennen selbstständig

👉 **Hinweise:**

- Varianten: Nr. 29 Schaukelpferd,
- Passend für den Hauptteil: Nr. 108 Ball über die Schnur, Nr. 117 Bandenball

BEWEGUNG

Aufwärmen

Nr. 51 Rufball
Kennenlernspiel im Kreis ab 4 TN.

Bedingungen:	Gewicht auf:
• Halle oder Platz im Freien • 1 Ball	• Aufmerksamkeit/Konzentration (Einleitung?) • Optische Wahrnehmung • Mobilisierung • Koppelungsfähigkeit • Kommunikation

Beschreibung:

Die TN bilden einen Innenstirnkreis. Ein TN steht mit dem Ball in der Mitte des Kreises. Die Aufgabe ist es, den Namen eines beliebigen TNs zu rufen und ihm den Ball daraufhin beliebig zuzuspielen. Der Ball kann gerollt/geprellt/geschossen/geworfen werden. Die beiden TN wechseln nach dem Zuspiel die Plätze.

☝ Tipps:

- Zur Vorbereitung des Spiels nennen alle TN reihum ihren Namen.
- Zur Orientierung macht die KL mit und unterstützt ggf. mit den Namen und Passtechniken.

☛ Hinweise:

- Variante: Nr. 46 Ablöseball, 37 Fallschirmspiel
- Passend für den Hauptteil: Nr. 118 Ballparcours, Nr. 117 Bandenball

BEWEGUNG

Aufwärmen

Nr. 52 Schattenlauf	
Imitationsspiel mit Fortbewegung im Raum, ab 4 TN.	
Bedingungen: • Halle oder Platz im Freien • Ggf. Musik	**Gewicht auf:** • Visuelle Wahrnehmung • Imitation • Interaktion

Beschreibung:

Die TN bewegen sich paarweise frei durch den Raum. Je ein TN läuft voran und macht verschiedene Bewegungen vor, die der Partner hinter ihm wie sein Schatten imitiert. Nach einiger Zeit werden die Rollen getauscht.

👍 **Tipps:**

- Die KL gibt Hinweise und Hilfestellung für die Bewegungsaufgaben.
- Die KL gibt Aufgabenstellungen für die Fortbewegung im Raum, z.B. plötzlicher Richtungswechsel, rückwärts oder seitwärts gehen, etc.
- Die Paarkonstellationen werden gewechselt.

☛ **Hinweise:**

- Variante: Nr. 45 Autobahn
- Passend für den Hauptteil: Nr. 109 Schwertransport

BEWEGUNG

Aufwärmen

Nr. 53 Zeitungslauf
Flinkes Laufspiel für den Stundenbeginn, individuell oder in der Gruppe durchführbar.

Bedingungen:	Gewicht auf:
• Zeitung oder großes Blatt Papier • Raum oder Platz im Freien	• Herz-Kreislauf-Aktivierung • Räumliche Orientierungsfähigkeit • Reaktionsfähigkeit • Konzentrationsfähigkeit

Beschreibung:

Jeder TN bekommt ein halbes Zeitungsblatt bzw. ein Blatt Papier, welches er zu Anfang vor seinem Bauch festhält. Nun stellen sich die TN nebeneinander an die Startlinie. Beim Signal lassen sie die Zeitung los und rennen zum vereinbarten Ziel. Durch den Luftzug heftet sich das Blatt an den Körper. Wer das Blatt verliert, muss wieder an die Startlinie und darf erneut sein Glück versuchen. Der Erste, der mit dem Blatt am Bauch (ohne es festgehalten zu haben!) im Ziel ist, hat gewonnen.

👍 Tipps:

- Auch als Staffelspiel geeignet
- Ggf. vorher demonstrieren, wie sich das Blatt an den Körper heftet
- Vorher ausprobieren lassen
- Kann auch frei im Raum gespielt werden

☞ Hinweise:

- Variante: Nr. 78 Kettenfangen
- Passend für den Hauptteil: Nr. 107 Brennball

BEWEGUNG

Aufwärmen

Nr. 54 Wurf-Matz
Interaktives Zuspiel in durch Ringe zwei Gruppen, ab 4 TN.

Bedingungen:	Gewicht auf:
• Ein weicher Ball • Spielfeldbegrenzungen • Turn- und Schaukelringgarnitur	• Optische Wahrnehmung • Differenzierungsfähigkeit • Herz-Kreislauf-Aktivierung

Beschreibung:

Die TN werden in zwei gleichgroße Gruppen eingeteilt. Ein rechteckiges Spielfeld wird abgesteckt, sodass die Ringe in der Mitte des Spielfelds sind. Die Höhe der Ringe kann dabei variiert werden. Die Aufgabe ist es den Ball über die durch einen Ring zu spielen, möglichst ohne dass dieser den Boden berührt. Es handelt sich um ein Zuspiel in dem das Zuwerfen und Fangen in der Gruppe geübt werden soll. Es besteht die Möglichkeit der Steigerung zu einem Punktspiel mit zwei Mannschaften (siehe Nr. XX Handlung).

Regeln:
Der Ball ist über die Begrenzung hinweg in das andere Spielfeld zu spielen, der Ball soll möglichst selten den Boden im eigenen Feld berühren.

👍 **Tipps:**

- Die KL spielt mit und demonstriert verschiedene Wurf- und Fangtechniken.
- In einer Vorübung können die TN sich partnerweise einen Ball zuspielen.
- Die Gruppen sollten möglichst gleichstark eingeteilt werden.

☞ **Hinweise:**

- Variante: Nr. 108 Ball über die Schnur
- Passend für das Aufwärmen: Nr. 51 Rufball

BEWEGUNG

Aufwärmen

Nr. 55 Schiffe versenken

Fang-und Wurfspiel in der Gruppe ab 4 TN.

Bedingungen:	Gewicht auf:
• Halle oder Platz im Freien • Softball • Gymnastikreifen	• Visuelle Wahrnehmung • Räumliche Orientierungsfähigkeit • Reaktionsfähigkeit • Herz-Kreislauf-Aktivierung

Beschreibung:

Es wird ein Fänger gewählt, der einen Ball erhält. Alle anderen TN bekommen einen Gymnastikreifen („Schiffe"), den sie um ihre Hüften tragen und mit beiden Händen festhalten. Wirft der Fänger den Ball durch den Reifen eines TN, so ist das Schiff versenkt, der TN legt seinen Reifen auf den Boden und bleibt darin stehen. Die gesunkenen Schiffe können durch noch Fahrende gerettet werden, indem sie in die Schiffe mit aufgenommen werden. Beide TN fahren dann in einem Schiff gemeinsam weiter. Das Spiel endet wenn alle Schiffe versenkt sind.

👍 **Tipps:**

- Für das Erkennen des Ablaufs spielt die KL mit.
- Wenn TN nicht zusammen in einen Reifen möchten, kann eine Variante zum Befreien ausgewählt werden. Z.B. um das versunkene Schiff herum laufen etc.

☛ **Hinweise:**

- Variante: Nr. 60 Tunnelkriegen
- Geeignet für den Hauptteil: Nr. 117 Bandenball, Nr. 118 Ballparcours 7

BEWEGUNG

Aufwärmen

Nr. 56 Tauziehen

Mannschaftsspiel ab 4 TN.	
Bedingungen: • Großes, langes Seil (Tau) • Markierung für Seilmitte und Boden (Spielfeldgrenze) • Ring (oder alternativer Gegenstand für die Steigerungsvariante)	**Gewicht auf:** • Kraft (Zugkraft und Armkraft) • Koordination • Teamwork • Krafteinteilung • Kommunikation

Beschreibung:

Zwei möglichst gleichstarke Mannschaften stehen sich als Reihe gegenüber. Beide Mannschaften halten ein in der Mitte gekennzeichnetes Tau in den Händen. Die TN jeder Mannschaft stehen abwechselnd links und rechts vom Tau. Auf ein Signal beginnen alle das Tau auf ihre Seite zu ziehen. Gewonnen hat die Mannschaft, der es gelingt die gekennzeichnete Taumitte über die Spielfeldgrenze zu ziehen.

Tipps:

- Mit Gegenständen: In einer Entfernung von ca. 2 m liegt für jede Mannschaft ein Ring. Ziel ist es das Seil so weit zu ziehen, dass der Hinterste den Ring vom Boden aufheben kann.
- Bewegung: Abwechselnd stärkere und schwächere TN in einer Mannschaft
- Ausreichend Pause zwischen den Durchgängen einplanen.
- Flexibel vor oder nach dem Hauptteil einsetzbar

Hinweise:

- Variante: Nr. 42 Kettenfangen
- Passend für den Hauptteil: Nr. 94 Wurf-Golf, Nr. 114 Parcours

BEWEGUNG

Aufwärmen

Nr. 57 Hütchenwerfen	
Wurfspiel für anfängliche Aktivierung, ab 2 TN	
Bedingungen: • ab 2 TN • Hütchen (Pylonen, Kegel etc.) • pro TN mind. 1 Ball	Gewicht auf: • Koordination • Beweglichkeit • Wurfkraft

Beschreibung:

Auf einer Langbank oder Linie werden Hütchen aufreihen. Die TN werfen die Hütchen mit verschiedenen Bällen ab, dabei kann die Wurfentfernung individuell angepasst werden. Die TN holen sich die Bälle selbstständig wieder. Für eine weitere Runde, werden die Hütchen von den TN aufgestellt.

Tipps:

- Als Kegel eignen sich auch leicht befüllte Plastikflaschen.
- Zur Erhöhung oder Vereinfachung der Anforderung kann die Größe der Bälle und Kegel variieren.

Hinweise:

- Variante:
- Passend für den Hauptteil: Nr. 118 Ballparcours
- Das Spiel kann auch als Station im Spiel Wurf-Golf (94) eingebaut werden.

BEWEGUNG

Aufwärmen

Nr. 58 Tauschball

Interaktives Ballspiel für den Stundenbeginn, ab 4 TN.

Bedingungen:	Gewicht auf:
• Ein Ball pro TN (mind. 2 verschiedene Ballarten) • Musik • Raum oder Platz im Freien	• Reaktionsfähigkeit • Räumliche Orientierungsfähigkeit • Optische Wahrnehmung • Alltagsbezug • Herz-Kreislauf-Aktivierung

Beschreibung:

Die TN bewegen sich zur Musik mit einem Ball frei im Raum. Bei Begegnung mit einem anderen TN werden die Bälle getauscht. Wenn sie Musik stoppt (oder ein anderes Signal gegeben wird), finden sich jeweils gleiche Ballarten zusammen. Z.B. alle Tennis-, Basket- und Fußbälle.

Tipps:

- Vor Spielbeginn gemeinsam die Ballart und –benutzung erklären.
- Die Fortbewegungsart kann variiert werden (Kniehebelauf, Hüpfen, etc.)
- Die Bälle können auch zugeworfen, -geprellt, oder –geschossen werden.
- Bevor der Ball getauscht wird, kann er einmal um den Bauch gerollt werden
- Die Gruppe, die sich als letztes zusammenfindet, bekommt eine Bewegungsaufgabe. Auch die anderen TN können dazu eingeladen werden

Hinweise:

- Variante: Nr. 24 Memory
- Passend für den Hauptteil: Nr. 118 Ballparcours

BEWEGUNG

Aufwärmen

Nr. 59 Wer hat Angst vorm schwarzen Mann?

Fangspiel ab 4 TN.

Bedingungen:	Gewicht auf:
• Halle oder Platz im Freien	• Schnelligkeit • Reaktion • Kommunikation • Eigenkreativität

Beschreibung:

Es wird ein Spielfeld abgegrenzt. Gemeinsam wird ein TN zum „Schwarzen Mann" gewählt. Er steht am einen, alle anderen am anderen Ende des Spielfeldes. Der „Schwarze Mann" fragt: "Wer hat Angst vorm Schwarzen Mann?" Die TN antworten: "Niemand!". Darauf ruft der „Schwarze Mann": "Und wenn er aber kommt?". Die TN antworten: "Dann laufen wir!". Die TN laufen schnellstmöglich zum gegenüberliegenden Ende. Der „Schwarze Mann" läuft den anderen TN entgegen und versucht sie zu fangen.

Wer gefangen wurde, hilft in den folgenden Runden dem „Schwarzen Mann". Wer als letztes übrig bleibt, hat gewonnen und darf als nächstes der „Schwarze Mann" sein.

👍 Tipps:

- Statt laufen TN können auch krabbeln, hüpfen, rückwärtslaufen etc.
- KL gibt Art der Fortbewegung vor
- TN geben selbstständig Art der Fortbewegung vor

👉 Hinweise:

- Variante: Nr. 40 Fischer, Fischer ,Nr. 48 Ochs am Berg
- Passend für den Hauptteil: Nr. 121 Staffelspiele, Nr. 107 Brennball

BEWEGUNG

Aufwärmen

Nr. 60 Tunnelkriegen

Schnelles Fangspiel mit und ohne Ball, ab 5 TN Ball spielbar.

Bedingungen:	Gewicht auf:
• Ggf. einen Ball • Halle oder Platz im Freien	• Räumliche Orientierungsfähigkeit • Beweglichkeit • Kurzzeitausdauer • Interaktion

Beschreibung:

Der Fänger versucht die anderen TN zu fangen. Gefangene TN stellen sich in eine Grätsche und bilden so mit den Beinen einen Tunnel. Indem die TN durch die gegrätschten Beine krabbeln, können sie sich gegenseitig wieder befreien. Das Spiel ist beendet, wenn alle TN bis auf einen gefangen wurden. Dieser hat gewonnen und ist der neue Fänger für die nächste Runde.

👍 **Tipps:**

- Die TN werden durch Abwerfen mit einem Softball gefangen.
- Variante für den Tunnel: Auf der Stelle stehen bleiben und/oder die Arme ausbreiten statt der Grätsche.
- Variante zur Befreiung: Um die gefangene Person herum laufen oder unter einem ausgebreiteten Arm durchlaufen (Alternative vor allem für Rolli-Fahrer, bzw. wenig mobile TN).

☛ **Hinweise:**

- Variante:Nr. 42 Kettenfangen
- Geeignet für den Hauptteil: Nr. 108 Ball über die Schnur

BEWEGUNG

Aufwärmen

Nr. 61 Zick-Zack-Ball	
Variables Ballspiel ab 6 TN:	
Bedingungen: • Optional 2 Langbänke oder Stühle • Ball (je kleiner und leichter, desto schwieriger)	Gewicht auf: • Differenzierungsfähigkeit • Reaktionsfähigkeit • Beweglichkeit

Beschreibung:

Die TN sitzen oder stehen sich versetzt gegenüber. Der erste TN einer Reihe beginnt den Ball dem ihm gegenüber sitzenden/stehenden TN zuzuspielen. So wird der Ball im Zickzack zwischen den beiden Reihen hin- und her gespielt.

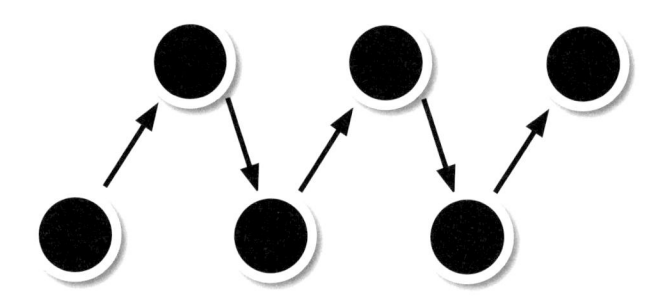

✋ **Tipps:**

- Geschwindigkeit des Zuspiels kann variiert werden.
- Ball kann auch geprellt, geschossen oder geworfen werden.
- Bälle variieren (von groß und schwer zu klein und leicht)
- Abstände zwischen den TN variieren

☛ **Hinweise:**

- Variante: Nr. 58 Tauschball
- Passend für den Hauptteil: Nr. 118 Ballparcours

HANDLUNG

Aufwärmen

Nr. 62 Autobahn

Laufspiel in der Gruppe, für Bewegung im Freien mit 5-10 mobilen TN.

Bedingungen:	Gewicht auf:
• Mit ausreichend Platz auch in der Halle möglich, dann ggf. mit Musik.	• Mittelzeitausdauer • Räumliche Orientierungsfähigkeit • Interaktion

Beschreibung:

Die TN laufen in einer Reihe hintereinander. Der jeweils Hinterste läuft zügig im Slalom oder seitlich an der Reihe vorbei und reiht sich ganz vorne ein. Er führt die Reihe nun an, der letzte der Reihe ist als nächstes mit dem „Überholen" dran.

Tipps:

- Neben dem Laufen können auch andere Bewegungsaufgaben für die Fortbewegung gegeben werden:
  Z.B.: Hüpfen, Rückwärtslaufen, mit den Armen kreisen, Kniehebelauf, Anfersen, etc.
- Auf genügend Abstand zwischen den TN achten.
- Kombinierbar mit „Geh deinen Tier-Weg (35)"

Hinweise:

- Variante:Nr. 84 Schattenlauf (auch in Kombination möglich)
- Passend für den Hauptteil: Nr. 140 Mattenfootball

HANDLUNG

Aufwärmen

Nr. 63 Ablöseball
Interaktives, flinkes Ballspiel für den Stundenbeginn, ab 4 TN.

Bedingungen:	Gewicht auf:
• Beliebiger Ball • Größe und Schwere kann variiert werden	• Reaktionsfähigkeit • Interaktion • Kurzzeitausdauer (wenn sehr schnell gespielt)

Beschreibung:

Die TN stellen sich in einer Reihe nebeneinander auf. Ein TN steht der Reihe in einem Abstand von mind. 3 m gegenüber und wirft den Ball zu einem TN seiner Wahl. Werfer und Fänger tauschen schnellstmöglich die Plätze. Dies geht so lange, bis jeder TN mindestens einmal der Werfer war.

👍 **Tipps:**

- Der Wurfabstand kann variiert werden.
- Die Gruppe der Fänger hockt sich hin oder steht mit dem Rücken zum Werfer. So sind zwei Aktionen direkt hintereinander notwendig. Vor dem Wurf muss dazu ggf. der Name gerufen werden.
- Das Zuspiel des Balls kann variiert werden (z.B. Zuschießen)

☛ **Hinweise:**

- Variante: Nr. 83 Rufball
- Passend für den Hauptteil: Nr. 131 Ball über die Schnur

HANDLUNG

Aufwärmen

Nr. 64 Das Schiff geht unter

Individualspiel, in beliebig großer Gruppe durchführbar.

Bedingungen:	Gewicht auf:
• Raum oder Platz im Freien mit ausreichend Bewegungsfreiraum • ggf. Musik	• Akustische Wahrnehmung • Reaktionsfähigkeit • Herz-Kreislauf-Aktivierung

Beschreibung:

Alle Teilnehmer bewegen sich frei im Raum, ggf. zur Musik. Auf das Kommando der Kursleitung: „Achtung, das Schiff geht unter! Es kann sich nur retten wer...(z.B.) Kniebeugen macht!" wird mit der angesagten Bewegungsaufgabe reagiert.

Durch das Beobachten der Ausführung von Bewegungsaufgaben kann der Schwierigkeitsgrad im weiteren Verlauf an das Leistungsniveau der Gruppe angepasst werden.
(Siehe Glossar für Bewegungsaufgaben)

👍 **Tipps:**

- Es können Laufvariationen für die freie Bewegung im Raum vorgeben werden.
- Es können Bewegungsaufgaben mit Ball einbauen. Dazu hat bekommt jeder TN zu Beginn des Spiels einen Ball.

☞ **Hinweise:**

- Variante: Nr. 39 Feuer, Wasser, Sandsturm , Nr. 68 Atomspiel,
- Passend für den Hauptteil: Nr. 126 Turmball

HANDLUNG

Aufwärmen

Nr. 65 Zeitungslauf	
Ausdauerndes Laufspiel für den Stundenbeginn, individuell oder in der Gruppe durchführbar.	
Bedingungen: • Zeitung oder großes Blatt Papier • Raum oder Platz im Freien	Gewicht auf: • Herz-Kreislauf-Aktivierung • Ausdauer • Räumliche Orientierungsfähigkeit • Reaktionsfähigkeit • Konzentrationsfähigkeit

Beschreibung:

Jeder TN bekommt ein halbes Zeitungsblatt bzw. ein Blatt Papier, welches er zu Anfang vor seinem Bauch festhält. Nun stellen sich die TN nebeneinander an die Startlinie. Beim Signal lassen sie die Zeitung los und rennen zum vereinbarten Ziel. Durch den Luftzug heftet sich das Blatt an den Körper. Wer das Blatt verliert, muss wieder an die Startlinie und darf erneut sein Glück versuchen. Der Erste, der mit dem Blatt am Bauch (ohne es festgehalten zu haben!) im Ziel ist, hat gewonnen.

👍 **Tipps:**

- Auch als Staffelspiel geeignet
- Ggf. vorher demonstrieren, wie sich das Blatt an den Körper heftet
- Die TN vorher ausprobieren lassen
- Kann auch frei im Raum gespielt werden
- Rückwärtslaufen – Blatt an Rücken oder Po „heften"

☞ **Hinweise:**

- Variante: Nr. 88 Tunnelkriegen
- Passend für den Hauptteil: Nr. 141 Kegelklau

HANDLUNG

Aufwärmen

Nr. 66 Wurf-Matz
Kleines Sportspiel mit Schaukelringgarnitur, ab 4 TN.

Bedingungen:	Gewicht auf:
• Ein Ball • Spielfeldbegrenzungen • Turn- und Schaukelringgarnitur	• Differenzierungsfähigkeit • Mittelzeitausdauer • Interaktion

Beschreibung:

Die TN werden in zwei gleichgroße Gruppen eingeteilt. Ein rechteckiges Spielfeld wird abgesteckt, sodass die Ringe in der Mitte des Spielfelds sind. Die Höhe der Ringe kann dabei variiert werden. Die Aufgabe ist es den Ball über die durch einen Ring in das gegnerische Feld zu spielen. Berührt der Ball dort den Boden, wird ein Punkt erzielt. Dieses Spiel kann auch ohne Wettkampf gespielt werden (siehe Nr. XX Bewegung).

Regeln:
Der Ball ist durch einen Ring in das gegnerische Spielfeld zu spielen,
der Ball darf im eigenen Feld nicht den Boden berühren,
ein Zuspiel innerhalb der eigenen Mannschaft ist möglich.

👍 **Tipps:**

- Die KL spielt mit und demonstriert verschiedene Wurf- und Fangtechniken.
- In einer Vorübung können die TN sich partnerweise einen Ball zuspielen.
- Die Mannschaften sollten möglichst gleichstark eingeteilt werden.

☞ **Hinweise:**

- Variante: Nr. 77 Jägerball
- Passend für den Hauptteil: Nr. 135 Prellball

HANDLUNG

Aufwärmen

Nr. 67 Wanderball
Interaktives Aufwärmspiel im Innenstirnkreis, ab 3 TN.

Bedingungen:	Gewicht auf:
• Gegenstände zum übergeben (Bälle/ Sandsäckchen etc.) • Raum oder Platz im Freien	• Reaktionsfähigkeit • Optische Wahrnehmung • Interaktion • Umstellungsfähigkeit • Herz-Kreislauf-Aktivierung

Beschreibung:

Die TN bilden einen Innenstirnkreis. Ein TN beginnt einen beliebigen Gegenstand seinem Nachbarn zu übergeben. So wird der Gegenstand im Kreis weitergegeben, bis die KL ein Kommando gibt:

Gegenstand hinter dem Rücken weitergeben,
Gegenstand durch die Beine weitergeben,
Gegenstand über den Kopf weitergeben,
Richtung wechseln,
Ball im Kreis zuwerfen,
Tempo steigern, etc.

Tipps:

- Mehrere Gegenstände in den Umlauf bringen
- Verschiedene Gegenstände in Umlauf bringen
- Die TN die Kommandos geben lassen
- Auch als Hockey-Variante geeignet

Hinweise:

- Variante: Nr. 62 Ablöseball
- Passend für den Hauptteil: Nr. 126 Turmball

HANDLUNG

Aufwärmen

Nr. 68 Atomspiel
Bewegungs- und Laufspiel in der Gruppe, ab 4 TN.

Bedingungen:	Gewicht auf:
• ggf. Musik zur akustischen Unterstützung der Kommandos	• Kurzzeitausdauer • Reaktionsfähigkeit • Interaktion/Gruppendynamik

Beschreibung:

Alle TN bewegen sich als „freie Atome" beliebig durch den Raum. Die KL gibt eine Zahl als Kommando. Aufgabe ist es sich in dieser Anzahl schnellstmöglich als „Molekül" zu verbinden. TN, die dabei übrig bleiben oder sich als letztes zusammenfinden, scheiden aus oder bekommen eine Bewegungsaufgabe.

Beispiele für Bewegungsaufgaben:
Liegestütz,
Einbeinstand,
Hockstrecksprung, etc.

👍 **Tipps:**

- Auch ein Riesenatom ist möglich: Alle TN der Gruppe verbinden sich.
- Die Bewegungsaufgabe von der Gruppe vorschlagen lassen.
- Um die Intensität des Spiels zu erhöhen auch Bewegungsaufgaben für die freie Bewegung zwischen den Kommandos geben. Z.B. Rückwärtslaufen, Hopserlauf, etc.

☞ **Hinweise:**

- Variante: Nr. 36 Hand ans Knie (Bewegung)
- Geeignet für den Hauptteil: Nr. 135 Bandenball

HANDLUNG

Aufwärmen

Nr. 69 Fährmann	
Strategisches Mannschaftsspiel mit Wettkampfcharakter, ab 4 TN	
Bedingungen: • Zwei Matten pro Team • Großer Raum oder Turnhalle	Gewicht auf: • Interaktion (Stärkung Teamfähigkeit) • Kraftausdauer • Schnelligkeit • Beweglichkeit

Beschreibung:

Die TN werden in Teams eingeteilt. Die Anzahl der Spieler ist an die Größe der Matten anzupassen. Ziel ist es eine abgesteckte Strecke mit Hilfe von zwei Matten zu überwinden, ohne dabei den Boden zu berühren. Dafür legen die TN die hintere Matte immer wieder vor die Vordere, bis sie das Ende der Strecke erreicht haben.

Zur Erklärung wird der Gruppe eine anschauliche Geschichte erzählt: „Eure Matten sind die Fähren und ihr befindet euch auf dem Wasser, in das ihr nicht hineinfallen dürft. Mit euer Fähre müsstet ihr zum anderen Ende des Ufers gelangen."

👍 **Tipps:**

- Die Teams gegeneinander antreten lassen. Gewonnen hat das schnellere Team.
- Verlässt ein TN die Matten, muss das Team ein paar Meter oder an den Start zurück.
- Die Größe und Schwere der Matten kann variieren und verändert die Anforderungen.

☞ **Hinweise:**

- Variante:Nr. 109 Mattenrutschen
- Geeignet für den Hauptteil: Nr. 130 Brennball, Nr. 140 Mattenfootball

HANDLUNG

Aufwärmen

Nr. 70 Obstsalat

Reaktionsspiel ohne Material, geeignet ab 4 TN.

Bedingungen:	Gewicht auf:
• In kleinen Räumen und am Arbeitsplatz spielbar.	• Gedächtnisfähigkeit • Mobilisierung • Interaktion • Akustische Wahrnehmung

Beschreibung:

Die TN bilden einen Innenstirnkreis. Die KL ordnet reihum mindestens zwei TN (je nach Gruppengröße) einer Obstsorte zu. Ruft die KL eine der zugeordneten Obstsorten, z.B. Erdbeere, tauschen alle „Erdbeeren" ihre Plätze untereinander. Kommt das Kommando „Obstsalat", suchen sich alle TN einen neuen Platz im Kreis.

👍 **Tipps:**

- Die TN wählen die Obstsorten selbstständig aus.
- Für den Platzwechsel der TN werden Bewegungsaufgaben vorgegeben.
- Jeder TN darf einmal das Kommando zum Tausch geben.
- Die Geschwindigkeit der Kommandos wird erhöht.

☞ **Hinweise:**

- Variante: Nr. 27 Obstsalat (Bewegung), Nr. 71 Nummerntausch
- Passend für den Hauptteil: Nr. 141 Kegelklau

HANDLUNG

Aufwärmen

Nr. 71 Nummerntausch	
Flinkes Bewegungsspiel, ohne Material, ab 6 TN.	
Bedingungen: • In der Werkhalle spielbar	Gewicht auf: • Reaktionsfähigkeit • Merkfähigkeit • Alltagsbezug • Akustische/ Visuelle Wahrnehmung

Beschreibung:

Die TN bilden einen Innenstirnkreis und TN zählen sich der Reihe nach durch. Jeder TN merkt sich seine Nummer. Daraufhin stellt sich ein beliebiger TN in die Mitte des Kreises und nennt zwei der zuvor vergebenen Zahlen z.B. „Eins und Acht" (Die eigene Nummer darf nicht genannt werden). Die TN „Eins" und „Acht" tauschen nun so schnell wie möglich ihre Plätze, während der TN in der Mitte versucht, einen der beiden freigewordenen Plätze einzunehmen. Wenn es ihm gelingt, bleibt der TN dessen Platz eingenommen wurde in der Mitte stehen und ist an der Reihe. Gelingt es ihm nicht, ist nennt er nochmals zwei Zahlen und versucht es erneut.

👍 **Tipps:**

- Die KL zählt zunächst die TN durch, nach mehrmaligen spielen machen es die TN selbständig.
- Bei zu vielen Versuchen, den TN in der Mitte austauschen → TN verliert möglicherweise seinen Spaß
- Wenn die TN mehrmals bei den gerufenen Zahlen nicht laufen, nochmals durchzählen und die TN an ihre Nummer erinnern.

☛ **Hinweise:**

- Variante: Nr. 83 Rufball, Nr. 75 Fallschirmspiel
- Passend für den Hauptteil: Nr. 140 Mattenfootball, Nr. 141 Kegelklau

HANDLUNG

Aufwärmen

Nr. 72 Rübenziehen
Kooperationsspiel in der Gruppe ab 6 TN.

Bedingungen:	Gewicht auf:
• Halle oder Platz im Freien	• Kooperation • Teamfähigkeit • Interaktion • Beweglichkeit • Kraft

Beschreibung:

Die TN liegen auf ihrem Bauch dem Boden der Halle und bilden eine Kreis
Mit Blickrichtung zur Mitte des Kreises und halten sich an den Händen fest.
Ein TN („Rübenzieher") steht außerhalb des Kreises und versucht eine TN aus dem Kreis zuziehen.
Die TN die aus dem Kreis gezogen werden, werden zu „Rübenziehern".

👍 **Tipps:**

- Zwei „Rübenzieher" sind außerhalb des Kreises.
- TN bestimmen selbständig die „Rübenzieher".

☛ **Hinweise:**

- Variante:
- Passend für den Hauptteil: Nr. 138 Staffelspiele, Nr. 137 Ballparcours

HANDLUNG

Aufwärmen

Nr. 73 Stopptanz	
Aktivierendes Tanzspiel in der Gruppe ab 6 Teilnehmern	
Bedingungen: • Halle • In der Werkhalle durchführbar • Musik	Gewicht auf: • Aktivierung • Kopplungsfähigkeit • Rhythmusfähigkeit • Räumliche Orientierungsfähigkeit

Beschreibung:

Die TN tanzen/bewegen sich zur Musik im Raum.
Wenn die Musik stoppt bleiben alle TN wie eingefroren stehen.

👍 **Tipps:**

- Die TN bewegen sich selbständig durch den Raum.
- Ein TN macht Tanzbewegung vor und die anderen TN machen diese nach.

👉 **Hinweise:**

- Variante: Nr. 67 Atomspiel
- Passend für den Hauptteil: Nr. 130 Brennball, Nr. 137 Staffelspiel

HANDLUNG

Aufwärmen

Nr. 74 Stürmische See
Koordinations-und Kooperationsspiel in der Gruppe ab 5 Teilnehmern

Bedingungen:	Gewicht auf:
• Halle oder Platz im Freien • Schwungtuch • Bälle	• Aufmerksamkeit • Konzentration • Zusammenarbeit • Koordination

Beschreibung:

Alle TN stehen in einem Kreis und Umfassen das Schwungtuch. Die KL beschreibt den TN, das Schwungtuch sei das Meer und erzählt eine Geschichte zum Wetter. (Es fängt an zu Regnen= Die TN schütteln sanft das Tuch/ Es wird windiger und Stürmisch= Die TN schütteln der stark das Tuch/ Das Meer beruhigt sich= die TN schwingen das Tuch in einem gemeinsamen Rhythmus nach oben und unten)

👍 Tipps:

- Mehrere Bälle („Schiffe") kommen in das Spiel, es wird versucht die Bälle möglichst lange auf dem Schwungtuch zu halten.
- Die TN führen es selbständig aus.

☞ Hinweise:

- Variation: Nr. 69 Fährmann
- Passend für den Hauptteil: Nr. 130 Brennball

HANDLUNG

Aufwärmen

Nr. 75 Fallschirmspiel	
Schnelles Kennenlernspiel mit Schwungtuch, ab 6 TN	
Bedingungen: • Schwungtuch/Bettlaken • Ggf. Musik im Hintergrund	Gewicht auf: • Rhythmusfähigkeit • Reaktionsfähigkeit • Kommunikation • Beweglichkeit

Beschreibung:

Die TN stehen im Kreis und greifen mit beiden Händen ein Schwungtuch. Gleichzeitig heben und senken alle TN die Arme. Je mehr Schwung in die Bewegung kommt, desto mehr wölbt sich das Tuch zu einer Kuppel.

Die TN nennen abwechselnd eine Eigenschaft, z.B. *alle TN mit weißen Schuhen oder alle weiblichen TN*, die dann unter der Kuppel durchlaufen und sich einen neuen Platz im Kreis suchen, bevor sich das Schwungtuch wieder senkt.

Tipps:

- Satt einer Eigenschaft versucht ein TN mit einem anderen Blickkontakt aufzunehmen und ihm damit eine stille Aufforderung zum Platzwechsel zu geben.
- Kombinierbar mit Obstsalat (70).

Hinweise:

- Variante: Nr. 83 Rufball
- Passend für den Hauptteil: Nr. 128 Sitzfußball, Nr. 135 Prellball

HANDLUNG

Aufwärmen

Nr. 76 Fischer, Fischer	
Interaktives Fangspiel ohne Materialien, mind. 4 TN	
Bedingungen: • Halle oder Platz im Freien	**Gewicht auf:** • Reaktionsfähigkeit (Schnelligkeit) • Interaktion (Eigenkreativität) • Kurzeitausdauer • (Akustischer Analysator)

Beschreibung:

Es wird ein Spielfeld abgegrenzt. Gemeinsam wird ein TN zum Fischer gewählt. Er steht am einen, alle anderen TN am anderen Ende des Spielfeldes. Gemeinsam fragen die TN den Fischer: "Fischer, Fischer wie tief ist das Wasser?"

Der Fischer antwortet z.B.: "20 Meter". Darauf rufen die TN: "Und wie kommen wir da drüber?". Der Fischer denkt sich nun eine Laufart aus, mit der sich alle TN schnellstmöglich zum gegenüberliegenden Ende bewegen. Der Fischer bewegt sich ebenfalls auf diese Weise den anderen TN entgegen und versucht sie zu fangen.

Wer gefangen wurde, hilft in den folgenden Runden dem Fischer. Wer als letztes übrig bleibt, hat gewonnen und darf als nächstes der „Fischer" sein.

Beispiele für Laufarten:
Sprinten,
auf einem Bein Springen,
Froschsprünge,
Kniehebelauf.

Tipps:

- Den Fischer bei der Wahl der Gangart unterstützen.
- Vor Beginn die Verse gemeinsam wiederholen.

Hinweise:

- Variante: Nr. 89 Wer hat Angst vorm Schwarzen Mann
- Passend für den Hauptteil: Nr. 138 Staffelspiele, Nr. 130 Brennball

HANDLUNG

Aufwärmen

Nr. 77 Jägerball
Schnelles Fangspiel mit Ball, ab 5 TN

Bedingungen:	Gewicht auf:
• Halle oder Platz im Freien • Weicher Softball	• Reaktionsfähigkeit (Schnelligkeit) • Kurzzeitausdauer • Beweglichkeit

Beschreibung:

Gemeinsam bestimmen die TN einen „Jagenden", alle anderen TN sind Hasen. Der Jagende versucht die flüchtenden Hasen mit einem Ball abzuwerfen. Wird ein Hase abgeworfen scheidet er aus. Der TN, der als letztes übrig bleibt hat gewonnen.

👍 **Tipps:**

- Abgeworfene TN können durch Antippen von anderen TN befreit werden.
- Zu Beginn des Spiels können zwei Jagende bestimmt werden. Sie passen sich den Ball dann zu oder bekommen jeder einen Ball.
- Abgeworfene Hasen werden zu einem Jagenden.

☛ **Hinweise:**

- Variante: Nr. 88 Tunnelkriegen, Nr. 78 Kettenfangen
- Passend für den Hauptteil: Nr. 126 Turmball

HANDLUNG

Aufwärmen

Nr. 78 Kettenfangen

Laufspiel ohne Material, ab 6 TN.	
Bedingungen: • Auch im Freien spielbar	**Gewicht auf:** • Kondition • Kommunikation • Interaktion • Gruppendynamik

Beschreibung:

Die Gruppe legt gemeinsam einen Fänger fest. Dieser hat die Aufgabe die restlichen TN zu fangen. Wird ein TN gefangen, läuft er gemeinsam mit dem Fänger an der Hand. Sie bilden so den Anfang der „Fängerkette", der sich jeder weitere Gefangene anschließt. Für die freien TN wird es somit immer schwieriger nicht gefangen zu werden. Der letzte freie TN hat das Spiel gewonnen.

Tipps:

- Bei sehr übermütigen TN, wird sich regelmäßig auf Verhaltensregeln geeinigt z.b. kein ruppiges Zerren an den Händen des Nachbarn etc.
- Alternativ kann festgelegt werden, ab welcher TN-Zahl sich die Ketten trennen (z.B. ab 4 Fängern in 2er Pärchen, ab 6 Fängern in 3er Pärchen weiterlaufen etc.)
- Laufvariationen/Bewegungsaufgaben zur Spielentschleunigung z.B. alle in Hocke, rückwärts oder auf Zehenspitzen laufen etc.

Hinweise:

- Variation: Nr. 77 Jägerball, Nr. 88 Tunnelkriegen
- Passend für den Hauptteil: Nr. 130 Brennball, Nr. 140 Mattenfootball, Nr. 135 Prellball

HANDLUNG

Aufwärmen

Nr. 79 Parkplatzsuche	
Bewegungsspiel in variierender Raumgröße und im Freien spielbar. Mindestens 4 Teilnehmer.	
Bedingungen: • Musik • Farbige Matten oder alternative Gegenstände z.B. Reifen, Teppichfliesen (Eine weniger als die TN-Zahl) als „Parkplatz" • Fußbälle, Basketbälle oder Hockeyschläger mit Ball	**Gewicht auf:** • Aufmerksamkeit • Reaktionsfähigkeit • Konzentration • Kondition

Beschreibung:

Nachdem alle Matten verteilt sind, bewegen sich die TN frei zur Musik, ohne diese zu betreten. Sobald die Musik stoppt, finden sich die TN so schnell wie möglich auf einer Matte, einem „Parkplatz" ein. Wer zuletzt einen „Parkplatz" findet, bekommt eine Bewegungsaufgabe.

Tipps:

- Auch die TN auf den „Parkplätzen" sind eingeladen die Bewegungsaufgaben durchzuführen.
- Die „Parkplätze" werden nach jeder Runde um einen Platz reduziert.
- Hier kann mit Ausscheiden gespielt werden.
- Bewegungsaufgaben für das freie Bewegen durch den Raum werden gegeben.
- „Parkplätze" in verschiedenen Farben werden verteilt. Sobald die Musik stoppt, nennt die KL eine der ausliegenden Farben. Die TN suchen sich einen Parkplatz in der entsprechenden Farbe.
- Die TN Bewegen sich mit einem Fußball, Basketball oder Hockeyschläger und finden sich mit ihnen bei Musikstopp auf den „Parklätzen" ein.

Hinweise:

- Variante: Nr. 41 Parkplatzsuche (Bewegung), Nr. 39 Feuer, Wasser, Standsturm
- Passend für den Hauptteil: Nr. 140 Mattenfootball

HANDLUNG

Aufwärmen

Nr. 80 Ochs am Berg
Reaktionsspiel ohne Material, ab 4 TN.

Bedingungen:	Gewicht auf:
• In der Sporthalle oder im Freien durchführbar	• Reaktionsfähigkeit • Kopplungsfähigkeit • Interaktion

Beschreibung:

Ein TN wird zum Ochs ernannt und steht in mind. 5 m Entfernung mit dem Rücken zu den anderen TN. Diese stellen sich an einer Linie nebeneinander auf.

Während der Ochs ruft: „Ochs am Berg, Eins – Zwei – Drei.", bewegen sich die TN auf ihn zu. Bei „Drei" dreht sich der Ochs um und der Rest der Gruppe versteinert. Bewegt sich ein TN dennoch, muss er zurück an den Start. Schafft es einer den Ochs zu berühren, hat er gewonnen und tritt an seine Stelle.

👍 **Tipps:**

- Für die Fortbewegung zu dem Ochs, werden Bewegungsaufgaben gegeben. (siehe Tabelle für Bewegungsaufgaben)
- Ggf. Hilfestellung beim Aussprechen des Satzes geben.
- Unterstützung bei der Beurteilung, ob TN zurück an den Startpunkt müssen
→ kann sonst zu unfairer Bewertung führen.

☛ **Hinweise:**

- Variante: Nr. 48 Ochs am Berg (Bewegung), Nr. 89 Wer hat Angst vorm schwarzen Mann
- Passend für den Hauptteil: Nr. 125 Zirkeltraining

HANDLUNG

Aufwärmen

Nr. 81 Plumpsack	
Interaktives Fang- und Laufspiel in der Gruppe ab 5 TN.	
Bedingungen: • Halle oder Platz im Freien • Sandsäckchen (oder alt. Gegenstand) • Liedtext	Gewicht auf: • Reaktionsfähigkeit • Schnellkraft (Sprint) oder Ausdauer • Umstellungsfähigkeit • Interaktion

Beschreibung:

Die Gruppe steht oder sitzt im Innenstirnkreis und singt das Lied zum Spiel. Ein TN (Plumpsack) geht um den Kreis herum, legt nach einiger Zeit das Sandsäckchen hinter einen beliebigen TN. Dieser hat nun die Aufgabe den Plumpsack zu fangen und zu verhindern, dass er den freigewordenen Platz im Kreis einnimmt. Schafft der Plumpsack, den freien Platz zuerst zu erreichen, darf er dort stehen/sitzen bleiben und der andere TN wird zum Plumpsack. Schafft der Verfolger hingegen, den Plumpsack zu fangen, darf er zurück in die Lücke und der Plumpsack bleibt in seiner Rolle.

Liedtext:
"Dreht euch nicht um, denn der Plumpsack geht um! Wer sich umdreht oder lacht, dem wird der Buckel blau gemacht!"

Tipps:

- Zur Orientierung spielt die KL mit und ist der erste Plumpsack.
- Liedtext vor Beginn gemeinsam üben.
- Koordinieren, dass jeder TN an die Reihe kommt.

Hinweise:

- Variante: Nr. 88 Tunnelkriegen, Nr. 38 Familie Meier
- Passend für den Hauptteil: Nr. 138 Staffelspiele

HANDLUNG

Aufwärmen

Nr. 82 Passball	
Ball- und Laufspiel, ab 8 TN	
Bedingungen: • 2 Bälle • Hockeyschläger	Gewicht auf: • Reaktionsfähigkeit • Kurzzeitausdauer • Differenzierungsfähigkeit

Beschreibung:

Die TN werden in zwei Gruppen eingeteilt, die sich jeweils als Längsreihe gegenüber stehen (Abstand frei wählbar). Der Erste einer Reihe wirft den Ball dem gegenüberstehenden TN zu und stellt sich danach an das Ende seiner Reihe. So verfährt jeder TN, der den Ball fängt, bis die ursprüngliche Reihenfolge wieder hergestellt ist.

👍 **Tipps:**

- Die TN stellen sich nach dem Wurf nicht in der eigenen, sondern in der gegenüberliegenden Reihe an (längere Laufwege).
- Die Art des Zuspiels und des Balls kann variiert werden: Schießen, Prellen, Hockey (34), etc.
- Ab 12 TN ist ein Mannschaftsspiel (vier Gruppen) möglich.
- Die Gruppe selbstständig zwei Mannschaften bilden lassen.

👉 **Hinweise:**

- Variante: Nr. 62 Ablöseball
- Passend für den Hauptteil: Nr. 126 Turmball

HANDLUNG

Aufwärmen

Nr. 83 Rufball
Kennenlernspiel im Kreis ab 4 Teilnehmern.

Bedingungen:	Gewicht auf:
• Halle oder Platz im Freien • Ball	• Aufmerksamkeit/Konzentration (Einleitung) • Akustische Wahrnehmung • Reaktionsfähigkeit • Kommunikation

Beschreibung:

Die TN bilden einen Innenstirnkreis. Ein TN steht mit dem Ball in der Mitte des Kreises. Der Ball wird hochgeworfen und der Name eines beliebigen TNs gerufen. Der Gerufene läuft in die Mitte und versucht den Ball zu fangen, bevor er auf dem Boden aufkommt. Der TN der den Ball geworfen hat, nimmt die freigewordene Position im Kreis ein.

👍 Tipps:

- Der Ball darf einmal auf dem Boden aufkommen, bevor er wieder gefangen wird.
- Variation: Der Ball wird auf den Boden geprellt (statt hochgeworfen).
- Fängt der TN den Ball nicht rechtzeitig können Bewegungsaufgaben gegeben werden.

☛ Hinweise:

- Variante: Nr. 67 Wanderball
- Passend für den Hauptteil: Nr. 135 Prellball

HANDLUNG

Aufwärmen

Nr. 84 Schattenlauf
Imitationsspiel mit Fortbewegung im Raum, ab 4 TN.

Bedingungen:	Gewicht auf:
• Halle oder Platz im Freien • Ggf. Musik	• Visuelle Wahrnehmung • Imitation • Interaktion • Eigenkreativität

Beschreibung:

Die TN bewegen sich paarweise frei durch den Raum. Je ein TN läuft voran und macht Bewegungen vor, die der Partner hinter ihm wie sein Schatten imitiert. Nach einiger Zeit werden die Rollen getauscht.

👍 Tipps:

- Die finden sich selbständig in Paaren zusammen.
- Die vorderen TN machen selbständig Bewegungsaufgaben vor.
- Alle TN bilden eine Reihe und laufen als „Riesenschlange" durch die Halle. Die jeweils vorderste Person macht eine Bewegung vor, die anderen imitieren sie. Dann läuft er an das Ende der Schlange und der nächste TN ist an der Reihe.

☞ Hinweise:

- Variante: Nr. 62 Autobahn
- Passend für den Hauptteil: Nr. 138 Staffelspiele, Nr. 132 Parcours

HANDLUNG

Aufwärmen

Nr. 85 Schiffe versenken
Fang-und Wurfspiel in der Gruppe ab 4 TN.

Bedingungen:	Gewicht auf:
• Halle oder Platz im Freien	• Reaktionsfähigkeit
• 1-2 Softbälle	• Kopplungsfähigkeit
• Gymnastikreifen	• Kurzzeitausdauer

Beschreibung:

Es wird ein Fänger gewählt, der einen Ball erhält. Alle anderen TN bekommen einen Gymnastikreifen („Schiffe"), den sie um ihre Hüften tragen und mit beiden Händen festhalten. Wirft der Fänger den Ball durch den Reifen eines TN, so ist das Schiff versenkt, der TN legt seinen Reifen auf den Boden und bleibt darin stehen. Die gesunkenen Schiffe können durch noch Fahrende gerettet werden, indem sie in die Schiffe mit aufgenommen werden. Beide TN fahren dann in einem Schiff gemeinsam weiter. Das Spiel endet wenn alle Schiffe versenkt sind.

Tipps:

- Bei großen Gruppen oder zur Beschleunigung des Spiels, können zwei Fänger bestimmt werden und zwei Bälle ins Spiel genommen werden.
- TN wählen selbständig den Fänger aus.
- Wenn TN nicht zusammen in einen Reifen möchten, kann eine Variante zum Befreien ausgewählt werden. Z.B. Um das versunkene Schiff herum laufen etc.

Hinweise:

- Variante: Nr. 77 Jägerball ,Nr. 88 Tunnelkriegen
- Passend für den Hauptteil: Nr. 124 Balltreiben

HANDLUNG

Aufwärmen

Nr. 86 Tauschball

Flinkes und interaktives Ballspiel für den Stundenbeginn, ab 4 TN.

Bedingungen:	Gewicht auf:
• Ein Ball pro TN (mind. 2 verschiedene Farben) • Musik • Raum oder Platz im Freien	• Reaktionsfähigkeit • Räumliche Orientierungsfähigkeit • Optische Wahrnehmung • Interaktion • Herz-Kreislauf-Aktivierung

Beschreibung:

Die TN bewegen sich zur Musik mit einem Ball frei im Raum. Bei Begegnung mit einem anderen TN werden die Bälle getauscht. Wenn sie Musik stoppt (oder ein anderes Signal gegeben wird), finden sich jeweils gleiche Ballarten zusammen. Z.B. alle Tennis-, Basket- und Fußbälle oder Hockeyschläger und –Ball.

👍 Tipps:

- Die Fortbewegungsart kann variiert werden (Kniehebelauf, Hüpfen, etc.)
- Die Bälle können auch zugeworfen, -geprellt, oder –geschossen werden.
- Die Gruppe, die sich als letztes zusammenfindet, bekommt eine Bewegungsaufgabe. Auch die anderen TN können dazu eingeladen werden

☞ Hinweise:

- Variante: Nr. 82 Passball
- Passend für den Hauptteil: Nr. 131 Ball über die Schnur

HANDLUNG

Aufwärmen

Nr. 87 Tauziehen	
Mannschaftsspiel ab 4 TN.	
Bedingungen:	**Gewicht auf:**
• Großes, langes Seil (Tau) • Markierung für Seilmitte und Boden (Spielfeldgrenze) • Ring (oder alternativer Gegenstand für die Steigerungsvariante)	• Kraft (Zugkraft und Armkraft) • Koordination • Teamwork • Krafteinteilung • Kommunikation

Beschreibung:

Zwei möglichst gleichstarke Mannschaften stehen sich als Reihe gegenüber. Beide Mannschaften halten ein in der Mitte gekennzeichnetes Tau in den Händen. Die TN jeder Mannschaft stehen abwechselnd links und rechts vom Tau. Auf ein Signal beginnen alle das Tau auf ihre Seite zu ziehen. Gewonnen hat die Mannschaft, der es gelingt die gekennzeichnete Taumitte über die Spielfeldgrenze zu ziehen.

Tipps:

- Mit Gegenständen: In einer Entfernung von ca. 2 m liegt für jede Mannschaft ein Ring. Ziel ist es das Seil so weit zu ziehen, dass der Hinterste den Ring vom Boden aufheben kann.
- TN bilden selbstständig Mannschaften
- Ausreichend Pause zwischen den Durchgängen einplanen.
- Flexibel vor oder nach dem Hauptteil einsetzbar

Hinweise:

- Variante: Nr. 78 Kettenfangen
- Passend für den Hauptteil: Nr. 109 Mattenrutschen

HANDLUNG

Aufwärmen

Nr. 88 Tunnelkriegen
Schnelles Fangspiel mit und ohne Ball, ab 5 TN spielbar.

Bedingungen:	Gewicht auf:
• Ggf. einen oder mehrere Bälle • Halle oder Platz im Freien	• Reaktionsfähigkeit • Beweglichkeit • Kurzzeitausdauer • Interaktion

Beschreibung:

Der Fänger versucht die anderen TN zu fangen. Gefangene TN stellen sich in eine Grätsche und bilden so mit den Beinen einen Tunnel. Indem die TN durch die gegrätschten Beine krabbeln, können sie sich gegenseitig wieder befreien. Das Spiel ist beendet, wenn alle TN bis auf einen gefangen wurden. Dieser hat gewonnen und ist der neue Fänger für die nächste Runde.

👍 **Tipps:**

- Die TN werden durch Abwerfen mit einem Softball gefangen.
- Jeder TN hat einen Ball, mit dem andere TN befreit werden können (durch die gegrätschten Beine rollen).
- Mehrere TN sind Fänger zur Steigerung der Spielgeschwindigkeit.

☛ **Hinweise:**

- Variante: Nr. 77 Jägerball
- Passend für den Hauptteil: Nr. 141 Kegelklauen

HANDLUNG

Aufwärmen

Nr. 89 Wer hat Angst vorm schwarzen Mann	
Fangspiel ab 4 TN.	
Bedingungen: • Halle oder Platz im Freien	**Gewicht auf:** • Schnelligkeit • Reaktion • Kommunikation • Eigenkreativität

Beschreibung:

Es wird ein Spielfeld abgegrenzt. Gemeinsam wird ein TN zum „Schwarzen Mann" gewählt. Er steht am einen, alle anderen am anderen Ende des Spielfeldes. Der „Schwarze Mann" fragt: "Wer hat Angst vorm Schwarzen Mann?" Die TN antworten: "Niemand!". Darauf ruft der „Schwarze Mann": "Und wenn er aber kommt?". Die TN antworten: "Dann laufen wir!". Die TN laufen schnellstmöglich zum gegenüberliegenden Ende. Der „Schwarze Mann" läuft den anderen TN entgegen und versucht sie zu fangen.

Wer gefangen wurde, hilft in den folgenden Runden dem „Schwarzen Mann". Wer als letztes übrig bleibt, hat gewonnen und darf als nächstes der „Schwarze Mann" sein.

Tipps:

- Statt laufen TN können auch krabbeln, hüpfen, rückwärtslaufen etc.
- TN geben selbstständig Art der Fortbewegung vor

Hinweise:

- Variante: Nr. 76 Fischer, Fischer,
- Passend für den Hauptteil: Nr. 136 Bandenball

HANDLUNG

Aufwärmen

Nr. 90 Zick-Zack-Ball	
Flinkes Ballspiel ab 6 TN	
Bedingungen: • Unterschiedliche Bälle • Ggf. Hockey- oder Tennisschläger und –Bälle	Gewicht auf: • Aufmerksamkeit • Reaktion • Interaktion • Koordination

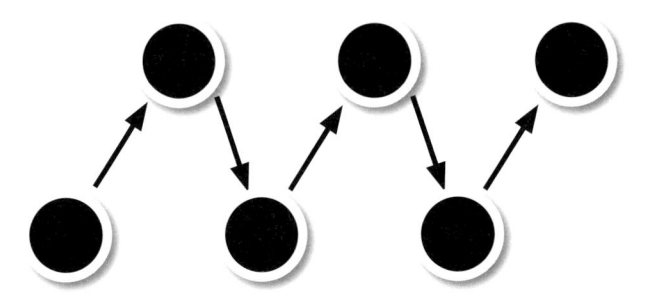

Beschreibung:

Die TN stehen sich versetzt gegenüber (gleiche Anzahl von TN auf jeder Seite). Der erste TN einer Reihe beginnt den Ball dem ihm gegenüber sitzenden/stehenden TN zuzuspielen. So wird der Ball im Zickzack zwischen den beiden Reihen hin- und her gespielt.

☝ **Tipps:**

- Kleine und leichte Bälle beschleunigen den Spielfluss.
- Mehrere Bälle in Umlauf bringen.
- Das Zuspiel sportartspezifisch gestalten (Hockey, Tennis, Fußball).
- Als Staffelspiel mit Wettkampfcharakter durchführen (bei großer Gruppe).
- Spiel mit Zeitlimit durchführen.

☞ **Hinweise:**

- Variante: Nr. 63 Ablöseball, Nr. 82 Passball
- Passend für den Hauptteil: Nr. 128 Sitzfußball

HANDLUNG

Aufwärmen

Nr. 91 „Haltet das Feld sauber"
Schnelles Wurfspiel in Mannschaften, Wettkampf ab 4 TN

Bedingungen:	Gewicht auf:
• Langbank (als Spielfeldabtrennung), • 1-3 Bälle pro TN	• Reaktionsfähigkeit • Kopplungsfähigkeit • Schnelligkeit • Ausdauer • Teamfähigkeit • Gruppendynamik

Beschreibung:

Ein beliebig großes Feld wird z.b. durch eine Langbank in der Mitte geteilt. Zwei Mannschaften werden gebildet, die sich mit der gleichen Anzahl an Bällen, jeweils in einer Spielfeldhälfte verteilen. Nach einem Startsignal werfen die TN alle Bälle in das gegnerische Feld, auch die vom Gegner geworfenen Bälle und versuchen so das „Feld sauber zu halten". Gewonnen hat die Mannschaft, die keinen Ball in der eigenen Hälfte mehr hat oder nach Abpfiff durch die KL weniger Bälle in der eigenen Hälfte hat.

👍 **Tipps:**

- TN suchen sich Bälle selbstständig aus
- Die Größe, Schwere und Menge der Bälle kann variieren.
- Die Feldgröße kann je nach Gruppenstärke variieren.

👉 **Hinweise:**

- Variante: Nr. 127 Treffball
- Passend für den Hauptteil: Nr. 136 Bandenball

HANDLUNG

Aufwärmen

Nr. 92 Kleine Ballschule
Ballübungen, individuell oder in der Gruppe durchführbar.

Bedingungen:	Gewicht auf:
• 1 prellender Ball pro Teilnehmer	• Herz-Kreislauf-Aktivierung • Differenzierungsfähigkeit • Alltagsbezug (Sportartspezifik)

Beschreibung:
Jeder TN sucht sich einen beliebigen Ball und probiert sich einige Zeit selbstständig damit aus. In der Gruppe werden reihum die verschiedenen Ballarten (Basketball, Fußball, Handball, Tennisball, etc.) genannt.

Dann werden verschiedene Übungen mit diesen durchgeführt. Die TN schlagen die Übungen jeweils vor und demonstrieren. Sie entwickeln ein sicheres Gefühl im Umgang mit dem Ball und werden mit den Sportartspezifiken vertraut.

Beispiele für Ballübungen:
Mit einer Hand hochwerfen und wieder auffangen,
in einer „Acht" durch die eigenen Beine reichen,
Hochwerfen und wieder Auffangen,
im Slalom Prellen oder Dribbeln mit Korbwurf oder Torschuss am Ende, etc.

Tipps:
- Die Nennung der Balleigenschaften und –Übungen von der Gruppe in Eigenorganisation durchführen lassen. Hier nur verbal die Aufgabe formulieren.
- Jeden TN eine sportartspezifische Ballübung vorschlagen lassen.
- Kombinierbar mit Nr. 86 Tauschball

Hinweise:
- Variante: Nr. 86 Tauschball, Nr. 63 Ablöseball
- Geeignet für den Hauptteil: Nr. 137 Ballparcours, Nr. 126 Turmball

4.5.2 BODY (HAUPTTEIL)

MOTIVATION

Haupteil

Nr. 93 Luftballon über die Schnur	
Interaktives Zuspiel in zwei Gruppen, auch paarweise möglich.	
Bedingungen: • mind. ein Luftballon • Spielfeldbegrenzungen • Schnur oder Netz	**Gewicht auf:** • Optische Wahrnehmung • Mobilisierung • Kommunikation

Beschreibung:

Die TN werden in zwei gleichgroße Gruppen eingeteilt. Ein rechteckiges Spielfeld wird abgesteckt und in der Mitte durch eine Schnur oder ein Netz in beliebiger Höhe geteilt. Aufgabe ist es einen Luftballon über die Spielfeldtrennung hinweg zu spielen, möglichst ohne dass dieser den Boden berührt.

Regeln:
Der Luftballon ist über die Begrenzung hinweg in das andere Spielfeld zu spielen, der Luftballon soll den Boden möglichst nicht berühren.

👍 **Tipps:**

- Die KL spielt mit und demonstriert verschieden Möglichkeiten sich den Luftballon zuzuspielen.
- In einer Vorübung können die TN sich partnerweise Luftballons zuspielen.

👉 **Hinweise:**

- Variante:
- Passend für das Aufwärmen: Nr. 20 Wanderball

MOTIVATION

Hauptteil

Nr. 94 Wurf-Golf

Zielwurfspiel, je nach Raumgröße und Stationsanzahl, mit 5-10 TN durchführbar.

Bedingungen:	Gewicht auf:
• Körbe, Kästen etc. • Ein Ball/Sandsäckchen pro TN. • Halle oder Fläche im Freien	• Räumliche Orientierungsfähigkeit • Optische Wahrnehmung • Kopplungsfähigkeit • Selbstwirksamkeit

Beschreibung:

Es werden 7-15 Wurfstationen mit Körben, Kästen, Ringen, etc. aufgebaut (Je nach verfügbaren Material, Raumgröße und TN-Zahl). Jeder TN erhält einen kleinen nichtprellenden Ball. Die KL demonstriert, wie der Wurf-Parcours durchlaufen werden soll. Die TN haben die Aufgabe den Wurf-Parcours mit möglichst wenigen Würfen zu absolvieren. Pro Durchlauf hat jeder TN einen Wurf. Wie beim richtigen Golf, ist der Ausgangspunkt für den nächsten Wurf, dort wo der Ball aufkommt. Trifft ein TN eine Station, darf er unmittelbar auf die Nächste werfen.

Tipps:

- Die Stationen deutlich markieren, z.B. mit Stangen oder Fahnen.
- Die Stationen auf verschiedenen Ebenen aufbauen. Z.B. auf dem Boden, auf Tischen, auf Stühlen, etc.
- Vorbereitende Wurfübungen: Das Werfen aus verschiedenen Entfernungen auf ein Ziel üben.

Hinweise:

- Variante: Nr. 92 Kleine Ballschule, Nr. 103 Hütchenwerfen
- Passend für das Aufwärmen: Nr. 20 Wanderball

MOTIVATION

Haupteil

Nr. 95 Schwertransport

In der Gruppe durchführbares Staffelspiel mit mind. 4 TN	
Bedingungen:	Gewicht auf:
• Halle oder Platz im Freien • Decken • Verschiedene Gegenstände; Bälle, Hanteln, Tennisschläger etc.	• Kopplungsfähigkeit • Kommunikation • Interaktion

Beschreibung:

Die TN bilden 2 Teams. Mit einer Decker werden jeweils in 2er Paaren verschiedene Gegenstände zur anderen Seite der Halle transportiert. Es darf pro Runde immer nur ein Gegenstand in der Decke zur Gegenüberliegenden Seite transportiert werden. Gewonnen hat die Mannschaft, die zuerst alle Gegenstände auf die andere Seite transportiert hat.

Tipps:

- Immer ein stärkerer mit einem schwächeren TN
- Musik als Motivationshilfe (Stoppt, wenn Intervall vorbei ist)
- Mehrere Durchläufe mit Partnerwechsel
- Gemeinsames Abbauen

Hinweise:

- Variation: Nr. 104 Staffelspiele
- Passend für das Aufwärmen: Nr. 14 Parkplatzsuche

MOTIVATION

Hauptteil

Nr. 96 Wachsen und Schrumpfen	
Staffelspiel ohne Material, ab 4 TN	
Bedingungen: • Markierungen für die Laufstrecke	**Gewicht auf:** • Mobilisierung • Optische und taktile Wahrnehmung • Räumliche Orientierungsfähigkeit

Beschreibung:

Die TN stellen sich hintereinander auf. Der erste der Reihe umläuft eine abgesteckte Strecke und sammelt anschließend den nächsten TN der Reihe ein. Die Strecke wird nun zu zweit, an einer Hand gefasst, gelaufen. So wird verfahren, bis die ganze Gruppe als Kette läuft (Wachsen). Dann wird der erste Läufer wieder am Start abgeliefert, anschließend der zweite usw. (Schrumpfen).

👍 Tipps:

- Das Wachsen und Schrumpfen der Gruppe eng anleiten, ggf. mitlaufen.
- Die zu umlaufende Strecke an das Leistungsniveau der Gruppe anpassen und überschaubare Laufwege wählen.

☞ Hinweise:

- Variante: Nr. 123 Förderband
- Passend zum Aufwärmen: Nr. 8 Die alte böse Königin

MOTIVATION

Haupteil

Nr. 97 Parcours

Geschicklichkeitsspiel in der Turnhalle, ab 4 TN

Bedingungen:	Gewicht auf:
• Materialien aller Art (Hütchen, Seile, Ringe, Bänke, Matten, Bälle etc.) • Ggf. erklärende Stationskarten	• Je nach Elemente: Kraft, Ausdauer, Gleichgewicht, Konzentration, Koordination • Erprobung der eigenen Fähigkeiten • Exploration • Bewältigung

Beschreibung:

Es werden mehrere, aneinandergereihte Elemente aufgebaut, die der Reihe nach durchlaufen werden. Der Schwierigkeitsgrad der Elemente wird dabei der Gruppe angepasst.

Beispiele für mögliche Elemente (Reihenfolge beliebig)
- Wackelpuddingberge (Fussbalancekissen),
- Slalom (Hütchen)
- Hürdenlauf (Steigen über eine Stange oder ein Seil)
- Inselhopping (Ringe/Teppichfliesen)
- Langbank (Rutschen)
- Etc.

👍 **Tipps:**

- Anfangs weniger Stationen, später evtl. mehr dazu nehmen
- Die Elemente können individuell angepasst werden
- Bei der Auswahl der Elemente darauf achten, dass insgesamt 2-3 Bewegungskomponenten (z.B. Kraft, Koordination, Konzentration) und Körperregionen (z.B. Arme, Beine, Rumpf etc.) beansprucht werden

👉 **Hinweise:**

- Variante: Nr. 100 Ballparcours
- Passende für das Aufwärmen: Nr. 21 Pferderennen, Nr. 12 Laurentia

MOTIVATION

Hauptteil

Nr. 98 Zirkeltraining

Flexibel einsetzbares Training, individuell oder in Gruppen durchführbar.

Bedingungen:	Gewicht auf:
• Mögliche Gegenstände: Verschiedene Bälle, Tennisschläger, Pezziball, kleiner Kasten • Ggf. Musik	• Herz-Kreislauf-Aktivierung • Kurzzeitausdauer • Interaktion • Umstellungsfähigkeit

Beschreibung:

Gemeinsam mit allen TN werden in einem Zirkel beliebig viele Stationen aufgebaut. Diese sollen, wenn möglich, in 2er Teams durchlaufen werden. Zu Beginn wird jede Station gemeinsam mit den TN erklärt und demonstriert, wenn alle Fragen geklärt sind, stellt sich je ein Paar zu einer Station. Die KL gibt nun ein Signal und die TN beginnen gemeinsam ihre Übungen. Insgesamt dauert jede Station 1 Minute, nach einem Signal wechseln die TN ihre Station (im Uhrzeigersinn). Sobald sich alle TN an ihrer neuen Station eingefunden haben, beginnt ein neues Intervall.

Mögliche Stationen:
Wurfwand mit Bällen verschiedener Größe und Schwere (inklusive selbstständigem Wiedereinsammeln),
Slalomlauf mit Balancieren eines Balls auf einem Schläger,
Mit Hilfe einer an der Wand befestigten Stange: Kniebeugen, Zehenspitzen- und Hackenstand & Liegestütz im Stand

👍 **Tipps:**

- Immer ein stärkerer mit einem schwächeren TN
- Musik als Motivationshilfe (Stoppt, wenn Intervall vorbei ist)
- Die KL achtet auf die richtige Ausführung der Übungen
- Mehrere Durchläufe mit Partnerwechsel
- Gemeinsames Abbauen

☛ **Hinweise:**

- Variante: Nr. 101 Kleine Ballschule
- Geeignet für das Aufwärmen: Nr. 8 Die alte böse Königin

MOTIVATION

Hauptteil

Nr. 99 Hütchenmemory	
Bewegungsspiel, max. 6 TN.	
Bedingungen: • Hütchen • Sandsäckchen, Bälle, Tücher etc. • ggf. Musik	Gewicht auf: • Räumliche Orientierung • Konzentration • Gedächtnisfähigkeit

Beschreibung:

Im gesamten Raum werden Hütchen verteilt, unter denen Gegenstände versteckt werden. Der Reihe nach decken die TN Hütchen auf. Finden sie im ersten Versuch einen Gegenstand, dürfen sie ein weiteres Hütchen aufdecken. Wenn sie ein leeres Hütchen aufdecken, ist der nächste TN am Zug.

Tipps:

- KL begleitet unsichere TN zu den Hütchen.
- Bei ausbleibendem Erfolg während der Suche gibt KL mögliche Hilfestellung.
- Gemeinsame Freude bei erfolgreicher Suche eines TN, durch lautes Jubeln.

Hinweise:

- Variante: Nr. 94 Wurf-Golf
- Geeignet für das Aufwärmen: Nr. 15 Zip Zap Zup, Nr. 1 Ampelspiel

MOTIVATION

Hauptteil

Nr. 100 Ballparcours

Geschicklichkeitsspiel, individuell und in der Gruppe durchführbar.

Bedingungen:	Gewicht auf:
• 1 Ball pro Teilnehmer • Jegliches Material zum Parcoursaufbau: Matten, Kegel, Tore, Bänke, Stühle, etc.	• Räumliche Orientierungsfähigkeit • Mobilisierung • Kopplungsfähigkeit

Beschreibung:

Mit den verfügbaren Materialien wird ein Hindernis-Parcours aufgebaut, der von den TN mit einem Ball beliebig oft durchlaufen wird. Der Ball kann dabei einfach gehalten, gerollt oder geworfen werden.

Beispiele für Parcours-Elemente:
Bank: Darüber rollen oder darunter durchschießen,
Tische/Matten/Stühle: Ball darüber oder darunter durchrollen,
Tore: Ball durchschießen,
Ringe: Ball hineinprellen,
Kisten/Eimer: Ball reinwerfen und wieder herausholen, etc.

👍 **Tipps:**

- Als Vorbereitung den TN die Möglichkeit geben sich mit dem Ball nach Belieben auszuprobieren.
- Zunächst nur ein Element aufbauen und die anderen schrittweise dazu bauen, bis ein Parcours entsteht.

☛ **Hinweise:**

- Variante: Nr. 118 Ballparcours (Bewegung), Nr. 97 Parcours, 104 Menschenmonopoly
- Passend für das Aufwärmen: Nr. 20 Wanderball

MOTIVATION

Hauptteil

Nr. 101 Kleine Ballschule

Ballübungen, individuell oder in der Gruppe durchführbar.

Bedingungen:	Gewicht auf:
• 1 Ball pro Teilnehmer	• Visuelle Wahrnehmung • Kopplungsfähigkeit • Alltagsbezug (Farberkennung)

Beschreibung:

Jeder TN sucht sich einen beliebigen Ball aus. Unter Anleitung der KL, werden zunächst die verschiedenen Eigenschaften der Bälle untersucht.
Welche Farbe, Größe, Oberfläche, Härte usw. hat der Ball?
Dann werden verschiedene stationäre Übungen mit dem Ball durchgeführt. Die KL leitet an und demonstriert. Die TN erfahren den Umgang mit dem Ball und bekommen die Möglichkeit ihre eigene Handlung dabei zu entdecken.

Beispiele für Ballübungen:
Von einer in die andere Hand legen,
um den Bauch herumrollen,
zwischen die Knie klemmen,
mit beiden Händen über dem Kopf halten,
leicht hochwerfen,
wegrollen und bei Stillstand wiederholen, etc.

👍 **Tipps:**

- Möglichst unterschiedliche Bälle zum Aussuchen bereitstellen.
- Für die Untersuchung der Balleigenschaften gezielte Fragen stellen.
- Die Ballübungen flexibel an das Niveau der TN anpassen und Überforderung vermeiden.

👉 **Hinweise:**

- Variante: Nr. 94 Wurf-Golf,
- Geeignet für das Aufwärmen: Nr. 20 Wanderball

MOTIVATION

Hauptteil

Nr. 102 Gegenstände einsammeln

Ruhiges Bewegungsspiel mit Farberkennung, ab 2 TN

Bedingungen:	Gewicht auf:
• Gegenstände in zwei Farben (z.B. rot/blau) • Zwei Matten/ Reifen (z.B. rot/blau) • Ggf. Musik im Hintergrund	• Räumliche Orientierungsfähigkeit • Herz-Kreislauf-Aktivierung • Optischer Analysator

Beschreibung:

Die TN verteilen selbstständig verschieden farbige Gegenstände im Raum. Die Matten werden am Rand des Spielfeldes als Sammelstelle für die Gegenstände positioniert. Die TN sammeln die Gegenstände und ordnen sie der passenden Matte zu (blaue Gegenstände auf die blaue Matte).

👍 Tipps:

- Anstatt unterschiedlicher Farben können auch unterschiedliche Gegenstände verwendet werden (zur Orientierung je einen Gegenstand auf die Matte legen).
- Die TN suchen sich die Gegenstände selbstständig aus
- Ggf. 3 unterschiedliche Farben oder Arten der Gegenstände

☛ Hinweise:

- Variante: Nr. 58 Tauschball
- Passend für das Aufwärmen: Nr. 5 Memory, Nr. 9 Stopptanz

MOTIVATION

Haupteil

Nr. 103 Hütchenwerfen	
Wurfspiel für anfängliche Aktivierung, ab 2 TN	
Bedingungen: • Hütchen (Pylonen, Kegel etc.) • pro TN mind. 1 Ball	Gewicht auf: • Koordination • Beweglichkeit • Wurfkraft

Beschreibung:

Auf einer Langbank oder Linie werden Hütchen aufreihen. Die TN werfen die Hütchen mit verschiedenen Bällen ab, dabei kann die Wurfentfernung individuell angepasst werden. Die TN holen sich die Bälle selbstständig wieder. Für eine weitere Runde, werden die Hütchen von den TN aufgestellt.

👍 Tipps:

- Als Kegel eignen sich auch leicht befüllte Plastikflaschen.
- Zur Erhöhung oder Vereinfachung der Anforderung kann die Größe der Bälle und Kegel variieren.

☞ Hinweise:

- Variante: Nr. 94 Wurf-Golf
- Passend für das Aufwärmen: Nr. 20 Wanderball, Nr. 5 Memory
- Das Spiel kann auch als Station im Spiel in Wurf-Golf (94, 111) eingebaut werden.

MOTIVATION

Hauptteil

Nr. 104 Staffelspiele

Variabel einsetzbares Laufspiel, mind. 3 TN.

Bedingungen:	Gewicht auf:
• Halle oder Platz im Freien • Markierungen für die Laufstrecke • Staffelholz (oder Alternative)	• Räumliche Orientierungsfähigkeit • Mobilisierung • Kopplungsfähigkeit • Interaktion

Beschreibung:

Mit den verfügbaren Materialien wird eine Laufstrecke abgesteckt. Die TN durchlaufen mit dem Staffelholz in der Hand die markierte Strecke und übergeben es anschließend dem Nächsten in der Reihe, der dann laufen darf.

👍 Tipps:

- Als Vorbereitung den TN die Möglichkeit geben sich auf der Laufstrecke auszuprobieren.
- Die KL gibt Unterstützung beim Erlernen des Staffel-Prinzips.

☛ Hinweise:

- Variante: Nr. 95 Schwerttransport
- Passend für das Aufwärmen: Nr. 20 Wanderball

MOTIVATION

Hauptteil

Nr. 105 Menschen-Monopoly

Langsames Bewegungsspiel in beliebigen Räumen spielbar. Besonders zur Aktivierung kleiner Gruppen (höchstens 6 TN) geeignet.

Bedingungen:	Gewicht auf:
• Reifen oder alternative Gegenstände z.b. Matten, Teppichfliesen etc. als Spielfelder • Diverse Gegenstände z.b. verschiedene Bälle, Hanteln, Kegel etc. • Würfel	• Räumliche Orientierungsfähigkeit • Optische Wahrnehmung • Alltagsbezug • Eigenaktivität

Beschreibung:

Gespielt wird mit einem großen (Schaumstoff-) Würfel: Als eine Art Gesellschaftsspiel werden Spielfelder aufgestellt, auf denen div. Gegenstände verteilt werden. Es können auch Felder frei bleiben. Die TN sind die „Spielfiguren", stellen sich an einer zuvor festgelegten Startposition auf, würfeln nacheinander und rücken die entsprechende Anzahl der Felder vor. Im Feld angekommen müssen die TN, verschiedene Bewegungsaufgaben so oft wiederholen, wie die Augenzahl auf dem Würfel anzeigt.

👍 **Tipps:**

- Die TN werden bei der Entscheidung der Bewegungsaufgabe mit einbezogen.
- Schwache TN werden beim Erkennen der Augenzahl und beim Vorrücken der Spielfelder unterstützt.
- Nach Möglichkeit die TN in den Aufbau des Spielfeldes einbeziehen.

☞ **Hinweise:**

- Variante:Nr. 115 Menschen-Monopoly (Bewegung), Nr. 134 Menschen-Monopoly (Handlung)
- Passend für das Aufwärmen: Nr. 2 Schaukelpferd

BEWEGUNG

Hauptteil

Nr. 106 Treffball

Abwehr- und Wurfspiel in zwei Mannschaften.

Bedingungen:	Gewicht auf:
• Softbälle; Hockeyschläger • Gegenstände zum Treffen (Kegel, Kästen, Ringe, Tore, etc.) • ggf. Bank	• Herz-Kreislauf-Aktivierung • Teamarbeit/Interaktion • Kopplungsfähigkeit • Beweglichkeit

Beschreibung:

Die Gruppe wird in zwei Mannschaften geteilt. Es gibt eine Abwehr- und eine Wurfmannschaft. Die Abwehrmannschaft steht vor einer Wand und versucht die aufgebauten Gegenstände vor den Bällen der Wurfmannschaft zu schützen. Beide Mannschaften dürfen Hände und Füße zum Werfen und Abwehren benutzen.

Tipps:

- Die Gegenstände können auch auf einer Bank aufgebaut werden.
- Je nach zu treffenden Gegenständen können die Bälle gerollt, geschossen, geworfen oder geprellt werden.
- Um das Spiel zu endschleunigen und Angstentstehung zu vermeiden können auch Luftballons verwendet werden.

Hinweise:

- Variante: Nr. 129 Kegelklau
- Passend für das Aufwärmen: Nr. 39 Feuer, Wasser, Sandsturm

BEWEGUNG

Hauptteil

Nr. 107 Brennball

Lauf- und Wurfspiel in zwei Mannschaften. Mindestens 8 Teilnehmer.

Bedingungen:	Gewicht auf:
• Halle oder Platz im Freien • 4-5 Matten • Ringe oder Hütchen • 1 Ball	• Reaktion • Koppelung • Kondition

Beschreibung:

Gespielt wird in zwei Mannschaften. Ein beliebig großes Feld wird rechteckig abgesteckt. Eine Mannschaft stellt sich in einer Reihe am festgelegten Startpunkt auf (Wurf- und Laufgruppe), die andere verteilt sich im Feld (Fängergruppe). Der erste TN der Wurf- und Laufgruppe wirft einen Ball möglichst weit in das Feld und darf es so lange umlaufen, bis die Fängergruppe den Ball zum Brenner (Ring oder Kasten in der Nähe des Startpunkts) befördert hat. Wenn sich der Läufer nach seinem Wurf zwischen zwei Stationen befindet und der Ball bereits den Brenner erreicht hat, ist er „verbrannt". Wenn alle TN geworfen haben, werden die Positionen der Mannschaften gewechselt.

Tipps:

- Als Vorbereitung alle TN mit einem Ball ausstatten das Werfen und/oder Loslaufen auf Kommando üben.
- Den Spielablauf eng begleiten und die Aktionen ggf. erklären und unterstützen.
- Die Zwischenstationen als Inseln und die Laufstrecke als unsicheren Boden (z.B. Meer, Sumpf) erklären, damit ein Anreiz besteht die Stationen schnell erreichen.

Hinweise:

- Variante: Nr. 130 Brennball (Handlung), Nr. 114 Parcours
- Passend für das Aufwärmen: Nr. 46 Ablöseball, Nr. 57 Tauchball

Skizze vom Spielfeld (optional)

Zwischenstation

Laufstrecke

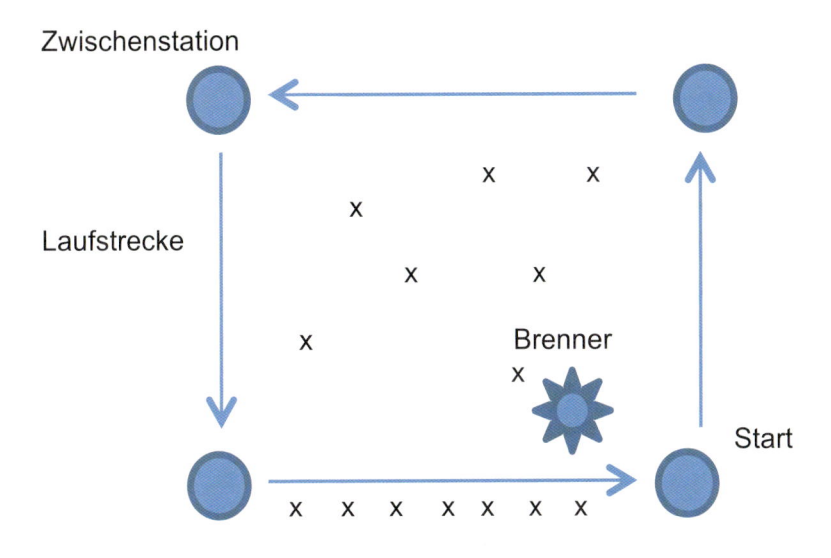

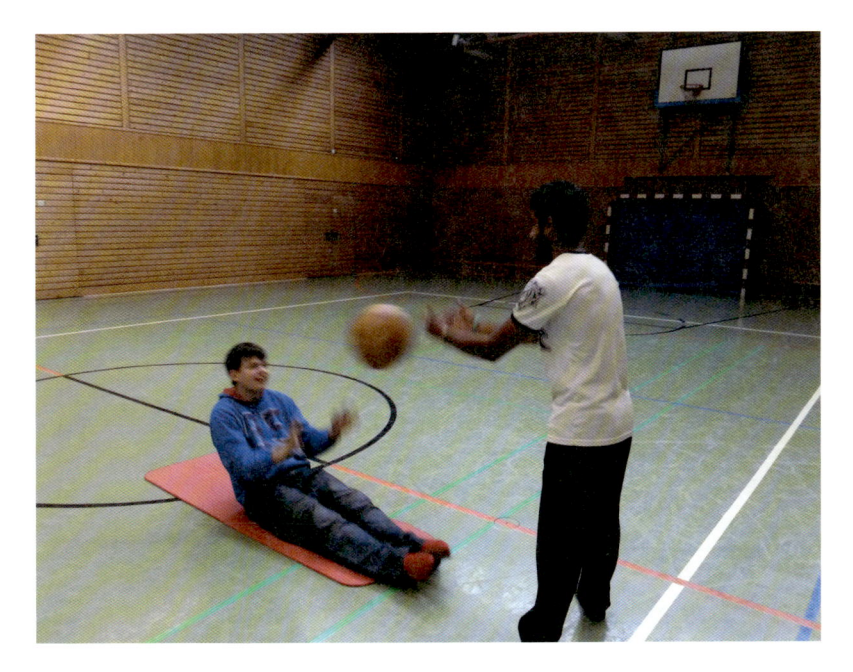

Brenner

Start

Abbildung 12 Aus dem Kursgeschehen

BEWEGUNG

Haupteil

Nr. 108 Ball über die Schnur

Interaktives Zuspiel in zwei Gruppen, ab 4 TN.

Bedingungen:	Gewicht auf:
• Ein weicher Ball	• Optische Wahrnehmung
• Spielfeldbegrenzungen	• Differenzierungsfähigkeit
• Schnur oder Netz	• Herz-Kreislauf-Aktivierung

Beschreibung:

Die TN werden in zwei gleichgroße Gruppen eingeteilt. Ein rechteckiges Spielfeld wird abgesteckt und in der Mitte durch eine Schnur oder ein Netz in beliebiger Höhe geteilt. Aufgabe ist es den Ball über die Spielfeldtrennung hinweg zu spielen, möglichst ohne dass dieser den Boden berührt. Es handelt sich um ein Zuspiel in dem das Zuwerfen und Fangen in der Gruppe geübt werden soll. Es besteht die Möglichkeit der Steigerung zu einem Punktspiel mit zwei Mannschaften (siehe Nr. XX Handlung).

Regeln:
Der Ball ist über die Begrenzung hinweg in das andere Spielfeld zu spielen,
der Ball soll möglichst selten den Boden im eigenen Feld berühren.

👍 Tipps:

- Die KL spielt mit und demonstriert verschiedene Wurf- und Fangtechniken.
- In einer Vorübung können die TN sich partnerweise einen Ball zuspielen.
- Die Gruppen sollten möglichst gleichstark eingeteilt werden.

☞ Hinweise:

- Variante: Nr. 136 Bandenball
- Passend für das Aufwärmen: Nr. 51 Rufball

BEWEGUNG

Hauptteil

Nr. 109 Schwertransport

In der Gruppe durchführbares Staffelspiel mind. 4 TN	
Bedingungen: • Halle oder Platz im Freien • Decken • Verschiedene Gegenstände; Bälle, Hanteln, Tennisschläger etc.	**Gewicht auf:** • Kopplungsfähigkeit • Kommunikation • Interaktion

Beschreibung:

Die TN bilden 2 Teams. Mit einer Decker werden jeweils in 2er Paaren verschiedene Gegenstände zur anderen Seite der Halle transportiert. Es darf pro Runde immer nur ein Gegenstand in der Decke zur Gegenüberliegenden Seite transportiert werden. Gewonnen hat die Mannschaft, die zuerst alle Gegenstände auf die andere Seite transportiert hat.

Tipps:

- Immer ein stärkerer mit einem schwächeren TN
- Musik als Motivationshilfe (Stoppt, wenn Intervall vorbei ist)
- Mehrere Durchläufe mit Partnerwechsel
- Gemeinsames Abbauen

Hinweise:

- Variation: Nr. 121 Staffelspiele
- Passend für das Aufwärmen: Nr. 24 Memory

BEWEGUNG

Hauptteil

Nr. 110 Mattenrutschen

Bewegungsspiel mit Kraftanforderung

Bedingungen:	Gewicht auf:
• In der Sporthalle spielbar • Eine Weichbodenmatte	• Kopplungsfähigkeit • Differenzierungsfähigkeit • Sprungkraft • Optische Wahrnehmung

Beschreibung:

An einem Ende der Halle wird die Weichbodenmatte platziert. Nacheinander nehmen die TN Anlauf und springen auf die Matte, sodass sie gemeinsam mit ihr, ein Stück nach vorne rutschten. An der anderen Hallenhälfte angekommen, kann wieder zurückgerutscht werden.

👍 **Tipps:**

- Bei vielen TN, genügend Platz und einer weiteren Weichbodenmatte, können zwei Gruppen nebeneinander rutschen ➔ verkürzt die Wartezeit
- Verhaltensregeln werden besprochen z.B. „Es wird erst gesprungen, wenn kein anderer TN mehr auf der Matte befindet".

☞ **Hinweise:**

- Variante:
- Passend für das Aufwärmen:Nr. 39 Feuer, Wasser, Sandsturm

BEWEGUNG

Haupteil

Nr. 111 Wurf-Golf

Zielwurfspiel, je nach Raumgröße und Stationsanzahl, mit 5-10 TN durchführbar.

Bedingungen:	Gewicht auf:
• Körbe, Kästen etc. • Pro TN ein Ball • Halle oder große Fläche im Freien	• Differenzierungsfähigkeit • Optische Wahrnehmung • Kopplungsfähigkeit • Selbstwirksamkeit

Beschreibung:

Es werden 7-15 Wurfstationen mit Körben, Kästen, Ringen, etc. aufgebaut (Je nach verfügbaren Material, Raumgröße und TN-Zahl). Jeder TN erhält einen kleinen nichtprellenden Ball. Die KL demonstriert, wie der Wurf-Parcours durchlaufen werden soll. Die TN haben die Aufgabe den Wurf-Parcours mit möglichst wenigen Würfen zu absolvieren. Pro Durchlauf hat jeder TN einen Wurf. Wie beim richtigen Golf, ist der Ausgangspunkt für den nächsten Wurf, dort wo der Ball aufkommt. Trifft ein TN eine Station, darf er unmittelbar auf die Nächste werfen.

👍 **Tipps:**

- Auf Zeit spielen: Der Parcours wird so schnell wie möglich durchlaufen.
- Den Abstand zwischen den „Stationen" variieren.
- Tennis-Golf – anstatt zu werfen, können die TN den Ball mit dem Tennisschläger in die Ziele schlagen.

☛ **Hinweise:**

- Variante:Nr. 118 Ballparcours
- Passend für das Aufwärmen: Nr. 58 Tauschball

BEWEGUNG

Hauptteil

Nr. 112 Prellball	
Mannschaftspiel ab 6 TN	
Bedingungen: • Ball • Langbank / Zauberschnur	Gewicht auf: • Reaktionsfähigkeit • Interaktion • Kopplungsfähigkeit

Beschreibung:

Ein abgegrenztes Feld wird durch eine Langbank geteilt. Es werden zwei Gruppen gebildet, die sich jeweils in eines der beiden Felder verteilen. Der Ball wird in der eigenen Spielhälfte auf den Boden geprellt, so dass er auf der Seite des Gegners landet. Die Gruppe in der anderen Spielhälfte versucht den Ball zu fangen.

Tipps:

- Die Spielfeldgröße variieren
- Soft- oder Gymnastikbälle

Hinweise:

- Varianten: Nr. 117 Bandenball
- Passend für das Aufwärmen: Nr. 15 Zick, Zack-Ball, Nr. 49 Passball

BEWEGUNG

Hauptteil

Nr. 113 Wachsen und Schrumpfen	
Staffelspiel, ab 4 TN	
Bedingungen: • Markierungen für die Laufstrecke • Ggf. Material als Hindernisse für die Lauftrecke	**Gewicht auf:** • Herz-Kreislauf-Aktivierung • Interaktion • Optische Wahrnehmung

Beschreibung:

Je nach Gruppengröße kann das Spiel in einer Gruppe mit 4 TN oder ab 6 TN in zwei Gruppen nebeneinander gespielt werden. Die TN stellen sich hintereinander auf. Der erste der Reihe umläuft eine abgesteckte Strecke und sammelt anschließend den nächsten TN der Reihe ein. Die Strecke wird nun zu zweit, an einer Hand gefasst, gelaufen. So wird verfahren, bis die ganze Gruppe als Kette läuft (Wachsen). Dann wird der erste Läufer wieder am Start abgeliefert, anschließend der zweite usw. (Schrumpfen).

Tipps:

- Hilfestellung bei dem Wachs- und Schrumpfvorgang leisten.
- Leichte Hindernisse in die Laufbahn einbauen z.B.: Slalomstangen, Hütchen, kleine Kästen, etc.

Hinweise:

- Variante: Nr. 109 Schwertransport, Nr. 123 Förderband
- Passend für das Aufwärmen: Nr. 23 Atomspiel, Nr. 22 Ballraupe

BEWEGUNG

Hauptteil

Nr. 114 Parcours	
Geschicklichkeitsspiel in der Turnhalle, ab 4 TN	
Bedingungen: • Materialien aller Art (Hütchen, Seile, Ringe, Bänke, Matten, Bälle etc.) • Ggf. Stationskarten	Gewicht auf: • Je nach Auswahl der Stationen: Kraft, Ausdauer, Gleichgewicht, Konzentration, Koordination • Erprobung der eigenen Fähigkeiten • Wiederholung und Steigerung

Beschreibung: Es werden mehrere, aneinandergereihte Elemente aufgebaut, die der Reihe nach durchlaufen werden. Der Schwierigkeitsgrad der Elemente wird dabei der Gruppe angepasst.

Beispiele für mögliche Elemente (Reihenfolge beliebig)
- Balancieren (auf einer Bank)
- Inselhopping (Reifen)
- Wackelpuddingberge (Fussbalancekissen),
- Slalom (Hütchen)
- Hürdenlauf (beliebig hoch oder niedrig)
- Krabbeln (durch ein Kastenteil)
- Etc.

Tipps:

- TN beim Auf- und Abbauen einbeziehen
- Anfangs weniger Stationen, später evtl. mehr dazu nehmen
- Die einzelnen Stationen können individuell an einzelne TN angepasst werden
- Bei der Auswahl der Elemente darauf achten, dass insgesamt 2-3 Bewegungskomponenten (z.B. Kraft, Koordination, Konzentration) und Körperregionen (z.B. Arme, Beine, Rumpf etc.) beansprucht werden

Hinweise:

- Variante: Nr. 118 Ballparcours
- Passend für das Aufwärmen: Nr. 39 Feuer, Wasser, Sandsturm, Nr. 42 Kettenfangen

BEWEGUNG

Hauptteil

Nr. 115 Menschen-Monopoly

Langsames Bewegungsspiel in beliebigen Räumen spielbar. Besonders zur Aktivierung kleiner Gruppen (höchstens 6 TN) geeignet.

Bedingungen:	Gewicht auf:
• Reifen oder alternative Gegenstände z.b. Matten, Teppichfliesen etc. als Spielfelder • Diverse Gegenstände z.B. verschiedene Bälle, Hanteln, Kegel etc. • Würfel	• Beweglichkeit • Konzentrationsfähigkeit • Alltagsbezug • Eigenaktivität

Beschreibung:

Gespielt wird mit einem großen (Schaumstoff-) Würfel: Als eine Art Gesellschaftsspiel werden Spielfelder aufgestellt, auf denen div. Gegenstände verteilt werden. Es können auch Felder frei bleiben. Die TN sind die „Spielfiguren", stellen sich an einer zuvor festgelegten Startposition auf, würfeln nacheinander und rücken die entsprechende Anzahl der Felder vor. Im Feld angekommen müssen die TN, verschiedene Bewegungsaufgaben so oft wiederholen, wie die Augenzahl auf dem Würfel anzeigt.

Tipps:

- Die TN werden bei der Entscheidung der Bewegungsaufgabe mit einbezogen.
- Schwächere TN werden beim Erkennen der Augenzahl und beim Vorrücken der Spielfelder von den anderen TN unterstützt.
- TN bauen das Spielfeld gemeinsam mit der KL auf.

Hinweise:

- Variante: Nr. 105 Menschen-Monopoly (Motivation), Nr. 134 Menschen-Monopoly (Handlung), Nr. 114 Parcours
- Passend für das Aufwärmen: Nr. 23 Atomspiel, Nr. 36 Hand ans Knie

BEWEGUNG

Hauptteil

Nr. 116 Hütchenmemory

Bewegungsspiel, max. 6 TN

Bedingungen:	Gewicht auf:
• Hütchen	• Konzentration
• Sandsäckchen, Bälle, Tücher etc.	• Erinnerungsvermögen
• ggf. Musik	• Eigenaktivität

Beschreibung:

Im gesamten Raum werden Hütchen verteilt, unter denen Gegenstände versteckt werden. Der Reihe nach decken die TN Hütchen auf. Finden sie im ersten Versuch einen Gegenstand, dürfen sie ein weiteres Hütchen aufdecken. Wenn sie ein leeres Hütchen aufdecken, ist der nächste TN am Zug.

👍 Tipps:

- Die TN bekommen eine Bewegungsaufgabe, wie sie sich zu den Hütchen hinbewegen z.B. Hüpfend, Storchengang, auf Zehenspitzen etc.
- Zwei gleiche Gegenstände müssen gefunden werden (Memory-Prinzip).

☞ Hinweise:

- Variante: Nr. 24 Memory
- Passend für das Aufwärmen: Nr. 36 Hand ans Knie

BEWEGUNG

Hauptteil

Nr. 117 Bandenball

Gruppenspiel in der Halle auf kleinem Spielfeld, mind. 4 TN.

Bedingungen:	Gewicht auf:
• 1 Ball	• Optische Wahrnehmung
• 2 Bänke	• Differenzierungsfähigkeit
• 1 Zauberschnur	• Kopplungsfähigkeit
(alternativ 1 weitere Bank)	

Beschreibung:

Die TN werden in zwei gleichstarke Gruppen geteilt. An den Enden des Spielfeldes wird jeweils eine Bank umgekippt, mit der Sitzfläche in Richtung der gegnerischen Seite (Bande). Ziel ist es den Ball unter der Schnur (oder Bank) in der Mitte des Spielfeldes durchzurollen oder zu schießen und die gegenüberliegende Bande zu treffen. Füße und Hände dürfen gleichermaßen eingesetzt werden.

👍 **Tipps:**

- Die KL demonstriert der Gruppe verschiedene Techniken mit dem Ball.
- In dieser Interventionsebene handelt es sich eher um ein angeleitetes „Zuspiel" zwischen den beiden Gruppen. Ziel ist es zunächst den Ball auf die andere Seite zu schießen oder zu rollen.

☞ **Hinweise:**

- Variante: Nr. 112 Prellball, Nr. 136 Bandenball (Handlung),
- Passend für das Aufwärmen: Nr. 22 Ballraupe, Nr. 51 Rufball

BEWEGUNG

Hauptteil

Nr. 118 Ballparcours

Geschicklichkeitsspiel, individuell und in der Gruppe durchführbar.

Bedingungen:	Gewicht auf:
• 1 Ball pro Teilnehmer • Jegliches Material zum Parcoursaufbau: Matten, Kegel, Tore, Bänke, Stühle, etc.	• Herz-Kreislauf-Aktivierung • Kopplungsfähigkeit • Gleichgewichtsfähigkeit

Beschreibung:

Mit den verfügbaren Materialien wird ein Hindernis-Parcours aufgebaut, der von den TN mit einem Ball beliebig oft durchlaufen wird. Der Ball kann gerollt, geschossen oder geworfen werden.

Beispiele für ParcoursElemente:
Hütchen oder Kegel: Slalom laufen oder prellen,
Tisch/Bänke: Ball darüber oder darunter durchrollen,
Matten/Stühle: Prellend herum laufen,
Tore: Ball durchschießen,
Ringe: Ball durchwerfen,
Kisten/Eimer: Ball reinwerfen und wieder herausholen, etc.

👍 **Tipps:**

- Als Vorbereitung den TN die Möglichkeit geben sich partnerweise mit dem Ball auszuprobieren.
- Die TN in den Aufbau mit einbeziehen, sie entscheiden lassen welche Elemente Teil des Parcours sein können.
- Auch als Staffelspiel durchführbar.

☞ **Hinweise:**

- Variante: Nr. 137 Ballparcours (Handlung), Nr. 114 Parcours
- Passend für das Aufwärmen: Nr. 75 Fallschirmspiel

BEWEGUNG

Hauptteil

Nr. 119 Zirkeltraining

Flexibel einsetzbares Training, individuell oder in Gruppen durchführbar.

Bedingungen:	Gewicht auf:
• Mögliche Gegenstände: Weichbodenmatte, Medizinball, kleine Wurfbälle Gymnastikmatten, Igelbälle, Kästen, (Balance-) Kissen, Ringe, Kästen, Pezziball, Igelbälle • Ggf. Musik	• Herz-Kreislauf-Aktivierung • Kurzzeitausdauer • Kraftausdauer • Interaktion • Umstellungsfähigkeit

Beschreibung: Gemeinsam mit allen TN werden in einem Zirkel beliebig viele Stationen aufgebaut. Diese sollen, wenn möglich, in 2er Teams durchlaufen werden. Zu Beginn wird jede Station gemeinsam mit den TN erklärt und demonstriert, wenn alle Fragen geklärt sind, stellt sich je ein Paar zu einer Station. Die KL gibt nun ein Signal und die TN beginnen gemeinsam ihre Übungen. Bei einigen Stationen gibt die KL ein Signal, woraufhin die TN die Position nach der Hälfte der Zeit wechseln. Insgesamt dauert jede Station 1 Minute, nach einem Signal wechseln die TN ihre Station (im Uhrzeigersinn). Sobald sich alle TN an ihrer neuen Station eingefunden haben, beginnt ein neues Intervall.

Mögliche Stationen: *Weichbodenlauf – Ein TN steht auf einem (Balance-)Kissen und der Partner wirft ihm einen Ball zu – Zielwurf mit Ringen – Igelballmassage (28) – Übergeben eines Medizinballs, etc.*

Tipps:
- Immer ein stärkerer mit einem schwächeren TN
- Musik als Motivationshilfe (Stoppt, wenn Intervall vorbei ist)
- Die KL achtet auf die richtige Ausführung der Übungen
- Stationen individuell gestaltbar, auch „Entspannungs-Stationen" mit einbauen
- Dauer und Intensität der Intervalle flexibel
- Mehrere Durchläufe mit Partnerwechsel
- Gemeinsames Abbauen

Hinweise:
- Variante: Nr. 111 Wurf-Golf
- Passend für das Aufwärmen: Nr. 48 Ochs am Berg

BEWEGUNG

Hauptteil

Nr. 120 "Haltet das Feld sauber"

Wurfspiel in zwei Gruppen, ab 4 TN.

Bedingungen:	Gewicht auf:
• Langbank (als Spielfeldabtrennung), • 1-2 Bälle pro TN	• Reaktionsfähigkeit • Kopplungsfähigkeit • Ausdauer

Beschreibung:

Ein beliebig großes Feld wird z.b. durch eine Langbank in der Mitte geteilt. Zwei Mannschaften werden gebildet, die sich mit der gleichen Anzahl an Bällen, jeweils in einer Spielfeldhälfte verteilen. Nach einem Startsignal werfen die TN alle Bälle in das gegnerische Feld, auch die vom Gegner geworfenen Bälle und versuchen so das „Feld sauber zu halten". Gewonnen hat die Mannschaft, die keinen Ball in der eigenen Hälfte mehr hat oder nach Abpfiff durch die KL weniger Bälle in der eigenen Hälfte hat.

Tipps:

- TN suchen sich Bälle selbstständig aus
- Die Größe, Schwere und Menge der Bälle kann variieren.
- Die Feldgröße kann je nach Gruppenstärke variieren.

Hinweise:

- Variante: Nr. 108 Ball über die Schnur, Nr. 117 Bandenball
- Auch als Aufwärmspiel geeignet
- Passend für das Aufwärmen: Nr. 24 Memory, Nr. 58 Tauschball (Schulung)

BEWEGUNG

Hauptteil

Nr. 121 Staffelspiele

Variabel einsetzbares Laufspiel, mind. 3 TN.

Bedingungen:	Gewicht auf:
• Halle oder Platz im Freien • Markierungen für die Laufstrecke • Staffelholz (oder Alternative)	• Räumliche Orientierungsfähigkeit • Kopplungsfähigkeit • Interaktion • Herz-Kreislauf-Aktivierung

Beschreibung:

Mit den verfügbaren Materialien wird eine Laufstrecke abgesteckt. Die TN durchlaufen mit dem Staffelholz in der Hand die markierte Strecke und übergeben es anschließend dem Nächsten in der Reihe, der dann laufen darf. Es können Aufgaben für die Laufwege gegeben werden (siehe Glossar Bewegungsaufgaben).

👍 **Tipps:**

- Es können verfügbare Materialen als Hindernisse in die Laufstrecke eingebaut werden (z.B. Langbänke, Kästen, Hütchen, etc.).
- Die TN in den Aufbau der Laufstrecke einbeziehen.
- Kombinierbar z.B. mit Ballparcours (118) und Parcours (114)

👉 **Hinweise:**

- Variante: Nr. 123 Förderband
- Passend für das Aufwärmen: Nr. 22 Ballraupe, Nr. 58 Tauschball

BEWEGUNG

Hauptteil

Nr. 122 Gegenstände einsammeln

Ruhiges Bewegungsspiel mit Farberkennung in Mannschaften ab 4 TN

Bedingungen:	Gewicht auf:
• Gegenstände in zwei Farben (z.B. rot/blau) • Zwei Matten/ Reifen (z.B. rot/blau) • Ggf. Musik im Hintergrund	• Räumliche Orientierungsfähigkeit • Herz-Kreislauf-Aktivierung • Optischer Analysator • Interaktion

Beschreibung:

Die TN verteilen selbstständig verschieden farbige Gegenstände im Raum. Die Matten werden am Rand des Spielfeldes als Sammelstelle für die Gegenstände positioniert. Die TN werden in zwei Mannschaften eingeteilt. Die eine Mannschaft sammelt alle roten Gegenstände und die Andere alle blauen Gegenstände ein. Gewonnen hat die Mannschaft, die alle Gegenstände ihrer Farbe eingesammelt hat.

👍 **Tipps:**

- Anstatt unterschiedlicher Farben können auch unterschiedliche Gegenstände verwendet werden (zur Orientierung je einen Gegenstand auf die Matte legen).
- Die TN suchen sich die Gegenstände selbstständig aus
- Die TN wählen die Mannschaften selbstständig.

☞ **Hinweise:**

- Variante: Nr. 58 Tauschball
- Passend für das Aufwärmen: Nr. 24 Memory, Nr. 92 Laurentia (12) Kleine Ballschule

BEWEGUNG

Hauptteil

Nr. 123 Förderband

Staffelspiel mit Material, ab 4 TN.

Bedingungen:	Gewicht auf:
• Kästen/Körbe • verschiedene Gegenstände (Bälle, Tücher, Seile, Ringe etc.) • ggf. Hindernisse (Langbank, Kasten, Matten etc.)	• Akustische und optische Wahrnehmung • Kopplungsfähigkeit • Mobilisierung

Beschreibung:

Gegebenenfalls wird die Gruppe geteilt. Zwei bzw. vier Kästen werden im beliebigen Abstand gegenüber gestellt. Der Laufweg zwischen den Kästen ist das Förderband. In einem Kasten befinden sich verschiedene Gegenstände, der andere Kasten bleibt leer. Die KL gibt mit genauer Angabe vor, welcher Gegenstand transportiert wird, z.B.: „der gelbe Igelball". Die Aufgabe ist es den richtigen Gegenstand zu finden und über das Förderband zu transportieren. Somit transportieren die TN die Gegenstände der Reihe nach von dem einen in den anderen Kasten. In einer zweiten Runde können die Gegenstände wieder zurück transportiert werden.

👍 **Tipps:**

- Je nach Gruppengröße und verfügbarem Platz, wird in einer oder zwei Gruppen nebeneinander gespielt.
- Leichte Hindernisse in die Laufbahn einbauen z.B.: Slalomstangen, Hütchen, kleine Kästen, etc.
- Laufvariationen vorgeben.
- Bewegungsaufgaben mit den zu befördernden Gegenständen einbauen: z.B. Ball dribbeln, Sandsäcken balancieren, Seil über den Kopf halten etc.

☛ **Hinweise:**

- Variante: Nr. 109 Schwerttransport
- Passend für das Aufwärmen: Nr. 36 Hand-ans-Knie

BEWEGUNG / HANDLUNG

Haupteil

Nr. 124 Balltreiben	
Wurfspiel zur Konzentration, ab 4 TN.	
Bedingungen: • Medizinball • Bocciabälle o.Ä. • Ggf. Langbank	Gewicht auf: • Differenzierungsfähigkeit • Optische Wahrnehmung • Konzentrationsfähigkeit

Beschreibung:

Zwei gleichgroße Gruppen werden gebildet. In einem Abstand von mindestens 3 Metern stellen sich die Gruppen gegenüber und reihen sich nebeneinander auf. In der Mitte der Gruppe wird der Medizinball platziert und die anderen Bälle gleichmäßig verteilt. Ziel ist es, den Medizinball zu bewegen, in dem die TN ihn mit gezielten Würfen über eine zuvor festgelegte Linie, auf den Seiten der Gegner, treiben.

Variation:

Der Medizinball wird zwischen den beiden Gruppen auf einer Langbank platziert. Durch gezieltes werfen versuchen die TN ihn von der Bank zu treiben. Die Gruppe hat gewonnen, die den Medizinball von der Bank, auf die gegnerische Seite treibt.

Tipps:

- Zur Steigerung bzw. Vereinfachung wird der Abstand zum Medizinball vergrößert oder verkleinert.
- Die TN können auf einem Signal gleichzeitig auf den Ball werfen (schnelle Runde) oder werfen nacheinander, im Wechsel der Gruppen (längere Runde).
- Wenn sich der Medizinball nicht bewegen sollte, diesen durch einen leichteren Ball austauschen.

Hinweise:

- Variante: Nr. 57 Hütchenwerfen
- Passend für das Aufwärmen: Nr. 33 Stürmische See

HANDLUNG

Hauptteil

Nr. 125 Zirkeltraining

Flexibel einsetzbares Training, individuell oder in Gruppen durchführbar.

Bedingungen:	Gewicht auf:
• Mögliche Gegenstände: Weichbodenmatte, Medizinball, kleine Wurfbälle Gymnastikmatten, Igelbälle, Kästen, Balancekissen, Ringe, Kästen, Pezziball, Igelbälle • Ggf. Musik	• Herz-Kreislauf-Aktivierung • Kurzzeitausdauer • Kraftausdauer • Interaktion • Umstellungsfähigkeit

Beschreibung: Gemeinsam mit allen TN werden in einem Zirkel beliebig viele Stationen aufgebaut. Diese sollen, wenn möglich, in 2er Teams durchlaufen werden. Zu Beginn wird jede Station gemeinsam mit den TN erklärt und demonstriert, wenn alle Fragen geklärt sind, stellt sich je ein Paar zu einer Station. Die KL gibt nun ein Signal und die TN beginnen gemeinsam ihre Übungen. Bei einigen Stationen gibt die KL ein Signal, woraufhin die TN die Position nach der Hälfte der Zeit wechseln. Insgesamt dauert jede Station 1 Minute, nach einem Signal wechseln die TN ihre Station (im Uhrzeigersinn). Sobald sich alle TN an ihrer neuen Station eingefunden haben, beginnt ein neues Intervall.

Mögliche Stationen: *Weichbodenlauf – Crunches mit Medizinball – Kastensteigen – Hin- und herwerfen eines Medizinballs – Übungen auf einem (Balance-)Kissen – Seilspringen, etc.*

👍 **Tipps:**

- Musik als Motivationshilfe (Stoppt, wenn Intervall vorbei ist)
- Ent- und Anspannungsphasen im Wechsel
- Die KL achtet auf die richtige Ausführung der Übungen
- Stationen individuell gestaltbar, auch „Entspannungs-Stationen" mit einbauen
- Dauer und Intensität der Intervalle flexibel
- Mehrere Durchläufe mit Partnerwechsel
- Gemeinsames Abbauen

☞ **Hinweise:**

- Variante: Nr 133 Parcours, Nr. 136 Ballparcours
- Passend für das Aufwärmen: Nr. 72 Rübenziehen

HANDLUNG

Hauptteil

Nr. 126 Turmball

Schnelles Passspiel in der Turnhalle ab 8 Teilnehmer

Bedingungen:	Gewicht auf:
• Ball (z.B. Basket- oder Volleyball) • Zwei kleine Kästen • Halle	• Treffsicherheit • Schnelligkeit • Koordination • Orientierung • Teamfähigkeit

Beschreibung:

Es werden zwei gegenüberstehende Kästen aufgebaut, auf dem jeweils ein „Turmwächter" steht. Die Aufgabe jeder Mannschaft besteht darin, dem eigenen Turmwächter den Ball zuzuwerfen und gleichzeitig auf der anderen Seite den Erfolg des Gegners zu verhindern. Jeder dem eigenen Turmwächter erfolgreich zugespielte Ball zählt einen Punkt. Die Mannschaft, die am Ende die meisten Punkte erzielt hat, hat gewonnen.

Tipps:

- Gemeinsames Auf- und Abbauen
- TN bilden selbstständig Mannschaften
- 3 Schritte Regel, um das Spiel zu entschleunigen
- Steigerung: Der Turmwächter passt den Ball zurück zum Spieler, erst dann gilt es als Punkt

Hinweise:

- Variante: Nr. 141 Kegelklauen, Nr. 140 Mattenfootball
- Passend für das Aufwärmen: Nr. 71 Nummerntausch, Nr. 81 Plumpsack

HANDLUNG

Hauptteil

Nr. 127 Treffball

Abwehr- und Wurfspiel in zwei Mannschaften.

Bedingungen:	Gewicht auf:
• Softbälle, Gymnastikbälle oder Hockeyschläger • Gegenstände zum Treffen (Kegel, Kästen, Ringe, Tore, etc.) • ggf. Bank	• Teamarbeit/Interaktion • Mittelzeitausdauer • Reaktionsfähigkeit • Optische Wahrnehmung

Beschreibung:

Die Gruppe wird in zwei Mannschaften geteilt. Es gibt eine Abwehr- und eine Wurfmannschaft. Die Abwehrmannschaft steht vor einer Wand und versucht die aufgebauten Gegenstände vor den Bällen der Wurfmannschaft zu schützen. Beide Mannschaften dürfen Hände und Füße zum Werfen und Abwehren benutzen.

Tipps:

- Die Gegenstände können auch auf einer Bank aufgebaut werden.
- Je nach zu treffenden Gegenständen und verwendeten Bällen kann gerollt, geschossen, geworfen oder geprellt werden.
- Je nach Gruppengröße und gewählter Anforderung können 1 oder 2 Bälle pro TN verwendet werden.

Hinweise:

- Variante: Nr. 120 Haltet das Feld sauber, Nr. 77 Jägerball
- Passend für das Aufwärmen:Nr. 85 Schiffe versenken

HANDLUNG

Hauptteil

Nr. 128 Sitzfußball

Mannschaftsspiel mit Kraftanforderung, ab 6 TN.

Bedingungen:	Gewicht auf:
• Halle oder Platz im Freien • Pezziball • Tore (Kästen/ Stühle etc.)	• Kraftausdauer • Beweglichkeit • Kopplungsfähigkeit • Kommunikation • Teamfähigkeit

Beschreibung:

Zwei gleichstarke Mannschaften werden gebildet und Tore aufgebaut. Auf Hände und Füße gestützt, mit dem Gesäß gelegentlich rutschend, wird sich fortbewegt. Gespielt wird mit einem Pezziball nach vereinfachten Fußballregeln.

Tipps:

- Vor Beginn des Spiels wird in einer Vorübung den TN die Sitz- und Schusstechnik erklärt.
- Als Vorübung kann Zick-Zack-Ball (90) oder ein einfaches Zuspiel im Kreis gemacht werden.
- Die TN wählen ihre Mannschaften selbständig.
- Die TN können sich auch auf Teppichfliesen sitzend fortbewegen.

Hinweise:

- Variante:
- Passend für das Aufwärmen: Nr. 89 Zick Zack Ball

HANDLUNG

Hauptteil

Nr. 129 Kegelklau
Flinkes Laufspiel in der Sporthalle, ab 6 TN.

Bedingungen:	Gewicht auf:
• Mind. 5 Kegel pro Mannschaft • Tücher in zwei Farben, nach Anzahl der TN • Zwei Reifen	• Mittelzeitausdauer • Räumliche Orientierungsfähigkeit • Interaktion • Gruppendynamik

Beschreibung:

Gespielt wird in zwei gleichstarken Mannschaften. In der Sporthalle werden im Abstand von mindestens 10 Meter, die Kegel in einem Reifen aufgestellt. Die Mannschaften ordnen sich einem Reifen und einer Tuchfarbe zu. Die Tücher werden nun locker, über ihrem Gesäß, an der Hose befestigt.
Ziel des Spiels ist es, der gegnerischen Mannschaft alle Kegel zu Klauen und im eigenen Reifen aufzustellen. Die TN bewegen sich zum Reifen des Gegners und versuchen sich dort einen Kegel zu stehlen. Der Klau kann verhindert werden, indem einem Spieler in Besitz eines Kegels, das Tuch von der Hose entfernt wird, bevor der Kegel im Reifen aufgestellt wurde. Dieser muss nun sofort den Kegel an den Besitzer zurückgeben und erhält im Tausch sein Tuch zurück.

Regeln:
Körperkontakt ist erlaubt, jedoch sollte ruppiges Zerren und Schubsen von anderen TN vermieden werden.

Tipps:

- Der Ablauf des Spiels verleitet zu übermütigem Verhalten von TN. Hier sollte vor Beginn des Spiels nochmals auf Verhaltensregeln hingewiesen werden.
- Ggf. das Spiel zwischendurch anhalten und das Spiel erneut erklären

Hinweise:

- Variante: Nr. 126 Turmball,
- Passend für das Aufwärmen: Nr. 57 Hütchenwerfen

HANDLUNG

Hauptteil

Nr. 130 Brennball

Strategisches Lauf- und Wurfspiel in zwei Mannschaften. Mindestens 8 Teilnehmer.

Bedingungen:	Gewicht auf:
• Halle oder Platz im Freien • 4-5 Matten • Ringe oder Hütchen • 1 Ball	• Selbstgesteuerte Interaktion (Teamarbeit) • Umstellung • Kondition

---

Beschreibung:

Gespielt wird in zwei Mannschaften. Ein beliebig großes Feld wird rechteckig abgesteckt. Eine Mannschaft stellt sich in einer Reihe am festgelegten Startpunkt auf (Wurf- und Laufgruppe), die andere verteilt sich im Feld (Fängergruppe). Der erste TN der Wurf- und Laufgruppe wirft einen Ball möglichst weit in das Feld und darf es so lange umlaufen, bis die Fängergruppe den Ball zum Brenner (Ring oder Kasten in der Nähe des Startpunktes) befördert hat. Wenn sich der Läufer nach seinem Wurf zwischen zwei Stationen befindet und der Ball bereits den Brenner erreicht hat, ist er „verbrannt". Wenn alle TN geworfen haben, werden die Positionen der Mannschaften gewechselt.

☝ **Tipps:**

- Als Vorbereitung alle TN mit einem Ball ausstatten und (a) das Werfen und daraufhin schnell loslaufen auf Kommando und/oder (b) das Zielen in einen Kasten oder Ring üben.
- Strategische Hinweise im Spielverlauf geben, damit ein Spielfluss zustande kommt. Dabei die TN möglichst eigenständig handeln lassen.

☞ **Hinweise:**

- Variante: Nr. 107 Brennball (Bewegung)
- Passend für das Aufwärmen: Nr. 77 Jägerball, Nr. 79 Parkplatzsuche

HANDLUNG

Haupteil

Nr. 131 Ball über die Schnur

Kleines Sportspiel, ab 4 TN.	
Bedingungen: • Ein Ball • Spielfeldbegrenzungen • Schnur oder Netz	**Gewicht auf:** • Differenzierungsfähigkeit • Mittelzeitausdauer • Interaktion

Beschreibung:

Die TN werden in zwei gleichgroße Mannschaften eingeteilt. Ein rechteckiges Spielfeld wird abgesteckt und in der Mitte durch eine Schnur oder ein Netz in beliebiger Höhe geteilt. Aufgabe ist es den Ball über die Spielfeldtrennung hinweg in das gegnerische Feld zu spielen. Berührt der Ball dort den Boden, wird ein Punkt erzielt. Dieses Spiel kann auch ohne Wettkampf gespielt werden (siehe Nr. XX Bewegung).

Regeln:
Der Ball ist über die Begrenzung hinweg in das gegnerische Spielfeld zu spielen,
der Ball darf im eigenen Feld nicht den Boden berühren,
ein Zuspiel innerhalb der eigenen Mannschaft ist möglich.

Tipps:

- Die KL spielt mit und demonstriert verschiedene Wurf- und Fangtechniken.
- In einer Vorübung können die TN sich partnerweise einen Ball zuspielen.
- Die Mannschaften sollten möglichst gleichstark eingeteilt werden.

Hinweise:

- Variante: Nr. 127 Treffball
- Geeignet für das Aufwärmen: Nr. 77 Jägerball

HANDLUNG

Hauptteil

Nr. 132 Wachsen und Schrumpfen	
Staffelspiel ohne Material, ab 4 TN	
Bedingungen: • Markierungen für die Laufstrecke • Ggf. Material als Hindernisse für die Lauftrecke	Gewicht auf: • Kurzzeitausdauer • Interaktion • Optische Wahrnehmung

Beschreibung:

Je nach Gruppengröße kann das Spiel in einer Gruppe mit 4 TN oder ab 6 TN in zwei Mannschaften gegeneinander gespielt werden. Die TN stellen sich hintereinander auf. Der erste der Reihe umläuft eine abgesteckte Strecke und sammelt anschließend den nächsten TN der Reihe ein. Die Strecke wird nun zu zweit, an einer Hand gefasst, gelaufen. So wird verfahren, bis die ganze Gruppe als Kette läuft (Wachsen). Dann wird der erste Läufer wieder am Start abgeliefert, anschließend der zweite usw. (Schrumpfen).

👍 **Tipps:**

- Hindernisse in die Laufbahn einbauen z.B.: Slalomstangen, Hütchen, kleine Kästen, etc.
- Laufvariationen vorgeben.

👉 **Hinweise:**

- Variante: Nr. 138 Staffelspiele
- Passend für das Aufwärmen: Nr. 78 Kettenfangen

HANDLUNG

Hauptteil

Nr. 133 Parcours

Geschicklichkeitsspiel, ab 4 TN

Bedingungen:	Gewicht auf:
• Eher für Turn- und Gymnastikhallen geeignet • Materialien aller Art (Hütchen, Seile, Ringe, Bänke, Matten, Bälle etc.) • Ggf. Stationskarten	• Je nach Auswahl der Stationen: Kraft, Ausdauer, Gleichgewicht, Konzentration, Koordination • Erprobung der eigenen Fähigkeiten

Beschreibung: Es werden mehrere, aneinandergereihte Elemente aufgebaut, die der Reihe nach durchlaufen werden. Der Schwierigkeitsgrad der Elemente wird dabei der Gruppe angepasst.

Beispiele für mögliche Elemente (Reihenfolge beliebig)
- Balancieren (auf einer Bank, evtl. umgedreht)
- Inselhopping (Reifen)
- Slalom (Hütchen)
- Hürdenlauf (beliebig hoch oder niedrig)
- Krabbeln (Eine Weichbodenmatte auf zwei Langbänke legen ➔ Tunnel)
- Klettern (über einen Kasten)
- Schwingen (Seile)
- Bocksprung
- Etc.

Tipps:

- Gemeinsames Auf- und Abbauen
- Anfangs weniger Stationen, später evtl. mehr dazu nehmen
- Die einzelnen Stationen können individuell an einzelne TN angepasst werden
- Bei der Auswahl der Elemente darauf achten, dass insgesamt 2-3 Bewegungskomponenten (z.B. Kraft, Koordination, Konzentration) und Körperregionen (z.B. Arme, Beine, Rumpf etc.) beansprucht werden

Hinweise:

- Variante: Nr. 137 Ballparcours
- Passend für das Aufwärmen: Nr. 71 Nummerntausch, Nr. 88 Tunnelkriegen

HANDLUNG

Hauptteil

Nr. 134 Menschen-Monopoly

Langsames Bewegungsspiel in beliebigen Räumen spielbar. Besonders zur Aktivierung kleiner Gruppen (höchstens 6 TN) geeignet.

Bedingungen:	Gewicht auf:
• Reifen oder alternative Gegenstände z.B. Matten, Teppichfliesen etc. als Spielfelder • Diverse Gegenstände z.B. verschiedene Bälle, Hanteln, Kegel etc. • Schaumstoffwürfel	• Kraft • Beweglichkeit • Alltagsbezug

Beschreibung:

Gespielt wird mit einem großen (Schaumstoff-) Würfel: Als eine Art Gesellschaftsspiel werden Spielfelder aufgestellt, auf denen div. Gegenstände verteilt werden. Es können auch Felder frei bleiben. Die TN sind die „Spielfiguren", stellen sich an einer zuvor festgelegten Startposition auf, würfeln nacheinander und rücken die entsprechende Anzahl der Felder vor. Im Feld angekommen müssen die TN, verschiedene Bewegungsaufgaben so oft wiederholen, wie die Augenzahl auf dem Würfel anzeigt.

👍 Tipps:

- Die TN bauen das Spielfeld selbständig auf
- Die Übungen und Geräte werden an die TN angepasst und verändert. Es kann nun nach Schwerpunkten von Kraft, Bewegung und Kondition aufgebaut werden z.B. Runden laufen, Kasten Steigen, etc.
- Es wird mit einem Partner gespielt ➔ alle Übungen und Geräte auf Partnerübungen umstellen.

☞ Hinweise:

- Variante: Nr. 115 Menschen-Monopoly (Nilpferdmassage (148) (Bewegung), Nr. 133 Parcours, Nr. 125 Zirkeltraining
- Passend für das Aufwärmen: Nr. 71 Nummerntausch, Nr. 81 Plumpsack

HANDLUNG

Hauptteil

Nr. 135 Prellball

Mannschaftspiel ab 6 TN

Bedingungen:	Gewicht auf:
• Ball • Langbank/Zauberschnur	• Reaktionsfähigkeit • Interaktion • Gruppendynamik • Kopplungsfähigkeit • Ausdauer

Beschreibung: Ein abgegrenztes Feld wird durch eine Langbank geteilt. Es werden zwei Mannschaften gebildet, die sich jeweils in eines der beiden Felder verteilen. Der Ball wird in der eigenen Spielhälfte auf den Boden geprellt, so dass er auf der Seite des Gegners landet. Die Gruppe in der anderen Spielhälfte versucht den Ball zu fangen. Der Gegner versucht zu verhindern, dass der Ball auf dem Boden seines Feldes landet und versucht diesen zu fangen. Sobald der Ball dennoch den Boden des Gegners berührt erzielt die andere Mannschaft einen Punkt.

Weitere Regeln:
- Landet der Ball außerhalb des Spielfeldes, erhält der Gegner einen Punkt
- Landet der Ball nach dem Prellen im eigenen Feld, erhält die andere Mannschaft einen Punkt.
- Wenn der Ball von einer Mannschaft außerhalb des Spielfeldes geprellt wird, jedoch jemand aus der gegnerischen Mannschaft den Ball noch berührt, gilt dieser als „Nicht gefangen" und die Mannschaft erhält den Punkt.

Tipps:

- TN bilden selbständig Mannschaften
- Basketbälle
- Um Anforderung zu steigern 2 Bälle einsetzen
- Zwei Bänke übereinander Stellen /Zauberschnur

Hinweise:

- Varianten:Nr. 131 Ball über die Schnur
- Passend für das Aufwärmen: Nr. 63 Ablöseball

HANDLUNG

Hauptteil

Nr. 136 Bandenball

Mannschaftsspiel in der Halle auf beliebig großem Spielfeld, mind. 6 TN.

Bedingungen:	Gewicht auf:
• 1-3 Bälle • 2 Bänke • 1 Zauberschnur (alternativ 1 weitere Bank)	• Interaktion (Teamarbeit) • Reaktionsfähigkeit • Optische Wahrnehmung • Umstellungsfähigkeit

Beschreibung:

Die Gruppe teilt sich wenn möglich in zwei Mannschaften auf. An den Enden des Spielfeldes wird jeweils eine Bank umgekippt (Bande), mit der Sitzfläche in Richtung der gegnerischen Seite. Ziel ist es den Ball unter der Bank (oder Schnur) in der Mitte des Spielfeldes durchzurollen oder zu schießen und die gegenüberliegende Bande zu treffen. Füße und Hände dürfen gleichermaßen eingesetzt werden.

Tipps:

- Mehrere und verschiedene Bälle in das Spiel einbauen.
- In der Vorbereitung die TN ausprobieren lassen mit verschiedenen Techniken unter der Begrenzung durchzuschießen und die umgekippte Bank zu treffen.
- Wenn ein Ball die Bande der gegnerischen Mannschaft trifft, zählt dies als Punkt (optional).

Hinweise:

- Variante: Nr. 131 Ball über die Schnur, Nr. 127 Treffball
- Passend für das Aufwärmen: Rübenziehen (28) Rufball (83)

HANDLUNG

Hauptteil

Nr. 137 Ballparcours

Geschicklichkeitsspiel, individuell und in der Gruppe durchführbar.

Bedingungen:	Gewicht auf:
• 1 Ball pro Teilnehmer • Jegliches Material zum Parcoursaufbau: Matten, Kegel, Tore, Bänke, Stühle, etc.	• Kurzzeitausdauer • Differenzierungsfähigkeit • Reaktionsfähigkeit

Beschreibung:

Mit den verfügbaren Materialien wird ein Hindernis-Parcours aufgebaut, der von den TN mit einem Ball beliebig oft durchlaufen wird. Der Ball kann geprellt, geschossen, gedribbelt oder geworfen werden.

Beispiele für ParcoursElemente:
Hütchen oder Kegel: Slalom dribbeln oder prellen,
Bank: Durch rollen oder schießen, darüber laufen und den Ball prellen oder hochwerfen,
Tisch: Ball darüber oder darunter durchrollen,
Matten/Stühle: Prellend/dribbelnd herumlaufen,
Tore: Ball durchschießen,
Ringe: Ball durchwerfen,
Kisten/Eimer: Ball reinwerfen und wieder herausholen, etc.

Tipps:

- TN hinweisen genügend Abstand zum Vorläufer einzuhalten. .
- Die TN den Parcours selbstständig aufbauen lassen, z.B. jeweils zu zweit ein Ele-ment.
- Auch als Staffelspiel durchführbar.

Hinweise:

- Variante: Nr. 118 Ballparcours (Bewegung), Nr. 133 Parcours
- Passend für das Aufwärmen: Nr. 63 Ablöseball, Nr. 81 Plumpsack

HANDLUNG

Haupteil

Nr. 138 Staffelspiele

Variabel einsetzbares Wettlaufspiel, mind. 6 TN.

Bedingungen:	Gewicht auf:
• Halle oder Platz im Freien • Markierungen für die Laufstrecke • Staffelholz (oder Alternative)	• Kurzzeitausdauer • Teamfähigkeit • Differenzierungsfähigkeit • Reaktionsfähigkeit

Beschreibung:

Mit den verfügbaren Materialien werden zwei parallele Laufstrecken abgesteckt. Die Gruppe wird in zwei Mannschaften geteilt. Die TN durchlaufen mit dem Staffelholz in der Hand die markierte Strecke und übergeben es anschließend dem Nächsten in ihrer Mannschaft, der dann laufen darf. Gewonnen hat diejenige Mannschaft, die zuerst wieder in der Ausgangsreihenfolge steht. Es können Aufgaben für die Laufwege gegeben werden (siehe Glossar Bewegungsaufgaben).

👍 **Tipps:**

- Es können verfügbare Materialen als Hindernisse in die Laufstrecke eingebaut werden (z.B. Langbänke, Kästen, Hütchen, etc.).
- Die TN die Laufstrecke selbstständig aufbauen lassen.
- Kombinierbar mit Ballparcours (137) oder Parcours (133) Parkplatzsuche (14)

👉 **Hinweise:**

- Variante: Nr. 132 Wachsen und Schrumpfen
- Passend für das Aufwärmen: Nr. 62 Autobahn

HANDLUNG

Hauptteil

Nr. 139 Förderband

Staffelspiel mit Material, als Wettkampf, ab 6 TN.

Bedingungen:	Gewicht auf:
• Zwei Kästen/Körbe pro Mannschaft • verschiedene Gegenstände, in je 2-3-facher Ausführung (Bälle, Tücher, Seile, Ringe etc.) • Hindernisse (Langbank, Kastenteil, Matten)	• Reaktionsfähigkeit • Herz-Kreislauf-Aktivierung • Schnellkraft • Teamfähigkeit

Beschreibung: Die Gruppe wird in zwei oder mehr Mannschaften mit mind. 3 TN geteilt, die gegeneinander antreten. Die Kästen werden im beliebigen Abstand gegenüber gestellt. Der Laufweg zwischen den Kästen ist das Förderband. Pro Mannschaft befinden sich in den Kästen die gleichen Gegenstände, die gegenüberliegenden Kästen bleiben leer. Die KL gibt mit genauer Angabe vor, welcher Gegenstand transportiert wird, z.B.: „der gelbe Igelball". Die Aufgabe ist es den richtigen Gegenstand schnellstmöglich zu finden und über das Förderband zu transportieren. Somit transportieren die TN die Gegenstände der Reihe nach von dem einen in den anderen Kasten. Die Mannschaft deren Gegenstände zuerst transportiert wurden, hat gewonnen. In einer zweiten Runde können die Gegenstände wieder zurück transportiert werden.

Tipps:

- Die TN bilden die Mannschaften selbstständig.
- Hindernisse in die Laufbahn einbauen z.B.: Möglichkeiten zum Balancieren, Springen, Klettern, etc. geben.
- Laufvariationen vorgeben.
- Bewegungsaufgaben mit den zu befördernden Gegenständen einbauen: z.B. Ball dribbeln, Sandsäcken balancieren, Seil über den Kopf halten etc.
- Statt die Gegenstände am Ende in einen Kasten zu legen, können sie auch nach Farbe oder Art des Gegenstands sortiert werden

Hinweise:

Variante: Nr. 138 Staffelspiele, Nr. 132 Wachsen und Schrumpfen
- Passend für das Aufwärmen: Nr. 78 Kettenfangen, Nr. 88 Tunnelkriegen

HANDLUNG

Hauptteil

Nr. 140 Mattenfootball

Schnelles Laufspiel mit hohen körperlichen Anforderungen, ab 6 TN.

Bedingungen:	Gewicht auf:
• Sporthalle • Zwei Weichbodenmatten, ein Softball	• Mittelzeitausdauer • Reaktionsfähigkeit • Kommunikation • Gruppendynamik

Beschreibung:

Gespielt wird in zwei Mannschaften. An beiden Enden der Halle werden zwei Weichbodenmatten gelegt und den Mannschaften zugeordnet. Ziel ist es, sich innerhalb der Mannschaft den Ball zu zupassen, bis ein TN die Weichbodenmatte der Gegner erreicht. Schafft es ein Spieler mit dem Ball auf die Matte zu springen oder sich darauf fallen zu lassen, wird ein Punkt erzielt.

Regeln:

- *Der Ball wird nach drei Schritten zum nächsten TN gepasst.*
- *Nur zum Erzielen von Punkten, darf sich ein TN auf die Matte begeben.*
- *Wird ein Punkt erzielt, ziehen sich beide Mannschaften in ihre Hallenhälfte zurück und die andere Mannschaft erhält den Ball.*
- *Körperkontakt ist erlaubt, jedoch sollte Zerren und Schubsen von anderen TN vermieden werden.*

👍 **Tipps:**

- Der Ablauf des Spiels verleitet zu übermütigem Verhalten. Vor Beginn des Spiels sollte sich auf Verhaltensregeln geeinigt werden.

☞ **Hinweise:**

- Variante: Nr. 126 Turmball,
- Passend für das Aufwärmen: Nr. 84 Schattenlauf, Nr.63 Ablöseball

HANDLUNG

Hauptteil

Nr. 141 Kegelklau

Flinkes Laufspiel in der Sporthalle, ab 6 TN.

Bedingungen:	Gewicht auf:
• Mind. 5 Kegel pro Mannschaft • Tücher in zwei Farben, nach Anzahl der TN • Zwei Reifen	• Mittelzeitausdauer • Räumliche Orientierungsfähigkeit • Interaktion • Gruppendynamik

Beschreibung:

Gespielt wird in zwei gleichstarken Mannschaften. In der Sporthalle werden im Abstand von mindestens 10 Meter, die Kegel in einem Reifen aufgestellt. Die Mannschaften ordnen sich einem Reifen und einer Tuchfarbe zu. Die Tücher werden nun locker, über ihrem Gesäß, an der Hose befestigt.
Ziel des Spiels ist es, der gegnerischen Mannschaft alle Kegel zu Klauen und im eigenen Reifen aufzustellen. Die TN bewegen sich zum Reifen des Gegners und versuchen sich dort einen Kegel zu stehlen. Der Klau kann verhindert werden, indem einem Spieler in Besitz eines Kegels, das Tuch von der Hose entfernt wird, bevor der Kegel im Reifen aufgestellt wurde. Dieser muss nun sofort den Kegel an den Besitzer zurückgeben und erhält im Tausch sein Tuch zurück.

Regeln:
Körperkontakt ist erlaubt, jedoch sollte ruppiges Zerren und Schubsen von anderen TN vermieden werden.

Tipps:

- Der Ablauf des Spiels verleitet zu übermütigem Verhalten von TN. Hier sollte vor Beginn des Spiels nochmals auf Verhaltensregeln hingewiesen werden.
- Ggf. das Spiel zwischendurch anhalten und das Spiel erneut erklären.

Hinweise:

- Variante: Nr. 140 Mattenrutschen (110) Mattenfootball
- Passend für das Aufwärmen: Nr. 85 Schiffe versenken

4.5.3 COOL DOWN (ENTSPANNEN)

MOTIVATION / BEWEGUNG / HANDLUNG

Entspannung

Nr. 142 Igelballmassage	
Interaktive Entspannungsmassage	
Bedingungen: • In der Werkhalle durchführbar	Gewicht auf: • Interaktion • Kooperation • Gruppenerlebnis • Wahrnehmung

Beschreibung:

Es wird ein Stuhlkreis gebildet. Die KL macht den TN eine Übung mit dem Igelball vor, die alle gemeinsam durchführen.

Beispiele:
„Den Igelball zwichen den Händen kreisen."
„Den Igelball über das Bein bewegen."
„Den Igelball über den Arm bewegen"
Etc.

👍 **Tipps:**

- Die TN können selbständig Übungen mit dem Igelball vorschlagen
- Die TN können sich in Paaren gegenseitig massieren

☞ **Hinweise:**

- Variante: Nr. 146 Wettermassage.

MOTIVATION / BEWEGUNG / HANDLUNG

Entspannung

Nr. 143 Verkehrspolizist	
Konzentrationsspiel zum Abwärmen, ab 4 TN.	
Bedingungen: • Ohne Material • Fläche von mind. 5x5 m	**Gewicht auf:** • Konzentrationsfähigkeit • Räumliche Orientierungsfähigkeit • Reaktionsfähigkeit • Alltagsbezug • Rechts-links-Schulung

Beschreibung:

Ein TN oder die KL steht als Verkehrspolizist in der Mitte der Fläche und dreht sich mit ausgebreiteten Armen langsam auf der Stelle. Auf ein Kommando hält der Verkehrspolizist an und gibt damit die freigegebene Fahrtrichtung vor. Die anderen TN stehen an den vier Seiten der Fläche und dürfen gehen, wenn ein Arm des Verkehrspolizisten auf sie zeigt. Sie gehen dann aus ihrer Sicht rechts an ihm vorbei und überqueren so sicher die Straße. Wenn sie das Gesicht oder den Rücken des Verkehrspolizisten sehen, bleiben sie stehen.

Tipps:

- Hilfestellung leisten beim Anzeigen der richtigen Laufrichtung.
- Der Verkehrspolizist kann den Verkehr schneller oder langsamer regeln.

Hinweise:

- Variante: Nr .6 Auf dem Weg zur Arbeit(Motivation), Nr .26 Auf dem Weg zur Arbeit(Bewegung), Nr.153 Orgelpfeifen

MOTIVATION / BEWEGUNG / HANDLUNG

Entspannung

Nr. 144 Phantasiereise	
Selbstwahrnehmung zu einer Geschichte	
Bedingungen: • ggf. Stühle, Matten, Kissen, Decken • ggf. Musik	Gewicht auf: • Bewusstes Entspannen des Körpers • Körperwahrnehmung • Aufmerksamkeit • Verinnerlichung der erlebten Bewegung (Eventuell in die Einleitung)

Beschreibung:

Eine ruhige und angenehme Atmosphäre schaffen (z.B. Licht dimmen). Jeder TN sucht sich einen gemütlichen Platz in beliebiger Position, an dem er sich entspannen möchte und die KL liest eine Geschichte vor.

👍 Tipps:

- Die Themen für eine Phantasiereise können beliebig gewählt werden und an die Gruppe, Jahreszeit, Stimmung etc. angepasst werden.

☞ Hinweise:

- Varianten: Nr. 145 Wachsen wie ein Baum (Bewegung), Nr. 155 Wachsen wie ein Baum (Handlung)
- Beispielhafte Geschichte(n) siehe Anhang

MOTIVATION / HANDLUNG

Entspannung

Nr. 145 Wachsen wie ein Baum
Phantasievolles Abwärmen, individuell oder in der Gruppe durchführbar.

Bedingungen:	Gewicht auf:
• Matten • Decken/Kissen • Halle oder Raum	• Beweglichkeit • Akustische Wahrnehmung • Konzentration • Gleichgewichtsfähigkeit • Alltagsbezug

Beschreibung:

Die TN hocken sich auf den Boden oder setzen sich auf einen Stuhl. Fortgeschrittene TN können sich auch hinlegen und die Augen schließen. Die KL beschreibt einen aus der Erde wachsenden Baum. Die TN malen sich aus wie ein Baum zu wachsen und folgen dabei den Beschreibungen der KL. Die Arme sind die Äste und Zweige, die Beine die Wurzeln, der Rumpf der Stamm.

Beispiele für Bewegungsbeschreibung:
Wachsen der Äste: Nacheinander Austrecken der Arme und Recken des Kopfes,
Wachsen des Stamms: Langsames Aufrichten (aus Sitz, Hocke oder Liegen),
Blätter rascheln im Wind: Bewegen der Hände und Spreizen der Finger,
Aufkommender Sturm: Leichtes Wanken des ganzen Körpers mit schwingenden Armen
Blätter fallen vom Baum: Schütteln von allen Gliedmaßen,
Wurzeln des Baumes wachsen in der Erde weiter: Fußgymnastik,
etc.

Tipps:

- Naturgeräusche im Hintergrund.
- Zur Orientierung das Beschriebene demonstrieren.

Hinweise:

- Variante: Nr. 144 Phantasiereise

MOTIVATION / BEWEGUNG / HANDLUNG

Entspannung

Nr. 146 Wetter-Massage	
Entspannungsmassage, individuell oder in Gruppen durchführbar	
Bedingungen: • Matten, Kissen, Decken • Ggf. leise Entspannungsmusik im Hintergrund	Gewicht auf: • Akustische Wahrnehmung • Taktile Wahrnehmung • Optische Wahrnehmung • Kontaktfähigkeit • Alltagsbezug

Beschreibung: Zu Beginn schließen sich die TN zu Paaren zusammen und einigen sich, wer mit der Massage beginnen darf. Der zu massierende TN nimmt eine für sich entspannte Position ein (sitzend oder liegend). Der aktive TN beginnt nach Anleitung der KL mit der „Wettermassage" (146) und führt die entsprechenden Massagegriffe auf dem Rücken des Partners aus. Auf Zeichen der KL wird gewechselt.

Beispiele für Massagegriffe:
„Die Sonne scheint auf den Rücken": Hände flach auf den Rücken legen und wärmen.
„Ein leichter Wind kommt auf": Hände streichen vorsichtig über den Rücken.
„Der Wind wird stärker": Die Bewegungen werden schneller und stärker.
„Es beginnt zu blitzen": Mit den Fingern Blitze auf den Rücken zeichnen.
„Es beginnt zu donnern": Mit den Handkanten sanft über den Rücken klopfen.
„Prasselnder Regen": Mit den Fingerspitzen trommeln.
„Der Wind treibt die Wolken auseinander": Hände vom Rückgrat nach außen streichen.
„Der Regen hört auf": Nur loch langsam mit den Fingern klopfen.
„Die Sonne kommt zurück": Mit den flachen Händen fest über Rücken und Schultern streichen.
„Ein Regenbogen ist zu sehen": Partner in die Arme nehmen.

Tipps:

- Die KL leitet die Massage an und demonstriert die Massagegriffe an einem TN.
- TN anweisen, sich selbstständig Matten, Decken und Kissen zu holen.
- Partner selber aussuchen lassen.

Hinweise:

- Varianten: Nr. 149 Pizzabäckermassage(Bewegung), Nr. 154 Pizzabäckermassage (Handlung), Nr. 148 Nilpferdmassage

MOTIVATION / BEWEGUNG / HANDLUNG

Entspannung / Cooldown

Nr. 147 Übungen auf der Matte	
Zur Lockerung, Dehnung und Entspannung der Muskeln, individuell oder in Gruppen durchführbar.	
Bedingungen: • Eine Gymnastikmatte pro TN • Raum oder Platz im Freien • Ggf. Musik	Gewicht auf: • Körperwahrnehmung • Lockerung, Mobilisierung der Gelenke • Optische Wahrnehmung • Beweglichkeit • Entspannung

Beschreibung:

Die TN bekommen die Gymnastikmatten und bilden damit einen Kreis. Die KL stellt sich in die Mitte und demonstriert die Übungen, sodass jeder TN mitmachen kann. Die Übungen können im Sitzen, Stehen und im Liegen durchgeführt werden.

Mögliche Übungen:
Im Liegen die Beine an den Körper ziehen,
Im Sitzen die Arme langsam kreisen,
Im Liegen die Arme und Beine leicht anheben,
Im Liegen oder Stehen alle Gliedmaßen lang machen und strecken
Im Sitzen oder Liegen die Füße kreisen, etc.

👍 Tipps:

- Leise Musik im Hintergrund kann entspannend wirken.
- Schwer zu mobilisierende TN werden auf höher liegenden Flächen legen.
- Die einzelnen Körperteile sollen von den TN bewusst wahrgenommen werden.
- Hilfestellung für schwächere TN leisten, eventuell Partnerübungen (ein schwächerer mit einem stärkeren TN).
- Ruhe vermitteln.

☛ Hinweise:

- Variante:

MOTIVATION / BEWEGUNG / HANDLUNG

Entspannung

Nr. 148 Nilpferdmassage

Interaktive Massage

Bedingungen:	Gewicht auf:
• ggf. eine Langbank, Stühle, Matten, Kissen oder Decken	• Eigen- und Fremdwahrnehmung • Alltagsbezug • Taktile Wahrnehmung • Auge-Hand-Koordination (Motorik) • Interaktion

Beschreibung:

Die Geschichte eines kleinen Nilpferds wird auf dem Rücken eines anderen TN inszeniert. Zu Beginn reihen sich alle TN hintereinander auf. Während die KL die Geschichte des Kleinen Nilpferds erzählt und dabei die Handbewegungen vorgibt, machen es die anderen TN auf dem Rücken ihres Vordermanns nach.

Beispielgeschichte:
Das kleine Nilpferd (mit den Fingerspitzen leicht tippen), geht mit Mama Nilpferd (mit den Fäusten abrollen) in der Wüste spazieren. Das kleine Nilpferd (mit den Fingerspitzen leicht tippen) rutscht die Dünen runter (mit der Handfläche streichen) und auf einmal fängt es an zu regnen (mit den Fingerspitzen tippen), da rennen Mama Nilpferd (mit den Fäusten abrollen) und das kleine Nilpferd (mit den Fingerspitzen leicht tippen)schnell nach Hause. Dabei hüpft das kleine Nilpferd (mit den Fingerspitzen leicht tippen) in die Pfützen und macht sich ganz dreckig. Zu Hause angekommen wird es von Mama Nilpferd geduscht etc....(Einseifen, Abspülen und Abtrocknen, wird wieder mit den Fingern simuliert)

👍 Tipps:

- Die KL leitet die Massage an und demonstriert die Massagegriffe, läuft während dessen an den TN vorbei und macht die Handbewegungen vor.
- Die Geschichte kann beliebig variiert und improvisiert werden.

☞ Hinweise:

- Varianten: Nr. 149 Pizzabäckermassage

MOTIVATION / BEWEGUNG

Entspannung

Nr. 149 Pizzabäckermassage	
Interaktive Massage, ab 4 TN.	
Bedingungen: • ggf. Stühle, Matten, Kissen, Decken • ggf. Musik	**Gewicht auf:** • Eigen- und Fremdwahrnehmung • Alltagsbezug • Auge-Hand-Koordination (Motorik) • Interaktion

Beschreibung:

Das Backen einer Pizza wird auf dem Rücken eines anderen TN inszeniert. Zu Beginn schließen sich die TN zu Paaren zusammen und einigen sich, wer mit der Massage beginnen darf. Der zu massierende TN nimmt eine für sich entspannte Position ein (sitzend oder liegend). Der aktive TN beginnt die Zutaten für den Pizzateig und den Belag zu nennen und führt entsprechende Massagegriffe auf dem Rücken des Partners aus.

Beispiele für Massagegriffe:
„Mehl in die Schüssel geben": Ein Rieseln mit den Fingern andeuten,
„Teig kneten": Den Rücken mit beiden Händen kräftig durchkneten,
„Teig glattstreichen": Mit flachen Händen den Rücken ausstreichen,
„Zutaten für den Belag vorbereiten": Mit den Handkanten leicht auf den Rücken klopfen,
„Pizza belegen": Leichtes punktuelles Drücken mit den Fingerspitzen,
„Pizza in den Ofen schieben": Mit den Handflächen über den Rücken reiben bis Wärme entsteht,
„Pizza schneiden": Mit den Fingern oder Handkanten das Schneiden der Pizza andeuten, etc.

👍 **Tipps:**

- Die KL leitet die Massage an und demonstriert die Massagegriffe an einem TN.
- Der „Pizzabäcker" fragt seinen Partner, welchen Belag er gern auf der Pizza hätte. Die entsprechenden Zutaten werden zubereitet.

☞ **Hinweise:**

- Varianten: Nr. 148 Nilpferdmassage

BEWEGUNG

Entspannung

Nr. 150 Menschenknoten
Kooperationsspiel zum Abwärmen, ohne Material, mind. 5 TN.

Bedingungen:	Gewicht auf:
• In der Werkhalle durchführbar	• Interaktion
	• Teamfähigkeit
	• Eigen- und Fremdwahrnehmung
	• Optische Wahrnehmung
	• Gleichgewichtsfähigkeit

Beschreibung:

Alle TN bilden zunächst einen Innenstirnkreis, schließen daraufhin die Augen und strecken ihre Arme zur Kreismitte aus. Die TN greifen nach beliebigen Händen und halten sich an diesen fest. Jede Hand sollte eine andere ergriffen haben.

Die Aufgabe besteht nun darin, den „Menschenknoten" mit offenen Augen zu lösen, ohne die ergriffenen Hände von anderen TN zu lösen. Dies kann durch Übersteigen, Untergehen, Drehungen etc. erfolgen. Der gelöste Knoten kann mehrere Kreise von TN ergeben.

👍 **Tipps:**

- Die KL steht bei den ersten Runden außerhalb des Knotens und gibt den TN mögliche Hilfestellung und Tipps.
- Die TN vor Spielbeginn nochmals auf gegenseitige Rücksichtnahme und ruppiges Verhalten aufmerksam machen.
- Verrenkte Postionen von TN auflösen.

☛ **Hinweise:**

- Varianten: Nr. 151, 152 Deckendrehen

BEWEGUNG

Entspannung

Nr. 151 Decken drehen

Konzentrationsspiel, individuell oder paarweise durchführbar.

Bedingungen:	Gewicht auf:
• Decken	• Optische Wahrnehmung
	• Taktile Wahrnehmung
	• Gleichgewichtsfähigkeit

Beschreibung:

Die erhalten eine zusammengefaltete Decke. Aufgabe ist es die Decke auf dem Boden auszubreiten und sich darauf zu stellen. Nun soll die Decke gedreht werden, ohne dass die TN sie verlassen.

👍 Tipps:

- Je nach Gruppengröße und verfügbarem Platz, wird individuell oder paarweise gespielt.
- Den TN zuvor verschiedene Möglichkeiten des Deckendrehens demonstrieren.
- Hilfestellung leisten und Stürzen vorbeugen.

☞ Hinweise:

- Variante: Nr. 150 Menschenknoten

HANDLUNG

Entspannung

Nr. 152 Decken drehen (und falten)	
Konzentrationsspiel, individuell oder paarweise durchführbar.	
Bedingungen: • Decken	**Gewicht auf:** • Taktile Wahrnehmung • Gleichgewichtsfähigkeit • Kopplungsfähigkeit • Teamfähigkeit

Beschreibung:

Die erhalten eine zusammengefaltete Decke. Aufgabe ist es die Decke auf dem Boden auszubreiten und sich darauf zu stellen. Nun können zwei Varianten als Aufgabe gegeben werden: Die Decke drehen oder die Decke kleinstmöglich falten, ohne dabei den Boden um die Decke herum zu berühren.

👍 **Tipps:**

- Je nach Gruppengröße und verfügbarem Platz, wird individuell oder paarweise gespielt.
- Mit Wettkampf: Wer als erster die Decke umkehrt oder am kleinsten zusammenfaltet. gewinnt.
- Den TN zuvor verschiedene Möglichkeiten des Deckendrehens und -faltens demonstrieren.
- Hilfestellung leisten und Stürzen vorbeugen.

☞ **Hinweise:**

- Variante: Nr. 150 Menschenknoten

HANDLUNG

Entspannung

Nr. 153 Orgelpfeifen
Zuordnungsspiel zum Abwärmen in der Gruppe.

Bedingungen:	Gewicht auf:
• In der Werkhalle durchführbar • Ggf. Langbank	• Interaktion • Gleichgewichtsfähigkeit • Kooperation • Gruppenerlebnis • Optische Wahrnehmung

Beschreibung:

Die TN stellen sich auf einer Linie ggf. Langbank nebeneinander auf. Die KL gibt den TN vor, wie sich die TN neu zuordnen. Während sich die TN sortieren, dürfen sie die Linie oder Langbank nicht verlassen und geben sich gegenseitig Hilfestellung.

Beispiele:
„Sortiert euch der Größe nach."
„Sortiert euch dem Geburtstag nach."
„Sortiert euch dem Alter nach."
Etc.

👍 Tipps:

- Genaue Angabe machen, ob der kleinste/größte, jüngste/älteste etc. links oder rechts steht.
- Ggf. Hilfestellung beim sortieren geben
- Bei unsicheren TN, zunächst auf einer Linie durchführen ➔ Zur Steigerung stellen sich die TN auf eine Langbank
- Nur ein TN bewegt sich zur Zeit
- Die KL sichert den TN, der seinen Platz wechselt, damit dieser nicht hin- bzw. von der Bank fällt.

☛ Hinweise:

- Variante

HANDLUNG

Entspannung

Nr. 154 Pizzabäckermassage	
Interaktive Massage ab 4 Teilnehmern	
Bedingungen: • ggf. Stühle, Matten, Kissen, Decken • Ggf. Musik	Gewicht auf: • Eigen- und Fremdwahrnehmung • Alltagsbezug • Auge-Hand-Koordination (Motorik) • Interaktion • Eigenkreativität

Beschreibung: Das Backen einer Pizza wird auf dem Rücken eines anderen TN inszeniert. Zu Beginn schließen sich die TN zu Paaren zusammen und einigen sich, wer mit der Massage beginnen darf. Der zu massierende TN nimmt eine für sich entspannte Position ein (sitzend oder liegend). Der aktive TN beginnt die Zutaten für den Pizzateig und den Belag zu nennen und führt entsprechende Massagegriffe auf dem Rücken des Partners aus.

Beispiele für Massagegriffe:
„Mehl in die Schüssel geben": Ein Rieseln mit den Fingern andeuten,
„Teig kneten": Den Rücken mit beiden Händen kräftig durchkneten,
„Teig glattstreichen": Mit flachen Händen den Rücken ausstreichen,
„Zutaten für den Belag vorbereiten": Mit den Handkanten leicht auf den Rücken klopfen,
„Pizza belegen": Leichtes punktuelles Drücken mit den Fingerspitzen,
„Pizza in den Ofen schieben": Mit den Handflächen über den Rücken reiben bis Wärme entsteht,
„Pizza schneiden": Mit den Fingern oder Handkanten das Schneiden der Pizza andeuten, etc.

👍 **Tipps:**

- Die Paare führen selbständig die Massage durch.
- Die KL leitet die Massage an und demonstriert die Massagegriffe an einem TN.
- Der „Pizzabäcker" fragt seinen Partner, welchen Belag er gern auf der Pizza hätte. Die entsprechenden Zutaten werden zubereitet.

☛ **Hinweise:**

- Varianten: Nr. 148 Nilpferdmassage

HANDLUNG

Entspannung

Nr. 155 Wachsen wie ein Baum
Phantasievolles Abwärmen, individuell oder in der Gruppe durchführbar.

Bedingungen:	Gewicht auf:
• Matten • Decken/Kissen • Halle oder Raum	• Beweglichkeit • Akustische Wahrnehmung • Konzentration • Gleichgewichtsfähigkeit • Alltagsbezug • Eigenkreativität

Beschreibung: Die TN hocken sich auf den Boden oder setzen sich auf einen Stuhl. Fortgeschrittene TN können sich auch hinlegen und die Augen schließen. Die KL beschreibt einen aus der Erde wachsenden Baum. Die TN malen sich aus wie ein Baum zu wachsen und folgen dabei den Beschreibungen der KL. Die Arme sind die Äste und Zweige, die Beine die Wurzeln, der Rumpf der Stamm.

Beispiele für Bewegungsbeschreibung:
Wachsen der Äste: Nacheinander Austrecken der Arme und Recken des Kopfes,
Wachsen des Stamms: Langsames Aufrichten (aus Sitz, Hocke oder Liegen),
Blätter rascheln im Wind: Bewegen der Hände und Spreizen der Finger,
Aufkommender Sturm: Leichtes Wanken des ganzen Körpers mit schwingenden Armen
Blätter fallen vom Baum: Schütteln von allen Gliedmaßen,
Wurzeln des Baumes wachsen in der Erde weiter: Fußgymnastik,
etc.

Tipps:

- Naturgeräusche im Hintergrund.
- Zur Orientierung das Beschriebene demonstrieren.
- Die TN fügen die Bewegungselemente selbständig zusammen oder denken sich weitere dazu aus.

Hinweise:

- Variante: Nr. 144 Phantasiereise

5. PRAKTISCHE EINFÜHRUNG UND UMSETZUNG

In der vorgeschlagenen sportlichen Aktivierung soll auf dem Hintergrund moderner gesundheitswissenschaftlicher Einsichten die Verbindung von Empowerment und Inklusion hergestellt werden. Empowerment meint dabei die Förderung eigener Fähigkeiten betreffender Menschen mit dem Ziel, Anforderungen moderner Gesellschaften bewältigen zu können und eine selbstständige und verantwortliche Teilnahme an der Gemeinschaft zu entwickeln. Inklusion meint dabei die Bereitstellung und Förderung der sozialen Fähigkeiten, die das sinnvolle Zusammenleben unterschiedlicher Menschen ermöglichen und sichern. So anerkannt dieser Auftrag der Inklusion allgemein ist, so unklar ist die Umsetzung.

5.1. Spielerische Schritte

Auf der Basis der Grundlegung, der Erfahrungen und der Ergebnisse des Projektes schlagen wir vor, von vorhandenen Fähigkeiten der Menschen mit geistigen Behinderungen auszugehen und das Schwergewicht auf die schrittweise Befähigung dieser Menschen in ihrer Umgebung und mit ihren Mitmenschen zu legen.

In dem angeführten Projekt sind wir vom Alltag in den Werkstätten ausgegangen. Wir haben daher das anfängliche und reizvolle Gewicht auf spielerische Aktivierung gelegt. Das Spiel hat den Anspruch „*Gegensätzliches zu vereinen und auf diese Weise zu ‚wirken'. Denn spielend vereinigt der Spieler Außen (Umwelt) und Innen (Person), löst er Widersprüche in seinem eigenen Inneren, verbindet er mit dem freien Experiment die Erfahrung der Wiederholbarkeit, bezieht er weitgehend unbewusst das wirkliche Leben ins Spiel, das Spiel ins Leben mit ein ... Wir halten die Deutung des Spielens und des Spiels als einen Freiraum, fern der Lebenswirklichkeit, für grundsätzlich verfehlt.*" (Hagedorn 1987, S.23) Dieser praktische Bezug und dieses praktische Vorgehen ermöglicht Lern- und Entwicklungsprozesse. Pädagogische Vordenker sprechen von Imitation und Assimilation in der Aneignung der Umwelt und im Umgang mit Artgenossen. Im vorsichtigen Umgang mit Umwelt und Mitmenschen spielt der Mensch immer irgendwie (Hagedorn 1987, S.29) und dieses ist immer auch ein Lernprozess.

Gesucht wird eine brauchbare Strukturierung der Lebensbewältigung durch Wiederholungen, abgestimmte Handlungsvorgänge, verallgemeinerbare Bewertungen, vereinbarte Regeln und Lernprozesse. Diese Anforderungen beinhalten und stellen in vielfältiger Weise Spiele auf unterschiedlichen Komplexitätsstufen und Fähigkeitsanforderungen dar, wie dies in der Entwicklung vom frühkindlichen Spielen bis hin zu komplexeren Regelspielen in höheren Altersstufen deutlich wird. „*Spielende Kinder wählen aus verschiedenen Möglichkeiten nach einiger Zeit bestimmte Handlungen häufiger, andere vernachlässigen sie. Hinter dieser Entscheidung verbirgt sich ein zunächst unsichtbares Ordnungssystem, nämlich das der Bewertung. Dieses*

System reicht vom emotionalen Kriterium (‚macht Spaß') über das der Handlungssicherheit (‚Kann ich schon') bis zum Wünschbar- und Wahrscheinlichkeitskriterium (‚bringt was')." (Hagedorn 1987, S. 66)

Wir sehen in der gelingenden spielerischen Aktivierung zugleich, dass Motivation und Freude unmittelbar wirksam werden können. Gelingende Aktivität ist sicher nicht nur im Spiel und beim Spielen möglich, aber Spiele sind in ihren vielfältigen, den Voraussetzungen und Wünsche der Teilnehmer*innen anpassbaren Bedingungen und individuellen Realisierungsmöglichkeiten so flexibel und dynamisch zu gestalten, dass gelingende Aktivität, die Motivation und Freude hervorruft, sich einfacher einstellt als in funktionalen und mit weniger Freiheitsgraden konstruierten Übungsprozessen. Die pädagogische (Stellvertreter-)Perspektive, mit der Entwicklungsvorgänge durch Spiele initiiert und dynamisiert werden, steht hier im Kontext der kulturanthropologisch begründeten Begleitung menschlicher Entwicklung durch Bewegung.

In der Literatur wird dieser Zusammenhang oft vernachlässigt. Motivation wird als präaktional, Freude als postaktional begriffen. Theoretisch wird so Handlung oft als eine Art Plan oder Vollzug, bzw. Wunsch oder Folge begriffen. Demgegenüber nehmen wir die eigenständige Wirklichkeit der Handlung an. Unsere Erfahrung hat gezeigt, dass Motivation und Freude als elementare Bestandteile von gelingender (Bewegungs-)Aktivität gerade bei wenig bewegungsaktiven und Bewegung meidenden Menschen mit geistiger Behinderung unverzichtbar sind, um Bewegungsaktivierung in Gang zu setzen und den Wunsch nach Wiederholung bzw. Dauerhaftigkeit entstehen zu lassen. Motivation und Freude sind elementare Bestandteile gelungener Aktivität, wachsen dabei und werden geformt. Handlungstheoretisch ist für uns die Praxis, in der Bezugnahme, im Vollzug und in der Reflexion, prägend. Gerade jedem Sportler ist klar, dass die sportliche Aktivität die eigentliche Wirklichkeit darstellt, die nicht durch Analysen oder Schemata festgelegt werden kann, dass die Aktivität überhaupt die Basis für Planungen und Analysen abgibt. So steht das Spiel am Beginn der Entwicklungsförderung und enthält eine eigene Dynamik hin zu gelungener Aktivität.

Spielerische Aktivierung ist in diesem Zusammenhang nicht so zu verstehen, dass der Inhalt des Spielens keinen Bezug zu wirklichen Lebensbedingungen herstellen soll. Im Gegenteil haben wir die Erfahrung gemacht, dass sinnvolle Bezüge zu praktischen und ggf. existentiell wichtigen Aufgaben der Lebenswelt hergestellt werden können. Der Unterschied zu einem instrumentellen und zweckgerichteten Lernprozess steht nicht gegen den Bezug zu elementaren praktischen Lernprozessen der Lebensbewältigung. Spielend nimmt der Mensch Beziehungen zu seiner Umwelt und zu seinen Mitmenschen auf und entwickelt sich so: Hagedorn unterscheidet zwei Basisregeln, wonach erstens Person und Umwelt, Spieler und Spielwelt in einer (interaktiven) Wechselbeziehung zueinander stehen; und zweitens die Wechselbeziehung bei Person bzw. Spieler eine persönlichkeitsformende Wirkung hat. „Die Verbindung beider Basisregeln des menschlichen Lebens lautet: Entwicklung des lern- und bewußtseinsfähigen biologischen Lebens hin zu einem sich selbst bestimmenden Menschen durch Begegnung und Reflexion des anderen." (Hagedorn 1987, S.152)

Damit kommt dieser Ansatz dem Auftrag der Werkstätten entgegen, wonach Leistungen in anerkannten Werkstätten für behinderte Menschen erbracht werden erbracht, „um die Leistungs- oder Erwerbsfähigkeit der behinderten Menschen zu erhalten, zu entwickeln, zu verbessern oder wiederherzustellen, die Persönlichkeit dieser Menschen weiterzuentwickeln und ihre Beschäftigung zu ermöglichen oder zu sichern." (SGB IX §39)

5.2 Kooperation in der betrieblichen Gesundheitsförderung

Betriebliche Gesundheitsförderung (BGF) und Betriebliches Gesundheitsmanagement (BGM) in Betrieben, die Menschen mit Behinderungen beschäftigen, oder Werkstätten für behinderte Menschen (WfbM) sind keine selbstverständlichen Vorgänge, sondern müssen gezielt geplant, umgesetzt und begleitet werden.

Sportliche Aktivierungen sind hervorragend geeignet, hier einen wichtigen und grundlegenden Beitrag zur Gesundheitsförderung zu leisten, insbesondere für Menschen mit Behinderungen. Sie greifen wesentliche Bedürfnisse auf und unterstützen wichtige Entwicklungen. Und wenn sie gut eingepasst werden, nutzen sie den Beschäftigten wie den Betrieben.

Gesundheitsförderung kann in spezifischen Bedingungen der WfbM unter Nutzung sportlicher Aktivierung effektiv organisiert werden. Die praktischen Grundlagen für sportliche Aktivierung können im Arbeitsalltag von Werkstätten für Menschen mit Behinderung bereitgestellt werden. Somit kann ein wertvoller Beitrag für die Gesundheit der Menschen in Werkstätten geleistet werden.

Die Sorge um Gesundheit äußert sich in zwei großen Bereichen. Unterschieden werden können der **Schutz** der Gesundheit und die **Förderung** der Gesundheit.

- Der **Schutz** geht von den vorhandenen, vor allem natürlichen Bedingungen und Zuständen aus und sorgt sich um deren Erhalt. Diese Sorge umfasst auch präventive Maßnahmen gegen mögliche Gefährdungen und bekannte Gefahren. Der Schutz ist im Grunde pathologisch ausgerichtet, orientiert sich auf drohende Schädigungen.

- Die **Förderung** hat die Entwicklung menschlicher Fähigkeiten und den Aufbau unterstützender Umwelten im Blick. Diese Sorge ist salutogenetisch ausgerichtet, orientiert auf einen eigenen Weg zur Gesundheit, die etwas anderes darstellt als die Abwesenheit von Krankheit. In die Konzeptionen von betrieblicher Gesundheitsförderung und betrieblichem Gesundheitsmanagement gehen beide Aspekte der Sorge um Gesundheit ein.

Betriebliche Gesundheitsförderung (BGF) fußt auf der **Ottawa-Charta**, in der die WHO 1986 programmatisch einen gangbaren Weg zu besseren gesundheitlichen Zuständen aufzeigen wollte. Theoretisch baut die Charta auf Aaron Antonovsky, der Ende der 1970er Jahre die Frage aufwarf, was Menschen gesund macht und erhält. Daher setzte er in der Auseinandersetzung von Gesundheit und Krankheit mehr auf die gesundheitsförderlichen Ressourcen (Salutogenese) als auf die krankmachen Belastungen (Pathogenese).

Werkstätten sind Betriebe, die auf Arbeitsfähigkeit und Qualifizierung orientieren. Sie bieten keine Verwahrung, ‚Beschäftigungstherapie' oder ‚Bespassung' nach dem „Wohlfahrtbehütungsprinzip". Sie haben verschiedene gesellschaftliche Aufgaben, die auch in gesetzlichen Aufträgen geregelt sind. Nach dem Sozialgesetzbuch sind Werkstätten Einrichtungen der beruflichen Rehabilitation. Sie organisieren eine „unterstützte Beschäftigung" (§38a SGB IX). Die Leistungen „werden erbracht, um die Leistungs- oder Erwerbsfähigkeit der behinderten Menschen zu erhalten, zu entwickeln, zu verbessern oder wiederherzustellen, die Persönlichkeit dieser Menschen weiterzuentwickeln und ihre Beschäftigung zu ermöglichen oder zu sichern." (SGB IX §39) Menschen mit Behinderungen sollen dort nach § 136 SGB IX am Arbeitsleben mit Perspektive auf den allgemeinen Arbeitsmarkt teilnehmen und eingegliedert werden. Neben angemessener beruflicher Bildung soll sich die Persönlichkeit weiter entwickeln.

Wie in der betrieblichen Gesundheitsförderung und dem Arbeitsschutz gibt es hier die langjährige Erfahrung, dass die Umsetzung entscheidend ist und dass viele Besonderheiten einer einfachen Umsetzung entgegenstehen: nicht nur Konjunkturen oder Arbeitsplatzverlust, sondern auch besondere Bedingungen der Mitarbeiter. Hierfür soll mit sportlicher Aktivierung ein spezifischer, praktischer Beitrag geleistet werden.

Trotz der gesetzlichen Vorgaben und der öffentlichen Sensibilisierung ist die praktische Umsetzung nicht einfach, weil eine Vielzahl besonderer Bedingungen eine Rolle spielt. Eine gute Kooperation zwischen Unternehmensleitung, unmittelbar Verantwortlichen, Beschäftigten und externen Experten kann hier sehr hilfreich sein, weil Einfluss auf verantwortlich handelnde Personen, auf zeitliche oder räumliche Gegebenheiten, auf Informationen, und auch auf Kosten genommen werden kann. Auch in größeren Zusammenhängen kann Kooperation hilfreich sein, wenn beispielsweise das schwierige Zusammenspiel der Interessen von Werkstätten als Arbeitgeber, Beschäftigte als Arbeitnehmer, Gewerkschaften und Verbände, Behörden und Wissenschaft betrachtet wird.

Für effektive Gesundheitsförderung und Prävention ist vor allem die planvolle, gut vorbereitete Herangehensweise, die Überzeugung der Mitarbeiter und Beschäftigten, das Engagement der Leitungen, der Gruppen- und Kursleiter nötig.

Der praktische Prozess der Gesundheitsförderung ist dann wie ein Zirkel aufzubauen, der sich um die praktische Maßnahme herum bewegt. Besonders die Leitungen von Werkstätten können sich in ihren Überlegungen, Planungen und Entscheidungen an diesem Zirkel orientieren:

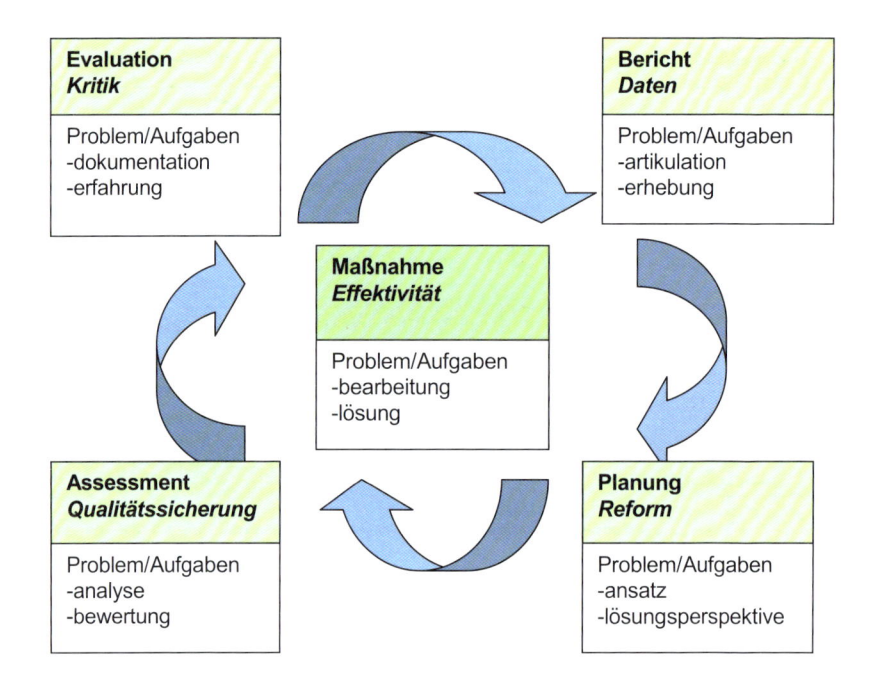

```
Evaluation              Bericht
Kritik                  Daten

Problem/Aufgaben        Problem/Aufgaben
-dokumentation          -artikulation
-erfahrung              -erhebung

            Maßnahme
            Effektivität

            Problem/Aufgaben
            -bearbeitung
            -lösung

Assessment              Planung
Qualitätssicherung      Reform

Problem/Aufgaben        Problem/Aufgaben
-analyse                -ansatz
-bewertung              -lösungsperspektive
```

Abbildung 13 Der Prozess der Gesundheitsförderung (Public Health)

Dmilles uni-bremen

Betriebliche Gesundheitsförderung hat insgesamt einen ausgewiesenen Effekt, der folgendermaßen vorgestellt werden kann:

Ökonomische Leistungsfähigkeit durch BGM
- Produktivität und Innovation
- Flexibilität und Motivation
- Kostensenkung usw.

Ökologische Verträglichkeit durch BGM
- Risikoabschätzung
- Verantwortung für allgemeine Wirkungszusammenhänge usw.

Gesundheit als zentraler Wert für Arbeitnehmer, Arbeitgeber, Konsumenten, Anwohner, gesellschaftliche Gruppen und Interessen

Soziale Verträglichkeit durch BGM
- Partizipation, flache Hierarchien
- Bindung an Unternehmensziele
- Ausdehnung der Handlungsspielräume

Individuelle Leistungsfähigkeit durch BGM
- Qualifikation
- Aufbau und Pflege der Ressourcen
- altersgemäßer Einsatz usw.

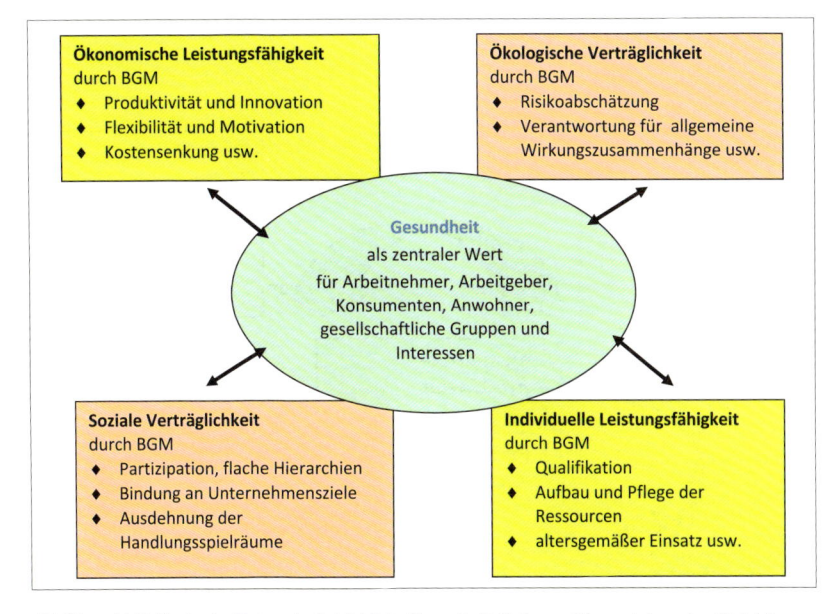

Abbildung 14 Verbindender Nutzen der betriebliche Gesundheitsförderung (Konzept der guten Absicht)

Dieser Nutzen kann stichwortartig in den vier Beziehungen von Gesundheit im Betrieb folgendermaßen erläuternd zusammengefasst werden:

Ökonomische Leistungsfähigkeit durch BGM

- Produktivität und Innovation: persönlich engagierte und an dem produktiven Gelingen interessierte Mitarbeiter optimieren den gesamten Produktionsprozess

- Flexibilität und Motivation: Mitarbeiter, die ihren Einfluss auf Gestaltung und Ablauf der Produktion haben, können sich auf neue Bedingungen einstellen und gehen Probleme positiv an.

- Kostensenkung usw.: Leistungsfähige Mitarbeiter sind seltener krank, verursachen weniger Unfälle und anderweitige Produktionsausfälle

Ökologische Verträglichkeit durch BGM

♦ Risikoabschätzung: An dem gesunden Vorgang interessierte Mitarbeiter berücksichtigen mögliche Folgen für sie, ihre Familien, die Umgebung oder die Verbraucher

♦ Verantwortung für allgemeine Wirkungszusammenhänge usw.: dto

Soziale Verträglichkeit durch BGM:

♦ Partizipation in flachen Hierarchien: Eigene Beteiligung stärkt die arbeitsteilige Zusammenarbeit und schafft ein gutes Arbeitsklima

♦ Bindung an Unternehmensziele: Eigene Beteiligung erhöht die Identifikation mit dem Unternehmen und motiviert zu sinnvoller Produktivität

♦ Ausdehnung der Handlungsspielräume: Größere Verantwortung fördert Interesse an dem produktiven Vorgang, verbessert Absprachen und Zusammenarbeit

Individuelle Leistungsfähigkeit durch BGM

- Qualifikation: Einbindung in sinnvolle Produktivität begründet Engagement und öffnet Aufstiegschancen

- Aufbau und Pflege der Ressourcen: Bindung an das Unternehmen verbindet Rücksicht auf eigene Gesundheit mit dem betrieblichen Nutzen

- altersgemäßer Einsatz usw.: Bindung durch das Unternehmen nutzt altersgemäße Fähigkeiten

Allerdings stehen diesen positiven Effekten auch Schwierigkeiten im Wege, die vor allem mit wirtschaftlichen oder sozialpolitischen Zwängen zu tun haben, mit volkswirtschaftlichen Konjunkturen, mit betriebswirtschaftlichen Engpässen, mit Kosten für Dienstleistungen oder gesundheitlicher Versorgung, mit Arbeitsunfähigkeiten oder Befindlichkeitsstörungen, mit Personalmanagement, mit kommunaler, regionaler oder nationaler Politik etc.. Daraus ergeben sich in der Praxis der betrieblichen Gesundheitsförderung andere Gewichtungen, die mit folgendem Schaubild angedeutet werden sollen:

Ökonomische Leistungsfähigkeit	
durch BGM ♦ Produktivität und Innovation ♦ Flexibilität und Motivation ♦ Kostensenkung usw.	**Ökologische Verträglichkeit** durch BGM ♦ Risikoabschätzung ♦ Verantwortung für allgemeine Wirkungszusammenhänge usw.
	Gesundheit als zentraler Wert
Soziale Verträglicheit durch BGM ♦ Partizipation in flachen Hierarchien ♦ Bindung an Unternehmensziele ♦ Ausdehnung der Handlungsspielräume	**Individuelle Leistungsfähigkeit** durch BGM ♦ Qualifikation ♦ Aufbau und Pflege der Ressourcen ♦ altersgemäßer Einsatz usw.

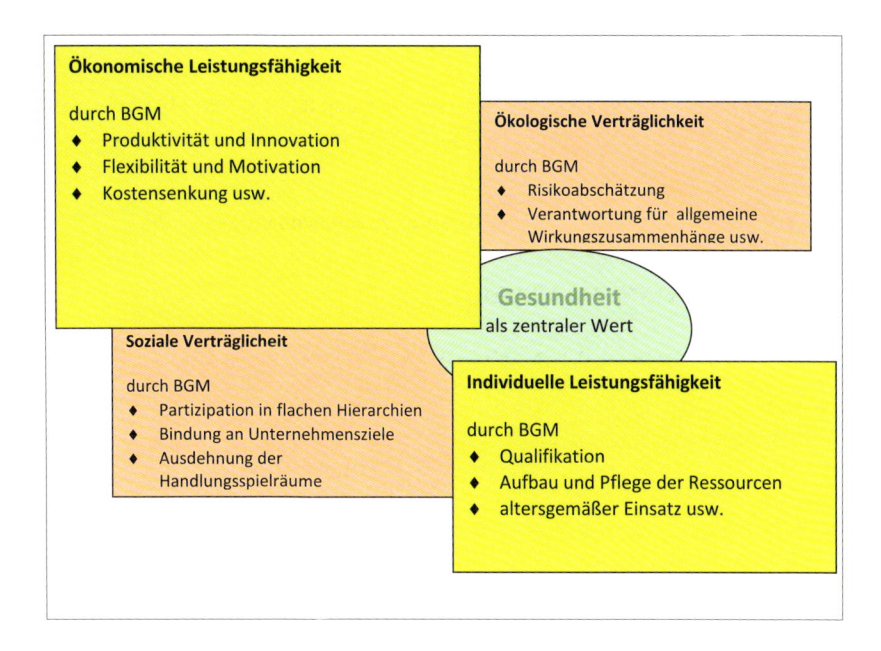

Abb. 15 Verbindender Nutzen der betrieblichen Gesundheitsförderung (Schwierigkeiten in der rauen Praxis)

Analog zu dem idealtypischen Schaubild können die problematischen Beziehungen vereinfacht folgendermaßen erläuternd zusammengefasst werden:

Schwierigkeiten:

Ökonomische Leistungsfähigkeit durch BGM

- Produktivität und Innovation
- Flexibilität und Motivation
- Kostensenkung usw.

Ökologische Verträglichkeit durch BGM

- Risikoabschätzung
- Verantwortung für allgemeine Wirkungszusammenhänge usw.

Soziale Verträglicheit durch BGM

- Partizipation in flachen Hierarchien
- Bindung an Unternehmensziele
- Ausdehnung der Handlungsspielräume

Individuelle Leistungsfähigkeit durch BGM

- Qualifikation
- Aufbau und Pflege der Ressourcen
- altersgemäßer Einsatz usw.

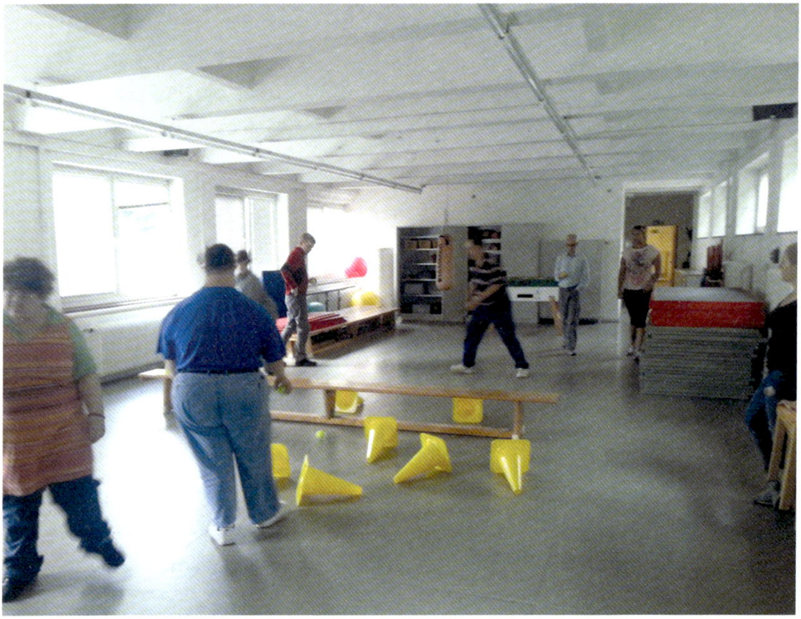

Abbildung 16 Aus dem Kursgeschehen

5.3 ORGANISATORISCHES VORGEHEN IM SETTING WERKSTATT

„Eine Reihe von Fallstudien belegt die grundlegende Bedeutung körperlicher Übung für den Erwerb von Fertigkeiten" meint Richard Sennett – und das gilt nicht nur für die USA (R. Sennett 2014: 21). Von ihm ist darüber hinaus zu lernen, wie groß der positive Einfluss der Werkstatt auf den Zusammenhang von Entwicklung produktiver Fähigkeiten und Entwicklung der Persönlichkeit ist. Dieser positive Einfluss resultiert aus der Erfahrung, wie sie von den Beschäftigten gemacht werden kann: Sie erfahren in der Aktivität die Entwicklung ihrer Fähigkeiten als Verbesserung. Dies gilt sowohl für die körperlichen Fähigkeiten, wie für die produktive Qualifizierung und auch für die soziale Kompetenz.

Dieser positive Einfluss wird zunächst individuell erfahren, hat aber, wie gesagt, genuin soziale Aspekte. In der Gruppe, im Zusammenwirken, im Abschauen und Vorzeigen sind die Unterschiede besonders deutlich und unwichtig zugleich. Deutlich, weil sie mit Lernprozessen positiv verbunden sind; unwichtig, weil die Tatsache der Unterschiedlichkeit selbstverständlich ist. Mehr noch: in der verbesserten Aktivität, im produktiven Vorgehen bilden sich Hierarchien, die keine Abwertung enthalten. Denn von diesen Hierarchien ‚profitieren' alle Beteiligten. Das zeigt sich praktisch in der Rolle der Kursleitungen, in dem unterstützenden Miteinander, in den Hilfestellungen, Beispielen usw., mit denen Lern- und Entwicklungsprozesse vorwärts gehen. Dies sind gute Verbindungen zum Alltag in der Lebens- und Arbeitswelt.

Hier findet sich auch eine einleuchtende und wirksame Verbindung zwischen der Struktur in den Kursen zu sportlicher Aktivierung und den Qualifizierungsmaßnahmen der Werkstatt: *„Bei den handwerklichen Fertigkeiten muss es einen Vorgesetzten geben, der Maßstäbe setzt und für eine entsprechende Ausbildung sorgt. In der Werkstatt wird die Ungleichheit der Fähigkeiten und Erfahrung zu einer Angelegenheit direkter zwischenmenschlicher Beziehungen. Die erfolgreiche Werkstatt schafft legitime Autorität aus Fleisch und Blut, nicht über Rechte und Pflichten, die auf dem Papier stehen."* (R. Sennett 2014: 79)

Im Grunde sind diese Vorgänge vereint in der Konzeption einer „lernenden Organisation". Diese wurde von Chris Argyris und Donald Schon entworfen und in den neunziger Jahren von Peter Senge ausgearbeitet. Demnach ist eine lernende Organisation eine flexible Einrichtung, die ‚alte Zöpfe' in Frage stellt und sich neuen Ansichten öffnet. Dazu sollen alle Mitarbeiter gängige Denkmuster überdenken und kohärente Entwicklungen fördern. Als wichtige Elemente der lernenden Organisation gelten: mentale Modelle, Selbstfindung und Persönlichkeitsentwicklung, systemisches Denken, gemeinsame Visionen und Teambildung. Auf dieser Basis soll eine transparente und innovative Unternehmenskultur aufgebaut werden. Unterschiedliche Einschätzungen oder Positionen sollen für Lernprozesse genutzt werden. „Dies ist der Schlüssel zum gemeinsamen produktiven Lernen, denn nur bei bewusstem Umgang mit Diversität können Teams den größtmöglichen Nutzen aus der Diversität seiner Mitglieder ziehen und aus dem vollen Wissenspotenzial aller Teammitglieder schöpfen."

Als Merkmale werden aufgeführt:
- kontinuierliche Weiterentwicklung auf allen Ebenen
- systematische Weiterentwicklung der Lernkultur
- die Unternehmenskultur ist gekennzeichnet durch Unkompliziertheit, Offenheit, Lösungsorientierung, Ausdauer und eine positive Fehlerkultur
- ergebnis-, prozess- und mitarbeiterorientierte Führung
- zielführende Kommunikation auf Sach- und Beziehungsebene, effektives Feedbackverhalten
- Reflexion und Selbsterkundung: die eigenen Maxime und Devisen werden ständig hinterfragt
- Team- und Gruppeneffizienz durch selbststeuernde leistungsfähige Teams
- hohe Mitarbeiterkompetenz in Problemlösung, Selbstorganisation, Kommunikation und Lernbereitschaft und -fähigkeit

Für unseren Zusammenhang können die Grundsätze für diese Anerkennung des „Humankapitals" einfach zusammengefasst werden:
- „doing the things right"
- „das Lernen lernen"

5.4 Qualifizierung von Kursleitern

Wesentlicher Aspekt des Projektes betraf, wie ausgeführt, die Einbeziehung der Institutionen, vor allem der WfbM. Auf diesem Wege kann die spezifische sportliche Aktivierung eine notwendige Nachhaltigkeit erhalten. Die Ausrichtung und Strukturierung der Aktivierung auf Kurse, die eine Entwicklung ermöglichen und die Lernfähigkeit fördern, soll keine ‚Eintagsfliege' bleiben, sondern in den Alltag der Werkstatt eingehen. Der Schwerpunkt hierfür liegt bei der Einführung der Konzeption auf dem Verständnis und der Mitarbeit der Gruppenleiter, weil diese die Schnittstelle zur produktiven Arbeit in den Werkstätten bilden. Nach der Einführung muss der Schwerpunkt auf die Struktur der vorhandenen sportlichen Angebotegelegt werden. Hierfür sind Informationen, Erläuterungen und Schulungen wichtig, die sich vor allem an die Kursleitungen und Verantwortlichen wenden. Besonders wertvoll sind Schulungen und Fortbildungen, die im Zusammenhang der Übungsleiterausbildungen entwickelt und angeboten werden, wie sie die zuständigen Landessportbünde vorhalten. Besonders sinnvoll wären sicherlich anerkannte Übungsleiterlizenzen, doch müssen hierfür sicherlich noch Überzeugungsarbeiten und Abstimmungen zwischen DOSB und Behindertensportverband stattfinden. In jedem Fall ist es aber in Zusammenarbeit mit Landessportbünden möglich, die Aus- und Fortbildung durch besondere Zertifikate auszuzeichnen. Folgendes Beispiel wurde erfolgreich erprobt.

Die Fortbildung richtet sich an alle Kurs- und Gruppenleitungen in den geschützten Werkstätten und an Übungsleitungen in Vereinen, in denen spezifische betriebliche Gesundheitsförderung insgesamt oder in wesentlichen Teilen ausgebildet wird. Die spezifische betriebliche Gesundheitsförderung zielt auf

a) Arbeitsplätze für Menschen mit geistigen Behinderungen sowie Arbeitsplätze in der Betreuung von Menschen mit geistigen Behinderungen,

b) Gesundheitsförderung durch sportliche Aktivierung,

c) Empowermentprozesse durch inkludierende Angebote für Menschen mit Behinderungen.

Inhaltliches Zielsetzung der Fortbildung ist eine gesundheitsgerechte, sportliche Förderung und Ausbildung der Fähigkeiten, mit denen Aufgaben im Arbeits- und Lebensalltag bewältigt werden können und das Zusammenwirken in Sportvereinen möglich und effektiv wird. Praktisches Ziel ist die Weiterqualifizierung von Übungs- oder Kursleitungen, damit sie mit einem strukturierten Programm spezifischer sportlicher Aktivität Entwicklungs- und Lernprozesse im breiten Spektrum von Teilnehmer*innen fördern können. In dem Fortbildungsangebot wird Gesundheit als Kompetenz oder Befähigung zu einer aktiven Lebensbewältigung verstanden. Diese stellt sich weder bei einzelnen Menschen noch bei Verantwortlichen selbstverständlich ein. Vonnöten sind folglich nicht nur qualifizierte Kursinhalte, sondern auch qualifizierte Durchführungen und Leitungen.

Insbesondere kann so die Werkstatt solche Aufgabenstellungen angehen und nachweisen, wie sie sich aus verschiedenen gesetzlichen Vorgaben (siehe Kap. Xx) ergeben. Das Humankapital ist der wichtigste Faktor für Arbeitsproduktivität und wirtschaftliches Wachstum. Die gesunde Verbesserung von Produktivität und Wirtschaftlichkeit durch Qualifizierung des Humankapitals ist immer und in jeder Konkretion sinnvoll.

Die Qualifizierung der Kurs- und Übungsleiter wird in dem komplexen Zusammenhang von *praktischen* Grundlagen aus entwickelt, auf die Gesundheitsförderung aufgebaut werden kann:
- Vermittlung von Bewegung und Freude an der Bewegung;
- Aufnehmen von Anstößen und Reizen;
- Orientierung auf mögliche Bewältigung von Anforderungen;
- Lernprozesse zum Ausbau selbständiger physischer, geistiger, sozialer Fähigkeiten.

Die angestrebten Lernprozesse verbinden das, was in den Schulungen für Kursleiter gelernt werden soll, mit dem, was die Beschäftigten in den Kursen selbst praktizieren sollen. Diese gesamte Strategie des Lernens kann folgendermaßen überblickt werden:

Überblick Lernstrategien: (in Anlehnung an Fend 2000, S.343)	
Typen	Strategien
Kognitive Strategien (Zugangs-Strategien)	I. Wiederholungen, Rekonstruktionen II. Lernen, Elaboration des Gelernten: 　Beziehungen herstellen 　Transfer suchen 　Verbindungen zu früher Gelerntem herstellen 　Umformung: zentrale Ideen herausarbeiten III. Entdeckungen 　Neue Bedeutungen konstruieren 　Antriebe
Metakognitive Strategien (Entwicklungs-Strategien)	I. Überwachung (monitoring) II. Planung III. Selbstkontrolle
Ressourcen-Management (Sicherungs-Strategien)	I. Herstellung einer Arbeitsumgebung 　Zeit-Management 　Arbeitsroutine II. Aktivierung sozialer Ressourcen: 　Basissicherheit 　Suche nach Hilfe bei Peers 　Unterstützung durch „bedeutsamen Anderen" III. Aktivierung innerer Ressourcen 　Wissensbestandteile 　Bedeutungsmuster 　Emotionen

Der inhaltliche Aufbau der Qualifizierung für Kursleitungen ist anschlussfähig an verschiedene Bemühungen um eine zertifizierte Fachkraft für betriebliche Gesundheitsförderung und versucht, die Verbindung zwischen Qualifizierungsanstrengungen der Sportvereine, Verbände, der Betriebe, der Krankenkassen und der Einrichtungen für Menschen mit Behinderungen zu stärken.

Die Fortbildung ist modular aufgebaut, so dass die einzelnen Lernprozesse sowohl nach inhaltlich zusammengehörenden Bestandteilen als auch nach innerbetrieblichen oder vereinsinternen Bedingungen flexibel organisiert werden können. Die modulare Struktur berücksichtigt auch, dass bestimmte Module in verschiedenem Zuschnitt für die C- wie für die B-Lizenz- Fortbildung genutzt werden können.

Der Umfang beträgt insgesamt max. 60 Lerneinheiten (LE). Die Ausbildung verteilt sich auf einen Zeitraum von 2-6 Monaten (v.a. Wochenend-Kurse von ca. 8-10 LE). Eine LE entspricht einer Seminarstunde von 45 Minuten. Das Schulungskonzept ist in 4 Module untergliedert:

- Modul 1 (10 LE): Auffrischung der bisherigen Ausbildung und Grundlagen des Gesundheitssports.

- Modul 2 (10 LE): Sportliche Aktivierung und Inklusion

- Modul 3 (20 LE): Kurskonzeption im Schwellenmodell

- Modul 4 (20 LE): Sport in der betrieblichen Gesundheitsförderung.

Modul 1: Auffrischung und Grundlagen: Prävention und Gesundheitsförderung (10 LE)

Grundlegend vermittelt wird eine entwicklungsorientierte Sichtweise auf bewegungsferne und Menschen mit und ohne, bzw. unterschiedlicher Behinderung. In Abkehr von der herkömmlichen Defizitorientierung stehen Aufbau und Stärkung von eigenen Bewältigungsfähigkeiten im Mittelpunkt. Diese sollen zusammen mit nachhaltigen Ressourcen durch spezifische, auf die jeweiligen Kursteilnehmer*innen und die jeweilige Gruppe zugeschnittene, sportliche Aktivität mit den Zielen Empowerment und Inklusion ausgebaut werden.

Dies erfordert ein systematisch und zielgerichtet ausgestaltetes Sportangebot. Grundlage sind analytische und didaktische Kenntnisse und Verfahren, mit denen Entwicklungsmöglichkeiten erkannt und praktisch vermittelt werden können. Theoretisch relevante Grundlagen werden exemplarisch in Praxiszusammenhängen verdeutlicht.

Als theoretische Grundlagen werden vermittelt: Salutogenese, Lernprozesse, Bewegung, Handlung, Didaktik.

Praktisch werden der Aufbau für einzelne Kurseinheiten und Gesamtkurs mit heterogenen Gruppen (Spiele, Übungen, Zeiten und Rhythmus, Musik) und die Rahmenbedingungen (Aufgaben und Zusammenarbeit Kursleiter, Gruppenleiter, Werkstattleitung, rechtliche Bedingungen usw., Qualifikationen) bearbeitet.

Lernziel: *Sportliche Aktivierung als wissenschaftlich gut begründete, praktische und dynamisch aufgebaute Entwicklung von Fähigkeiten für Teilnehmer, Mitglieder oder Mitarbeiter mit und ohne Behinderung auf der Basis guter Rahmenbedingungen und effektiver Zusammenarbeit begreifen.*

Modul 2: Sportliche Aktivierung und Inklusion
(10 LE)

Ausgegangen wird davon, dass die Entwicklung eigener Fähigkeiten allgemein auch durch sportliche Aktivierung möglich ist. Allerdings ist das Ausmaß, die Dynamik und der Umfang der Entwicklung, bzw. der sportlichen Aktivierung von vielen personalen und umweltbezogenen Einflüssen abhängig. Diese Zusammenhänge sollen mit sportwissenschaftlichem, sozialwissenschaftlichem, sozialpädagogischem und gesundheitswissenschaftlichem Hintergrundwissen angerissen werden.

Für die sportliche Aktivierung werden bewährte, motivierende und handlungsorientierte Bewegungsformen mit Komplexitätssteigerungen für unterschiedliche Entwicklungsstände und in einer Gruppe eingesetzt. Gleichzeitig sollen im Entwicklungsprozess Wege von der fremd- zur selbstbestimmten Inklusion geöffnet werden. Im Einzelnen sind dies:

- Sportliche Fähigkeiten: Kondition, Koordination, Beweglichkeit, Motorik (6 LE)

- Persönliche Fähigkeiten/Effekte: Wahrnehmung, Bewegungs- und Leistungserfahrung, Selbstbewusstsein /Selbstwert, Selbstkonzept, Bewältigungskompetenzen für die Lebens- und Arbeitswelt (2 LE)

- Soziale Fähigkeiten/Effekte: soziale Beziehungen und Unterstützung, aktiver Lebensstil, sportlicher Habitus, Teilhabe (Inklusion) (2 LE)

Lernziele: Grundlegende Mechanismen von Aktivierung verstehen lernen und den daraus abgeleiteten Aufbau von Kursprogrammen mit Sportaktivität hinsichtlich individueller und gruppenbezogener Aspekte verstehen. Planung und Beobachtung nach qualitativen Aspekten der Entwicklung, sukzessives Ersetzen stellvertretender Anleitung durch selbständige Entscheidung und Teilhabe, Wege der Inklusion aufzeigen.

Modul 3: Kurskonzeption im Schwellenmodell
(20 LE)

(1) Kurskonzeption in den verschiedenen Schwellen

„Motivationsschwelle"
– Phase zu Aufbau und Entwicklung von Motivation
Kurskonzept für bisher bewegungsabstinente Teilnehmern kennen lernen, die Bewegung aus unterschiedlichen Gründen meiden. Der Kurs beinhaltet eine mehrwöchige Orientierungsphase, in der erprobt wird, ob und wie die Teilnehmer Bewegungsaktivität als sinnvolles Tun erleben, so dass eine Aktivierung folgt, die wir als Motivationsschwelle bezeichnen.

Vermittelt werden die Besonderheiten von Planung/Vorlauf/Organisation, der Ablauf und die Aufteilung der Kurseinheiten, motivierende Übungen und Spiele, notwendige Vorgaben und sinnvolle Rituale, typische Probleme.

Lernziel: Konzeption eines Kurses für bisher überwiegend oder vollständig „bewegungsferne" Teilnehmer kennen lernen, mit dessen Inhalten Bewegung und Spiel als wahrnehmbares und sinnhaftes Handeln erlebt werden kann und Motivation für regelmäßige Teilnahme und eigene Bewegungsaktivität entwickelt wird. Kennenlernen typischer Problemsituationen und Umgang mit diesen. Erkennen von Möglichkeiten inklusiven Sporttreibens, die mit Unterstützung bzw. beginnender Selbstverantwortung möglich sind.

„Bewegungssicherheitsschwelle"
– Phase zu Aufbau und Entwicklung von Bewegungssicherheit

Diese Kursstufe ist für freiwillige, eher unproblematische Teilnehmer konzipiert. Stabilisierung und Wiederholbarkeit von Bewegung sollen hergestellt werden, ebenso die dynamische und differenzierte Erweiterung und Vertiefung des Bewegungsrepertoires, die nicht mehr vorrangig durch ständig motivierende Begleitung unterstützt werden muss.

Exemplarische Kurseinheiten auch mit offenen Anteilen, mit denen z. B. beim Aufwärmen eine individuelle Aktivierung ermöglicht wird bzw. zum Ende des Hauptteils Freiraum für individuelle Förderung vorsehen ist. Abwärmen erfolgt mit vielseitigen und anspruchsvolleren Übungen (bis zur „progressiven Muskelrelaxation").

Lernziel: Konzeption und Durchführung eines Kurses verstehen, der eigene Motivation der Teilnehmer aufgreift und - durch behutsame Steigerung der Anforderungen, gegenseitige Unterstützung, Vermeidung von Selbstgefährdung und Fremdgefährdung – sportliche Aktivität handhabbar macht und damit Bewegungssicherheit in einem breiteren Bewegungs- und Spielrepertoire auf- und ausbaut. Erkennen von Möglichkeiten inklusiven Sporttreibens, die mit zunehmender Eigenverantwortung möglich sind.

„Handlungssicherheitsschwelle"
– Phase zu Aufbau und Entwicklung von Handlungssicherheit

Auf der Basis von Bewegungssicherheit soll in dieser Kurskonzeption das Verständnis der Aktivierung und von eigenen sportlichen Aufgabenstellungen, das Sinnvolle der jeweiligen Spiele und Übungen, die Notwendigkeit von Regeln und Nachhaltigkeit, das wirkungsvolle Miteinander, die Freude aus der gelungenen Handlung in den Mittelpunkt gestellt werden.

Exemplarische Kurseinheiten mit zunehmend nach eigenen Interessen geplanter und weitgehend selbständig durchführbarer sportlicher Aktivität einschließlich des Übergangs zum regelgeleiteten Sporttreiben auch außerhalb der Werkstatt.

Lernziel: Konzeption und Durchführung eines handlungstheoretisch fundierten Kurses verstehen, in dem sportliche Aktivierung geplant wird und sinnhaft erfolgt. Erkennen der Voraussetzungen und Möglichkeiten, mit denen inklusives Sporttreibens in überwiegender Eigenverantwortung möglich ist.

(2) Schwellenübergreifende Planung und Instrumente

Das Kurs-Curriculum orientiert sich an Entwicklungsvorstellungen und qualitativen Entwicklungsschritten, die in einzelnen, aufeinander aufbauenden Kursen organisiert werden können. In den inhaltlichen Bestandteilen greift es auf good-practice-Beispiele zurück und berücksichtigt die konkreten Bedingungen im Unternehmen und im jeweiligen Kurs. Dazu gehören:

Auswahl der Teilnehmer, Zuordnung zu verschiedenen Kursschwellen; Rücksprache zwischen Kurs- und Gruppenleitern. Offenheit des Kursprogramms zu Beginn, damit die jeweiligen Stärken der Teilnehmer erkannt werden können. Berücksichtigung der inhaltlichen Merkmale und Kernziele von Gesundheitssport für das spezifische Setting „Werkstätten". Differenzieren im Kurs als didaktisch-methodische Herausforderung im Spannungsfeld zwischen „Gruppenzwang vs individuelle Entwicklungsförderung". Dynamisieren im Kurs (Komplexitätszunahme) als Grundausrichtung bei gleichzeitiger Berücksichtigung von Rückschritten(Tagesform, Krankheit, Urlaub). Verbleib in und Wechsel der Kursstufen gemäß Entwicklung. Anschlussförderung im Alltag mit sportlicher Aktivierung in individual- oder gruppenbezogener Ausrichtung mitdenken. Rückmeldung einholen aus Arbeitszusammenhang und Lebenswelt (Eltern, Wohnheim, Freunde, Betreuer etc.).

Lernziel: Übergreifende Planungsaspekte und ihre instrumentelle Umsetzung sollen in ihrer Bedeutung für die Gesamtstruktur verstanden, geplant und durchgeführt werden können. Dazu ist ein Verständnis der Schwellenübergänge und der jeweiligen Qualitäten, sowie der Rahmenbedingungen in der Werkstatt notwendig.

Modul 4: Sport in der betrieblichen Gesundheitsförderung
(20 LE)

Die Effektivität von sportlicher Aktivierung als Maßnahme der betrieblichen Gesundheitsförderung für MmgB wird in die Wirklichkeit der Werkstätten und der Erwerbsarbeit einbezogen. Zu prüfen sind gemäß den Zielen der betrieblichen Gesundheitsförderung: Qualifikation und Kompetenzen; Ressourcen; Betriebliche Wirtschaftlichkeit; Gefährdungen, Belastungen, Aufgaben; Social support; Corporate identity; Ökologie, Verbraucher, Marketing.

Die Erfahrungen der Schulungsteilnehmer und die Rahmenbedingungen der einzelnen Betriebsstätten werden gesammelt, in den Gesamtkontext der Maßnahme eingeordnet. Exemplarische Gestaltungs- und Weiterentwicklungsmöglichkeiten werden praktisch erprobt und reflektiert.

Lernziel: Erarbeitet werden soll die Schnittstelle und Schnittmenge zwischen Entwicklung individueller Fähigkeiten und betrieblichem Nutzen. Vor allem relative Leistungsfähigkeit und volkswirtschaftliche Leistungssteigerung bei guten Produkten und schonender Produktion sollen als Prüfstein effektiver Inklusion generell - aber auch innerhalb der eigenen Werkstatt verstanden werden.

Eigene Erfahrung mit Kursleitung im Kontext der betrieblichen Gesundheitsförderung und der in der Schulung vermittelten Herangehensweise einschätzen können und in der Praxis weiter entwickeln.

6. ERGEBNISSE UND ERFAHRUNGEN EINES PROJEKTES

Die Vorschläge und Ausarbeitungen, die vorgetragen werden, basieren auf dem Kooperationsprojekt „Betriebliche Gesundheitsförderung in Werkstätten durch sportliche Aktivierung". Das Projekt hat alle Schritte sorgfältig dokumentiert und die Effektivität der Maßnahmen überprüft. Die nachfolgend dargestellten Ergebnisse sollen daher zugleich als Qualitätsnachweis, wie auch als methodisches Beispiel dienen.

Datenerhebung im Rahmen des Kooperationsprojektes

Die Dokumentation und Auswertung der Praxisphasen an den Werkstätten erfolgte durch:

1. Wöchentliche Dokumentation der praktizierten Kurseinheiten
2. Führung von Teilnehmer-Profilbögen
3. Sportmotorischen Tests im dreimonatigen Rhythmus

Dokumentiert wurden Abläufe und Inhalte der Kurse. Es handelt sich um Merkmale, die in der sportlichen Aktivierung ausgeprägt werden können und in der Arbeits- und Lebenswelt der Teilnehmer von Bedeutung sind.

Entwicklungsvorgänge werden anhand der Bewältigung der jeweiligen Anforderungen des Programms erkannt und durch Beobachtung erforscht.

Die Testungen erfolgten nach allgemeinen Verfahren, die in der Sportwissenschaft üblich und bei Menschen mit geistigen Behinderungen erprobt sind. Dabei wurde nach Möglichkeit auf die Anwendbarkeit in Werkstätten geachtet. Die Erfahrung zeigte, dass bei schwierigen Voraussetzungen einige Tests nicht oder erst nach mehreren Versuchen durchführbar waren.

Begonnen wurde mit einer Erhebung des Ist-Standes, wie die Angebote sportlicher Aktivierung in der Werkstatt zu Beginn des Projektes vorgefunden wurden.*Tabelle 5*

Tabelle 5: Ergebnisse der Ist-Stand-Analyse des Sportprogramms am Martinshof Bremen von 2012

Bewegungs- und Sportangebote in der Werkstatt Bremen			
Kurse pro Woche: 71 **Standorte: 5**		**Angebote für:** Zielgruppen: 37 Begleitmaßnahmen/Gymnastik: 29 Berufliche Qualifizierung: 4 Offenes Angebot: 1	
Kurse:	Anzahl	**Hauptnachfrage:**	
Sportarten	16		
sportliche/fitnessorientierte Bewegungsangebote	19	Fußball	8
Spiele (wenig bewegungsintensiv)	12	Walking	7
Prävention/Reha	19	Gymnastik/Tanz	5
Kombiangebote	5	Fahrrad/Boccia/ Tischfußball	je 3

6.1 Bestandsaufnahme vor Beginn

Jede sinnvolle Maßnahme kann nicht an den jeweiligen Bedingungen der Einrichtung vorbei geplant und umgesetzt werden. Daher hat auch das Projekt damit begonnen, eine sorgfältige Bestandsaufnahme vorzunehmen. An erster Stelle stand ein Besuch in allen sportbezogenen Angeboten des Martinshofes, die mit einheitlichen, standardisierten Kriterien begutachtet wurden.

Tabelle 6 auf der folgenden Seite:
Erhebungsinstrument für die Bestandsaufnahme bestehender Bewegungs- und Sportangebote in den Betrieben

1. Allgemeine eine Bewertung des Kurses:

1. Allgemeine Bewertung der Aktivierung:

1.1 Motorisch:	aktiv ○	○	○	○	○	passiv
1.2 Sozial	unterstützend ○	○	○	○	○	egoistisch
1.3 Psychisch:	angeregt ○	○	○	○	○	träge

2. Wirkung auf Teilnehmer

21 Motivation	stark	ausgeprägt	vorhanden	schwach	kaum
21.1 Neugierig, eigenaktiv	○	○	○	○	○
21.2 Nach Anstoß durch KL aktiv	○	○	○	○	○
21.3 Abweisend	○	○	○	○	○
22 Bewegungssicherheit:	bestimmend	häufig	rudimentär	wenig	gar nicht
22.1 Selbst Gefährdung	○	○	○	○	○
22.2 Rücksicht auf Andere	○	○	○	○	○
22.3 Wiederholung	○	○	○	○	○
23 Handlungssicherheit:	bestimmend	häufig	rudimentär	wenig	gar nicht
23.1 Zweckmäßig	○	○	○	○	○
23.2 Regelkonform	○	○	○	○	○
23.3 Zielgerichtet	○	○	○	○	○

24 Zusammenwirken	immer	häufig	vorhanden	wenig	gar nicht
24.1 Auf sich bezogen	○	○	○	○	○
24.2 Auf Miteinander bezogen	○	○	○	○	○
24.3 Konflikte untereinander	○	○	○	○	○
24.4 Konflikt mit KL	○	○	○	○	○
25 (Wohl-) Befinden	durchgehend	häufig	vorhanden	etwas	gar nicht
25.1 Spaß/Freude/spielerisch	○	○	○	○	○
25.2 Unlust/gereizt	○	○	○	○	○
25.3 Angestrengt/erschöpft	○	○	○	○	○

3. Impulse durch Kursleiter

31 Ansprache	wirkungsvoll	adäquat	unauffällig	störend	unangemessen
31.1 Lautstärke	○	○	○	○	○
31.3 Sachlichkeit	○	○	○	○	○
31.5 Leichte Sprache	○	○	○	○	○

32 Methode					
32.1 Motorisch (lässt lernen, üben, spielen)	○	○	○	○	○
32.2 Kognitiv (verdeutlicht, macht vor, korrigiert)	○	○	○	○	○
32.3 Motivational/emotional (Lob, macht mit)	○	○	○	○	○
32.4 Sozial (Unterstützung Miteinander)	○	○	○	○	○

33 Aufgabenstellung					
33.1 Geschlossen	○	○	○	○	○
33.2 Offen	○	○	○	○	○
33.3 Bekannt	○	○	○	○	○
33.4 Unbekannt	○	○	○	○	○
33.5 Einfach	○	○	○	○	○
33.6 Schwierig	○	○	○	○	○

34 Vorgehen					
34.1 Ermahnt von außen	○	○	○	○	○
34.2 Greift ein, unterbricht	○	○	○	○	○
34.3 Erklärt, schlichtet	○	○	○	○	○
34.4 Vereinbart, wiederholt Regeln	○	○	○	○	○
34.5 Droht Strafe an (z. B. Ausschluss)	○	○	○	○	○
34.6 Spricht Strafe aus	○	○	○	○	○

Allgemeines Ergebnis [4]

- Teilnehmer*innen sind überwiegend aktiv und angeregt/motiviert, weitgehend spannungs- und konfliktfreies Miteinander.
- Teilnehmer*innen sind Abläufen und Anforderungen in unterschiedlichem Maß gewachsen (Heterogenität), überwiegend positive Befindlichkeit.
- Kursleiter*innen sind versiert in Ansprache, überwiegend wirkungsvoller Einsatz von Methoden.
- Aussagen von Kursleiter*innen reichen von „keine curriculare Grundlage, die TN sollen alle in Bewegung sein" über sportartspezifisches Üben und Trainieren bis zu definierten Zielen bzw. klarer psychomotorischer Konzeption.
- Kursleiter*innen haben alle Übungsleiterlizenzen und z. T. einschlägige Ausbildung, langjährige Erfahrung, Teilnahme an Fortbildungen.

Fazit für den Martinshof:

- Es zeigt sich ein guter Stand in Breite und Qualität des Angebots; Standorte haben personenabhängig eigene Profile (nicht alles kann an allen Standorten angeboten werden).
- Es gibt wenig bis keine Abstimmung über Kursinhalte und –ziele.
- Es gibt keine inhaltlich und zeitlich aufbauende Kursstruktur mit Kriterien für Entwicklungsprozesse.

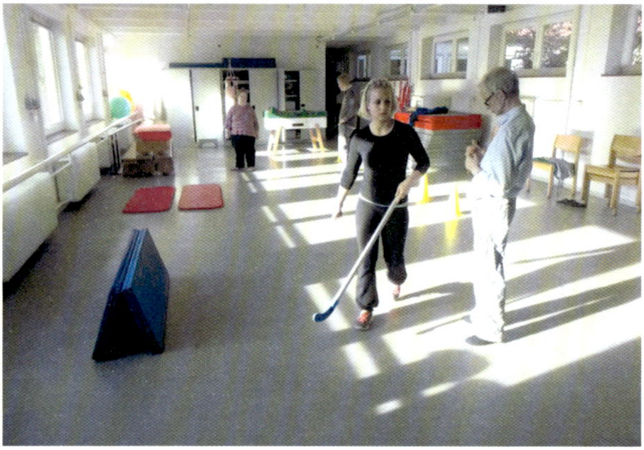

Abbildung 17 Aus dem Kursgeschehen

---

[4] *Vgl. die ausführlichere Darstellung der Bestandsaufnahme in Meseck & Milles 2014)*

6.2 Testungen motorischer Fähigkeiten

Im folgenden Kapitel werden Entwicklungen der Teilnehmer*innen anhand von Testergebnissen vorgestellt. Die motorischen Tests, mit denen konditionelle und koordinative Fähigkeiten überprüft werden, wurden regelmäßig im Rahmen der Kursprogramme durchgeführt. Mit den Daten können Entwicklungen aufgedeckt und nachgewiesen werden. In den Entwicklungen werden sowohl individuelle als auch auf mehrere Teilnehmer*innen zutreffende Entwicklungspfade erkennbar. Testdaten allein ermöglichen allerdings nur begrenzt Rückschlüsse auf die Komplexität von Entwicklungsvorgängen. Daher sollten solche Daten aus parallel durchgeführten Teilnehmenden Beobachtung und auch aus Experteninterviews ergänzt werden, um die breiter angelegten Entwicklungsvorgänge zu verdeutlichen.

Die Teilnehmer*innen

An den einjährigen Kursprogrammen, die aufeinander aufbauen (vgl. zuvor Schwellenmodell) und von 2012-2015 an 2 Betriebsstätten (BS) der Werkstatt durchgeführt wurden, haben insgesamt 58 Werkstattmitarbeiter*innen teilgenommen.

Tabelle 7 Gesamtübersicht der Teilnehmer

Standort	Anzahl der Teilnehmer*innen	Alterspanne	Ø-Alter	Geschlechterverteilung
Betriebsstätte A	26	20-57 Jahre	38 Jahre	m: 14
				w: 12
Betriebsstätte B	32	18-52 Jahre	25 Jahre	m: 24
				w: 8

Hinsichtlich der Voraussetzungen der Teilnehmer*innen an den beiden Standorten sind deutliche Unterschiede zu erkennen:

Standort A: Teilgenommen haben überwiegend „bewegungsferne MA", häufig schon in fortgeschrittenem Alter. Unterschiedliche Behinderungen, eher sog. „schwere Fälle". TN sind aus unterschiedlichen Gründen zur Teilnahme gekommen: Übergewicht, wenig Bewegungsaktivität im Alltag. Bewegungsaktivierung war oft bereits im Rahmen von Begleitdiensten vorgesehen; jedoch keine repräsentative Auswahl für den Standort. Jeweils individuelle (externe) Begründung für Teilnahme an sportlicher Aktivierung.

Standort B: Viele Neumitarbeiter*innen wechseln nach Ende der Schulzeit in die Werkstatt (jünger, vornehmlich Berufsbildungsbereich). Zusätzlich schon länger beschäftigte

Mitarbeiter (vor allem aus dem Produktionsbereich) auf eher unspezifische GL Empfehlungen: mal was anderes machen, Aktivierung tut gut). Keine repräsentative Auswahl.

Die Teilnehmer*innen verfügten daher sowohl an den Standorten aber auch in den einzelnen Kursen über ganz unterschiedliche, individuelle Voraussetzungen. Heterogenität der Gruppen kann durchgehend als Grundmerkmal gelten.

Kursprogramm und Testbatterie

Die Aktivierungskurse wurden wöchentlich ca. 60 Minuten durchgeführt. Kursinhalte und Ablauf der einzelnen Stunden orientieren sich an Kriterien für Gesundheitssport (im Rahmen der betrieblichen Gesundheitsförderung) und an spielorientierter, motivierender Herangehensweise.

Begleitend zu den Kursprogrammen wurde eine Testbatterie mit gängigen und laut Literatur auch für Menschen mit geistigen Behinderungen geeigneten konditionellen und koordinativen Tests entwickelt und durchgeführt. Die Zusammenstellung der Testbatterie erfolgte für die speziellen Projektzwecke: Zunahme spezifischer sportlicher Aktivierung, indiziert über den Nachweis motorischer Entwicklung anhand von Testdaten zu ausgewählten konditionellen und koordinativen Fähigkeiten. (Z. B. Verzicht auf energetisch determinierte Schnelligkeitsanforderungen und anaerobe Ausdauer, da aus gesundheitssportlicher Perspektive/Perspektive weniger relevant).

Zusammenstellung der Testbatterie

Orientiert an den Kernzielen des Gesundheitssports und den Zielen des Projektes wurden Tests zur Ermittlung der Ausdauer, Kraft und Koordination zusammengestellt. Zu einem späteren Zeitpunkt (April 2013) wurde der Test Rumpfvorbeuge zur Ermittlung der Beweglichkeit hinzugefügt.

Tabelle 8 Übersicht der durchgeführten sportmotorische Tests

Test	Kurzbeschreibung
Test 1: Aerobe Ausdauer	6-Minuten Lauf
Test 2: Standweitsprung	Beidbeiniger Absprung aus dem Stand
Test 3: Medizinballweitwurf	Weitwurf mit einem Medizinball (2kg)
Test 4: Handkraft	Messung der Handkraft mittels Handdynamometer
Test 5: Einbeinstand	Längst mögliches Stehen auf einem Bein
Test 6: Zielwerfen	Wurf aus 3m-Entfernung auf eine Wurfwand (10 Würfe)
Test 7: Visuelle Wahrnehmung	Zuordnen von Farben auf ein Kommando
Test 8: Rumpfvorbeuge	Messung zur Beweglichkeit

Bis auf den Test Visuelle Wahrnehmung sind alle anderen Tests Standardinstrumente aus der Literatur. Der Test Visuelle Wahrnehmung wurde durch das Projektteam in Anlehnung an den klassischen Ampeltest entwickelt.

Test 1: Aerobe Ausdauer

Ziel dieses Tests ist es, die Aerobe Ausdauer mit Hilfe des 6-Minuten-Laufs zu ermitteln. Die teilnehmende Person hat die Aufgabe, ein zuvor abgestecktes Feld in sechs Minuten möglichst oft zu umlaufen. Als Referenzgröße wird ein Volleyballfeld vorgeschlagen (18x9m). An einem Standort (GGS) konnte diese Größe eingehalten werden, da dort eine Turnhalle zur Verfügung stand. In dem anderen Standort stand lediglich ein kleinerer Gymnastikraum zur Verfügung, weshalb die Größe des zu umlaufenden Feldes deutlich kleiner war (eine Runde = 24-28Meter). Je nach Größe des Feldes können mehrere Personen gleichzeitig laufen. Während der sechs Minuten ist Laufen und Gehen erlaubt und in Minutenabständen sollte die noch zu laufende Zeit angegeben werden (Bös et al. 2009).

Gemessen wird die zurückgelegte Wegstrecke in Metern. Dabei sollten die Anzahl der Runden durch eine/n Testleiter*in gezählt werden. Die Wegstrecke wird dann aus der Anzahl der Runden und der Strecke der angefangenen letzten Runde ermittelt. Für die Durchführung des Tests werden Markierungshütchen, die an den Ecken des Feldes aufgestellt werden und eine Stoppuhr benötigt. Zur Motivation der Teilnehmenden kann wahlweise Musik abgespielt werden (Bös et al. 2009).

Mögliche Fehlerquellen: Abkürzen der Laufstrecke durch unkorrektes Vorbeilaufen an den Markierungshütchen, Laufen in Gruppen und nicht nach individuellem Lauftempo (Beck & Bös 1995).

Test 2: Standweitsprung

Der Test Standweitsprung soll die Schnellkraft bei Sprüngen (Sprungkraft) überprüfen. Um die Sprungkraft zu messen, muss die teilnehmende Person mit einem Sprung aus dem Stand so weit wie möglich springen. Dabei muss die Person beidbeinig abspringen und ebenfalls beidbeinig landen. Das Schwungholen mit den Armen und durch Beugen der Knie ist erlaubt (Beck & Bös 1995).

Die Testaufgabe sollte zu Beginn demonstriert werden. Die Testperson hat drei Versuche, von denen der Beste gewertet wird. Gemessen wird die Entfernung der Absprunglinie bis zu der Ferse des hinteren Fußes. Für die Durchführung des Tests werden ein Maßband und Kreppband als Markierung der Absprunglinie benötigt (Bös et al. 2009).

Mögliche Fehlerquellen: Einbeiniger-Absprung, nach hinten fallen oder greifen bei der Landung (Beck & Bös 1995).

Test 3: Medizinballweitwurf

Mit Hilfe des Medizinballweitwurfs soll die Schnellkraft gemessen werden. Für die Durchführung des Tests werden ein 2kg schwerer Medizinball und ein Maßband benötigt. Die Testperson soll aus dem parallelen Stand, mit beiden Armen den Medizinball so weit wie möglich werfen. Dabei steht die Testperson vor der Abwurflinie, in hüftbreiter Fußstellung. Beim Abwurf dürfen die Füße nicht den Boden verlassen, das Schwung holen mit dem Körper ist jedoch erlaubt (Beck & Bös 1995). Gemessen wird die Entfernung der Abwurflinie bis zum ersten Bodenkontakt des Medizinballs. Der/Die Testleiter*in sollte somit seitlich des zu erwartenden Auftreffspunktes stehen. Die Testperson hat drei Versuche, wovon der beste Wurf gewertet wird.

Mögliche Fehlerquellen: Füße verlassen den Boden, Überschreiten der Abwurflinie, kein beidhändiger Wurf, keine parallele Beinstellung (Beck & Bös 1995).

Test 4: Handkraft

Der Test Handkraft soll die Maximalkraft der Hand- und Unterarmmuskulatur überprüfen. Für die Durchführung des Tests wird ein Handkraftmessgerät benötigt. Wir verwendeten ein Ballon Manometer von Baseline mit einer Skala von 0-30 PSI (pounds per square inch). Die Teilnehmer*innen sollen den Ballon des Handkraftmessgerätes so fest wie möglich zusammendrücken. Die Messung wird mit beiden Händen durchgeführt. Wichtig ist, dass immer nur mit einer Hand gedrückt werden darf. Bei der Durchführung sollten die Teilnehmer*innen sitzen und den Unterarm auf dem Oberschenkel ablegen. Gemessen wird die mit der Hand ausgeübte Kraft in PSI, welche von dem Handkraftmessgerät abgelesen werden kann.

Mögliche Fehlerquellen: Testgerät hat die falsche Größe (Ballon zu groß/klein), die Testperson will den anderen Arm zur Hilfe dazu nehmen.

Test 5: Einbeinstand

Mit Hilfe des Tests Einbeinstand soll die Koordination bei Präzisionsaufgaben (Standgleichgewicht einbeinig) überprüft werden. Für die Durchführung des Tests wird eine Stoppuhr benötigt. Die Testperson soll versuchen, solange wie möglich auf einem Bein zustehen. Dabei dürfen die Arme zum ausbalancieren benutz werden. Die Testperson entscheidet selbst, wann sie das Bein anhebt und die Stoppuhr wird gestartet, sobald ein Fuß nicht mehr den Boden berührt. Der Test wird mit beiden Beinen durchgeführt. Gemessen wird die Zeit zwischen zwei Bodenkontakten des angehobenen Fußes. (Bös 2001).

Test 6: Zielwerfen

Dieser Test soll die Teilkörperkoordination bei Präzisionsaufgaben und die kinästhetische Differenzierungsfähigkeit messen. Für diesen Test wird eine Zielscheibe benötigt, die mit dem Zentrum in 150cm Höhe an der Wand angebracht wird. Wir verwendeten eine Quadratische Zielscheibe (150cmx150cm), die in fünf Felder unterteilt wurde. Eine Abwurflinie in drei Metern Entfernung zur Wurfwand wird am Boden markiert. Die Testperson steht hinter der Abwurflinie und soll einen Tennisball auf die Zielwand werfen. Vom Zentrum nach außen werden je nach Auftreffpunkt des Balls 5, 4, 3, 2 oder 1 Punkt vergeben. Die Testperson darf zehn Mal werfen und gemessen wird die Gesamtsumme der zehn Würfe.

Mögliche Fehlerquellen: Testperson überschreitet die Abwurflinie.

Test 7: Reaktionstest

Mit Hilfe des Reaktionstests wird die komplexe Reaktionsfähigkeit unter Zeitdruck gemessen werden. Für die Durchführung des Tests werden drei verschieden farbige Ringe und ein Tennisball benötigt. Die Ringe werden nebeneinander auf den Boden gelegt und die Testperson setzt sich so davor, dass sie alle Ringe gut erreichen kann. Auf Kommando der Testleitung soll die Testperson den Tennisball in den Ring mit der genannten Farbe tippen. Sobald die Testperson den Tennisball in einen Ring getippt hat, erfolgt sofort ein neues Kommando. Ziel ist es, innerhalb einer Minute so viele Punkte wie möglich zu erzielen. Wird ein Kommando richtig ausgeführt, erhält die Testperson einen Punkt. Neben den Punkten wird auch die Anzahl der Fehler gezählt.

Mögliche Fehlerquellen: Testperson erreicht nicht alle Ringe gleich gut.

Test 8: Rumpfvorbeuge

Der Test Rumpfvorbeuge soll die Beweglichkeit im Hüftgelenk messen, um Verkürzungen der ischiocrualen Muskulatur zu erkennen. Für die Durchführung des Tests wird nur ein Maßband/Zollstock benötigt. Die Testperson stellt sich mit parallel geschlossenen und gestreckten Beinen hin und beugt den Oberkörper nach vorne ab. Dabei sollen die Hände parallel zu den Beinen nach unten geführt werden. Die Testperson soll mit den Händen möglichst weit nach unten kommen. Gemessen wird der Abstand zwischen Boden und den Fingerspitzen.

Mögliche Fehlerquellen: Testperson beugt die Beine (Kniegelenk beobachten und evtl. festhalten)

Kenndaten für alle Tests

Die Testdatenerhebung wurde als Vollerhebung mit den Teilnehmer*innen aller Kurse durchgeführt. In den jeweils einjährigen Praxisphasen wurden im Abstand von 3-4 Monaten Testdaten erhoben. Bei Teilnehmer*innen, die alle drei Praxisphasen durchlaufen haben, liegen daher Daten von bis zu 12 Messzeitpunkten vor. Einschränkend ist darauf hinzuweisen, dass nicht immer alle Teilnehmer*innen während der angesetzten Testzeitpunkte anwesend waren. Testungen wurden dann nach Möglichkeit individuell nachgeholt. Auch sind die Testergebnisse im Zusammenhang der durchschnittlichen Teilnahmehäufigkeit zu betrachten und einzuschätzen: Teilnahmehäufigkeiten durchschnittlich an beiden Standorten zwischen 70-80 % (Krankheit, Urlaub, Arbeit, andere Ereignisse) bezogen auf den Jahreszyklus.

Tabelle 9 Kenndaten (Maximum, Minimum, Mittelwert)

Sportmotorische Testungen	Standort	Maximum	Minimum	Mittelwert
Aerobe Ausdauer	B	1458m	162m	646,09m
	A	729m	160m	465,64m
Standweitsprung	B	1,92m	0,15m	1,11m
	A	1,45m	0,05m	0,61m
Medizinball-Weitwurf	B	9,9m	1,60m	4,48m
	A	5,8m	1m	2,60m
Handkraft	B	25,5	1	12,37
	A	18	5	10,58
Einbeinstand	B	>1min	1s	27,13s
	A	>1min	1s	10,85s
Zielwerfen	B	47 Punkte	0 Punkte	28,84 Punkte
	A	43 Punkte	0 Punkte	25,18 Punkte
Visuelle Wahrnehmung	B	75 Treffer/Minute	8 Treffer/Minute	37,87 Treffer/Minute
	A	64 Treffer/Minute	0 Treffer/Minute	35,50 Treffer/Minute
Rumpfvorbeuge	B	46cm	0cm	16,96cm
	A	60cm	0cm	15,51cm

Deutlich erkennbar wird die Heterogenität der jeweiligen Leistungs- und Entwicklungsstände. Dies gilt einerseits für den Vergleich der beiden Standorte, denn es ist erkennbar, dass die erzielten Maximumwerte am Standort 2 durchgehend höher sind (Vergleich der Maximumwerte). Die unterschiedlichen Entwicklungs- und Leistungsstände spiegeln sich ebenfalls in den Mittelwerten, die am Standort 2 höher sind. Bei der Betrachtung der einzelnen Standorte wird erkennbar, dass die Heterogenität der TN an beiden Standorten sehr hoch ist, wenn die erzielten Maximum/Minimum Werte verglichen werden.

Zunächst sollen Übersichten zur gesamten Leistungsentwicklung gegeben werden. Diese Übersichten zeigen insgesamt eine positive Tendenz (linearer Mittelwert), doch darin verbergen sich sehr viele unterschiedliche Verläufe.

Die folgende Grafik zeigt bezogen auf alle Teilnehmer*innen den gesundheitlich relevanten Aspekt, der durch Verbesserung der Ausdauer vor allem für das Herz-Kreislauf-System erzielt wird (gemessen in zurückgelegten Metern in Zeiteinheiten). Zu berücksichtigen ist, dass durch die unterschiedlichen Standorte verschiedene Entwicklungsverläufe beeinflussen und dass sich hier die Effekte nicht einfach (v.a. wegen der Zusammenhänge mit Ernährung usw.) und nicht schnell (v.a. wegen der geringen Anzahl von 2 Kursstunden pro Woche) einstellen.

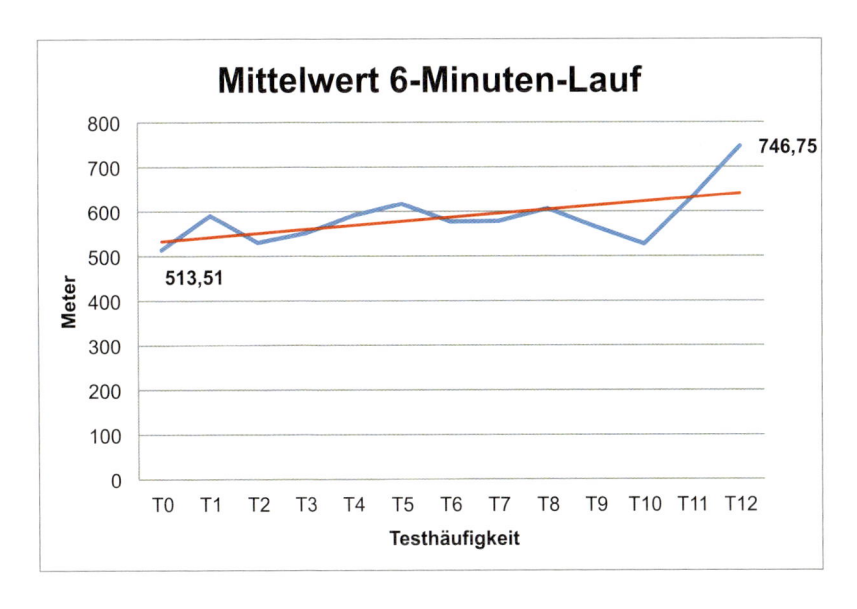

Abbildung 18 Mittelwert aus den Ergebnissen des 6-Minuten Laufs (aerobe Ausdauer)

Die weitere Grafik zeigt Messungen der Wahrnehmungsfähigkeit (Zuordnung von Farben und Formen) in einem fortgeschrittenen Kurs. Wahrnehmung ist ein grundlegender Aspekt für alle Aufgaben im betrieblichen Alltag.

Mittelwert Reaktionstest

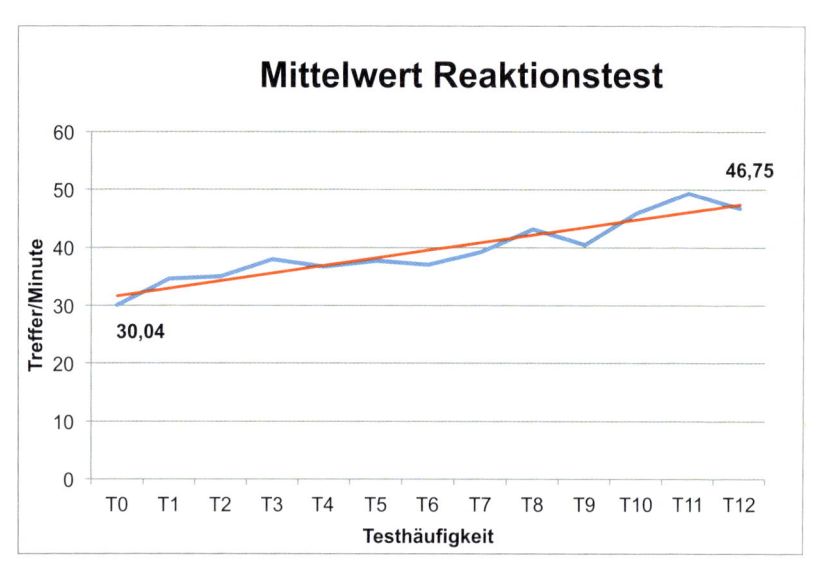

[Diagramm: Treffer/Minute über Testhäufigkeit T0 bis T12, ansteigend von 30,04 bei T0 auf 46,75 bei T11]

Abbildung 19 Mittelwert aus den Ergebnissen der Reaktionstests

Beispiel für Entwicklungsverläufe in einzelnen Tests

Vorgestellt wird ein Beispiel für Entwicklungsverläufe für alle Tests mit bis zu 12 Messzeitpunkten. Es handelt sich um eine Person, die auf der Ebene der Bewegung die Schwelle Handlung nach zwei Praxisphasen erreichte. [5]

R.M. ist Autist und war zu Beginn der Intervention 19 Jahre alt. Zu diesem Zeitpunkt befand er sich in der Eingliederungsphase nach Beendigung der Förderschule in die Werkstatt am Standort B. Im September 2012 hat er an dem Kurs Aufbau von Bewegungssicherheit teilgenommen In der zweiten Praxisphase wurde der gesamte Kurs als Kollektiv weitergeführt und in die nächste Schwelle mit dem Fokus Handlung überführt. Dieses Leistungsniveau war für R.M. eigentlich etwas zu hoch, jedoch sollte er nicht als einziger aus einer bestehenden Gruppe in einen anderen Kurs wechseln.

---

[5] Ausführlich sind verschiedene Verläufe dokumentiert und besprochen bei K. Lehmkuhl MA Bremen 2016, S.54ff

In der dritten Praxisphase war eine differenzierte Aufteilung der TeilnehmerInnen auf Grund der steigenden Teilnehmerzahl besser möglich. R.M. wurde unter Berücksichtigung der Teilnehmenden Beobachtungen und der sportmotorischen Testungen für den Kurs Aufbau von Handlungssicherheit eingeteilt.

Während der drei Praxisphasen entwickelte sich R.M. in den Tests Aerobe Ausdauer, Handkraft, Zielwerfen und Visuelle Wahrnehmung positiv. Außerdem ist ein leicht positiver Trend bei dem Test Medizinballweitwurf zu erkennen. Seine Ergebnisse in diesem Test schwanken jedoch relativ stark. Die Ergebnisse der Tests Standweitsprung und Rumpfvorbeuge bleiben konstant. Der Trend bei dem Test Standweitsprung ist leicht rückläufig.

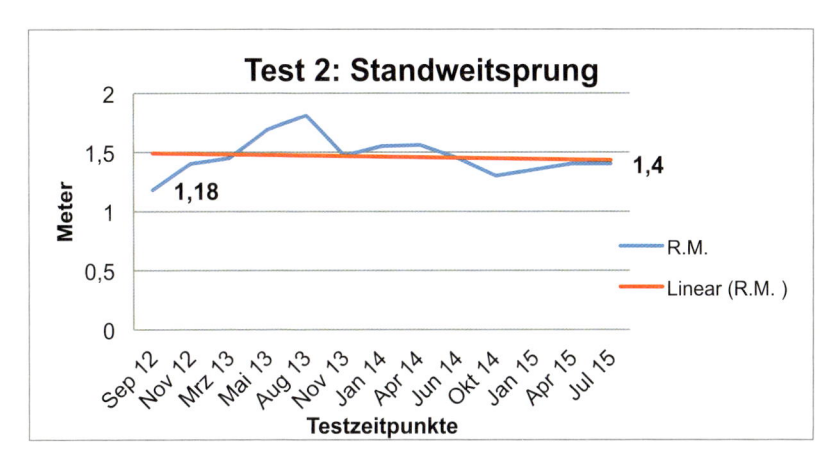

Abb. 20 Testergebnisse Standweitsprung R.M.

Der Trendverlauf des Tests Standweitsprung ist leicht rückläufig. In der ersten Testphase sprang R.M. 1,18 Meter weit und steigerte sich bis T4 (Aug 13) kontinuierlich. Bei T4 erzielte R.M. mit 1,81 Metern mit Abstand sein bestes Ergebnis. Im weiteren Testverlauf stabilisierte sich sein Ergebnis in dem Bereich von 1,30 und 1,56 Metern. Im Vergleich zu T0 findet somit eine leichte Entwicklung statt, der Trend ist jedoch negativ.

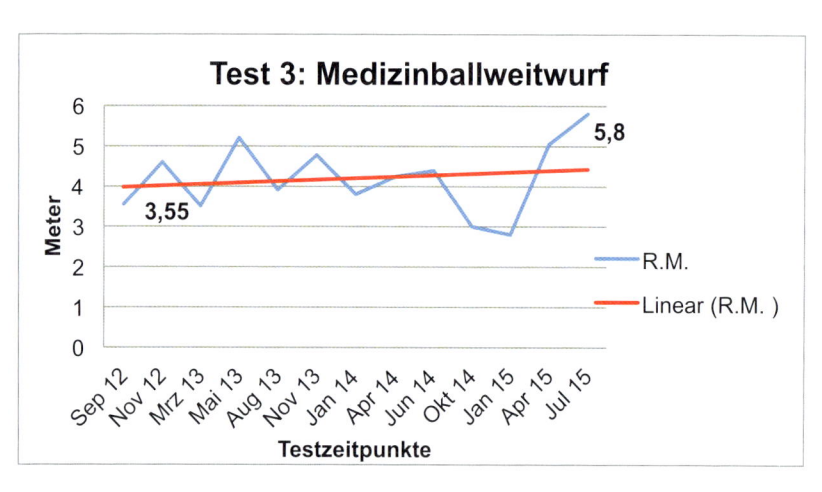

Abb. 21 Testergebnisse Medizinballweitwurf R.M.

Eine minimale Entwicklung zeigte sich im Test Medizinballweitwurf. Von T0 (Sep 12) und T9 (Okt 14) schwankten seine Ergebnisse zwischen 3,50 Metern und 5,20 Metern. Bei T10 (Jan 15) erzielte er mit 2,80 Metern sein schlechtestes Ergebnis. Danach steigerte er sich deutlich und erreichte bei der letzten Testung sein bestes Ergebnis.

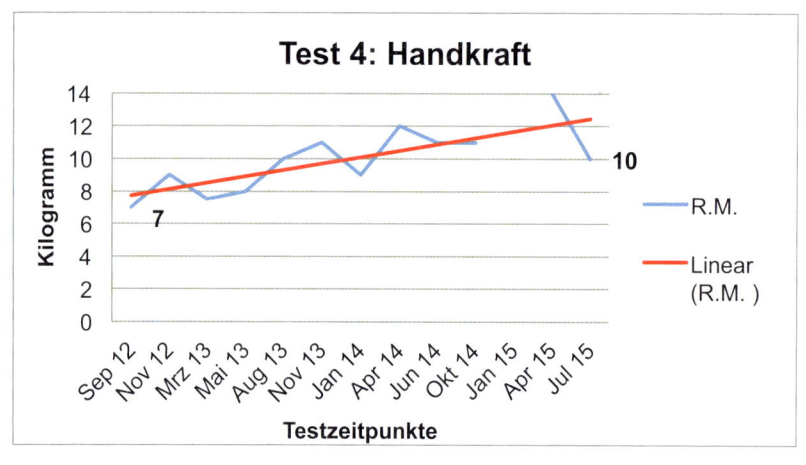

Abbildung 22 Testergebnisse Handkraft von R.M.

Bei der Handkrafttestung startete R.M. mit 7 PSI und steigerte sich kontinuierlich, bis hin zu seinem besten Ergebnis (14 PSI) bei der Vorletzten Testphase. Die Trendlinie verzeichnet eine langsame, aber kontinuierliche Steigerung und seine Ergebnisse schwanken minimal um die Trendlinie.

Test 5: Einbeinstand

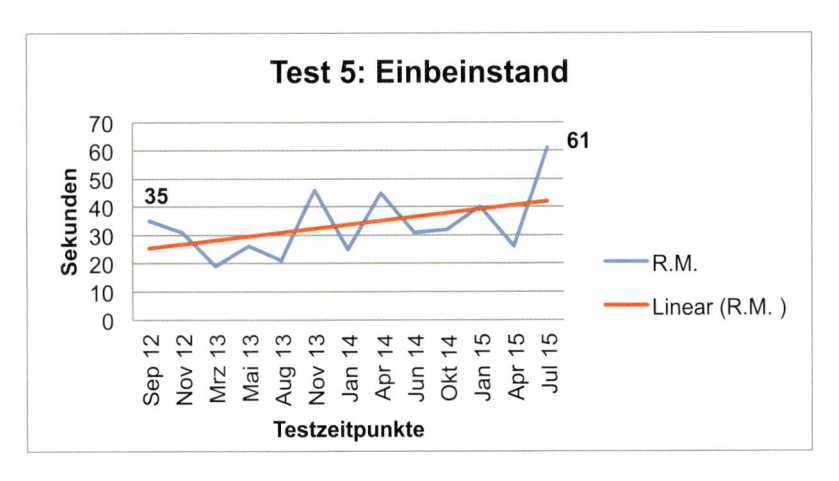

Abbildung 23 Testergebnisse Einbeinstand von R.M.

Bei dem Test Einbeinstand schwanken die Ergebnisse von R.M. relativ stark. Bei T0 schaffte R.M. es 35 Sekunden auf einem Bein zustehen. Im weiteren Testverlauf schwanken seine Ergebnisse zwischen 19 und 45 Sekunden. Bei der Durchführung war auffällig, dass er durchgehend sehr sicher stand. Sobald er leicht ins Schwanken kam, setzte er das freie Bein sofort ab, ohne durch Ausgleichsbewegungen zu versuchen das Gleichgewicht wiederzuerlangen. Bei der letzten Testphase erzielte er mit 61 Sekunden sein bestes Ergebnis. Ein positiver Trend lässt sich an Hand der Mittelwertsteigerung aufzeigen.

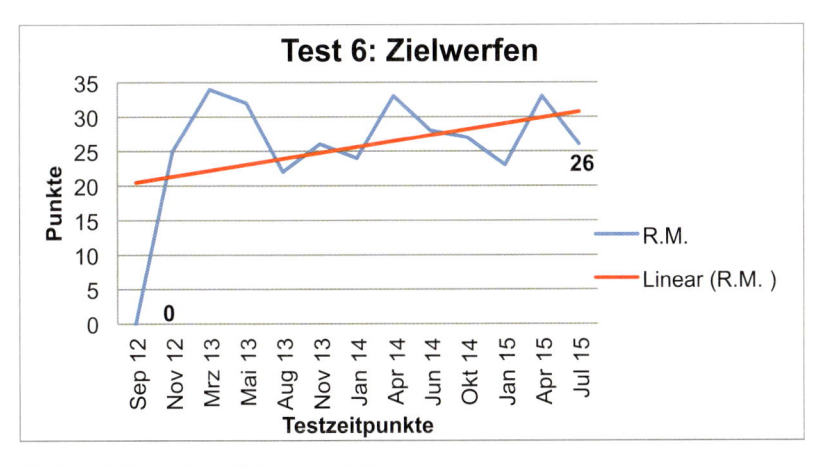

Test 6: Zielwerfen

Abbildung 24 Testergebnisse Zielwerfen von R.M.

Im Test Zielwerfen erzielte R.M. bei der ersten Testphase 0 Punkte. Er warf die Bälle jedes Mal zu kurz und traf die Wurfwand nicht. Bei den nächsten Testungen gelang es ihm jedoch die Wurfwand aus 3 Metern Entfernung zu treffen und er erzielte im März 2013 (T3) mit 34 Punkten sein bestes Ergebnis. Dieses Niveau erreichte er im Testverlauf zwei weitere Male (T7 Apr 14, T11 Apr 15). Zwischen diesen Testzeitpunkten schwanken die Ergebnisse, insgesamt ist eine deutliche Entwicklung zu erkennen.

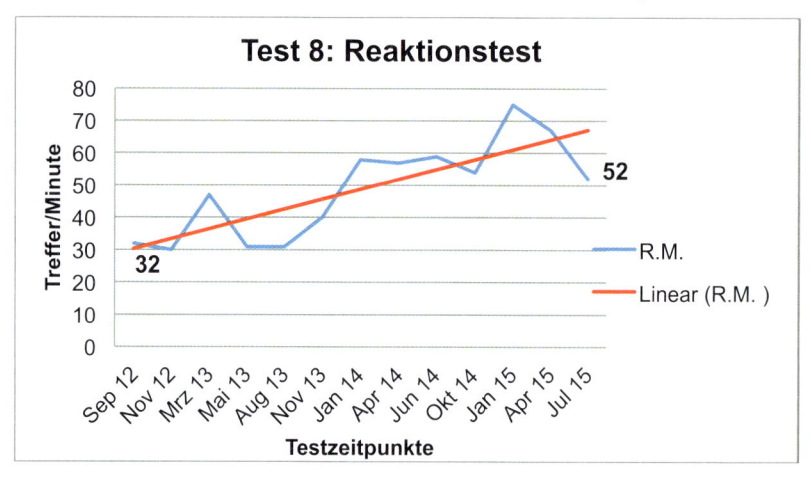

Abbildung 25 Testergebnisse Visuelle Wahrnehmung von R.M.

Eine deutliche positive Entwicklung zeigte R.M. beim Reaktionstest. Zu Beginn erzielte er 32 Treffer/Minute, die er bereits bei der dritten Testphase mit 47 Treffern/Minute deutlich steigern konnte. Danach fiel er jedoch auf 31 Treffer/Minute zurück. Anschließend steigerte er sich wieder und konnte sich über drei Testphasen hinweg stabilisieren. Bei T10 im Januar 2015 erzielte er mit 75 Treffern/Minute seinen absoluten Höchstwert.

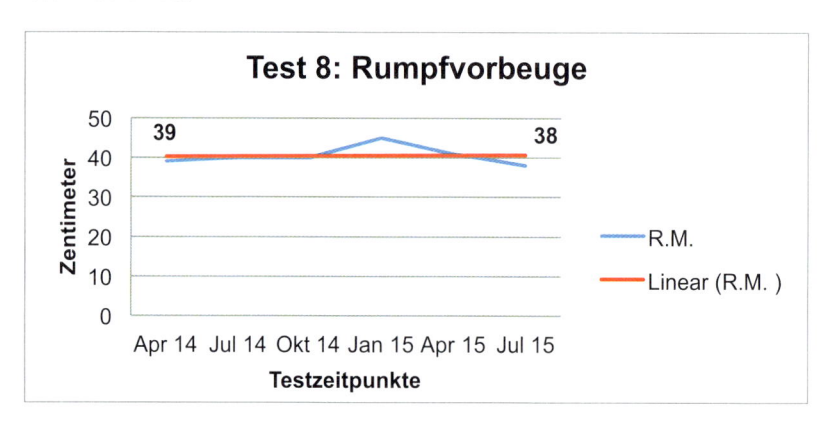

Abbildung 26 Testergebnisse Rumpfvorbeuge von R.M.

R.M. hat einen Rundrücken im Bereich der Brustwirbelsäule und hat somit eine sehr steife Körperhaltung. Aus diesem Grund weist er keine Entwicklung im Test Rumpfvorbeuge zur Messung der Beweglichkeit auf.

Beispiele für Entwicklungsverläufe einzelner TN

Betrachtet man die einzelnen Beispiele, so sind vielfältige Entwicklungen zu erkennen. In diesem Zusammenhang kann von Entwicklungspfaden gesprochen werden. Solche können erst über einen längeren Zeitraum ausgemacht werden.

Entwicklung verläuft nicht gleichförmig ansteigend. Neben Fortschritt oder Leistungsplateau sind auch Rückschritte möglich (z. B. nach urlaubs- oder krankheitsbedingten Pausen). Tagesform und andere intervenierende Variablen spielen eine Rolle. Ausgemacht wurden folgende Typen:

- Schwankungen mit Entwicklung
- Schwankungen bei eher konstantem Verlauf
- Schwankungen mit Rückgang
- Schwankungen mit Hinweisen auf Potenziale

Standortvergleich

In dem Standort B sind anhand der Gruppenprofile deutlichere Entwicklungen und insgesamt häufiger Entwicklungen festzustellen. Hintergrund ist sicherlich, dass vor allem jüngere Teilnehmer*innen mit weniger oder geringfügigere Beeinträchtigungen und Behinderungen beschäftigt sind und teilnahmen. Eine höhere Motivation konnte nicht nachgewiesen werden.

Bei aller Unterschiedlichkeit hinsichtlich der Leistungsfähigkeit und erzielten Entwicklungsfortschritte ist jedoch eine interessante Schnittmenge erkennbar: Erreichte Werte und Entwicklungsvorgänge bei den der koordinativen Fähigkeiten (Vergleich der Testdaten Zielwerfen und Visuelle Wahrnehmung) verlaufen in den meisten Kursen/Gruppen beider Betriebsstätten relativ ähnlich. Hier ist die größte Annäherung bzw. geringste Differenz zu verzeichnen. Es scheint ein übergreifender Entwicklungspfad von allgemeiner Bedeutung „oberhalb" individueller Entwicklungsverläufe und –pfade vorzuliegen.

Es kann sich um einen Effekt des Kursprogramms handeln. In ihm sind nämlich umfangreich Übungen und Spiele enthalten sind, die den Einsatz koordinativer Fähigkeiten der Hand-Auge-Koordination und der räumlichen Orientierung erfordern, während die getesteten konditionellen Fähigkeiten weniger explizit und umfangreich im Kursprogramm „mitlaufen".

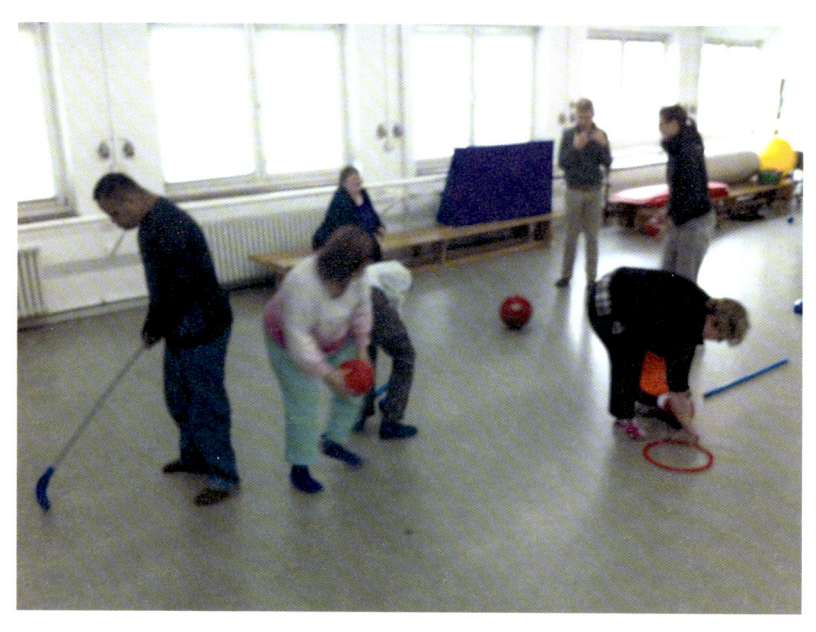

Abbildung 27 Aus dem Kursgeschehen

6.3 Teilnehmende Beobachtung und Dokumentation

Für die Bewertung erfolgreicher Förderung sind die teilnehmenden Beobachtungen, Testungen und sorgfältige Dokumentation (der Praxis und vor allem der jeweiligen Zielerreichungen) entscheidend.

Die Entwicklungs- und Lernprozesse in den Kursen und individuellen Entwicklungsverläufen der Teilnehmer wurden chronologisch festgehalten. Die verschiedenen Kategorien in den Beobachtungsprotokollen lassen eine Sortierung und Zusammenfassung von sich wiederholenden Reaktionen und Verhaltensmustern der Teilnehmer und Gruppen zu. Die Beobachtungen werden in einen salutogenetischen Kontext gebracht und nach kognitiven, praktischen und regulativen Merkmalen bzw. Indikatoren sortiert. Die Breite und Aktualität des Leistungsstandes von Gruppen und einzelnen Teilnehmern sind auf dieser Basis einzuschätzen. Die Merkmale sollen individuelle Leistungsstände und unterschiedliche Entwicklungsverläufe vergleichbar machen und Aufschluss über Potenziale geben. Es handelt sich um Merkmale qualitativer Entwicklungen, die in der sportlichen Aktivierung ausgeprägt werden und in der Arbeits- und Lebenswelt der Teilnehmer von Bedeutung sind. Die Qualität entspricht dabei der Zielerreichung innerhalb der Schwellen und soll das Ziel der Intervention transparent werden lassen.

Die weitere Praxis der Maßnahmen kann daran orientiert werden. An den Übergängen zwischen den Schwellen kann auf dieser Grundlage das Vorrücken oder Verweilen der Teilnehmer in den Kursen nach dem Schwellenmodell begründet werden.

Die Ergebnisse aus der teilnehmenden Beobachtung zeigen, dass die Bereitschaft und Motivation zu Bewegung stets mit angemessener Anforderung verbunden ist. Die Merkmale bzw. Indikatoren qualitativer Entwicklungen ergeben sich daher aus dem Bewältigungsvorgang jeweiliger Anforderungen und sind durch signifikante Unterschiede in der Zusammensetzung und Ausprägung gekennzeichnet. Für die Praxis ergibt sich daraus, dass Fortschritte zwar mit den Merkmalen konkretisiert werden können, aber weiterhin mit fließender und überlagernder, anstelle von abschließender Logik in den Übergängen erfolgen. Die Anforderungen können somit innerhalb der Gruppen differenziert und mit verschiedenen Methoden vermittelt werden. Vorhandene Fähigkeiten sollen so stabilisiert und gesteigert werden können.

Das Hauptmerkmal mit Beginn der sportlichen Aktivierung ist die „Öffnung" der Teilnehmer für die Aufnahme von Bewegung. Diese erfolgt schrittweise und begleitet die Entwicklung von anfänglicher Beobachtung und Erkundung der Situation, über Wiedererkennung und Wiederholung der Inhalte bis zu ersten Erfolgserlebnissen mit eigenen Handlungen. Sie bildet die Grundlage für den Aufbau positiver Assoziationen mit der Teilnahme und entscheidet im weiteren Verlauf über eine kontinuierliche Anwesenheit und die aktive Teilnahme an der Maßnahme sowie weitere Entwicklungen. Die Registratur und Auswertung erfolgt jeweils auf der empirischen Basis von dokumentierten Beobachtungen. Diese beziehen sich zum einen auf die gesamte Kursgruppe (Beobachtungsprotokolle), zum anderen auf die einzelnen Teilnehmer*innen (Profilbögen).

Beobachtungsprotokolle

Die Beobachtungen des Geschehens in den Kursgruppen werden sinnvoll arbeitsteilig vorgenommen, wobei eine Kursleitung die praktischen Maßnahmen anleitet, während die andere Kursleitung sich auf die Beobachtung konzentriert. In der Zusammenstellung der Protokolle kann dann die aktive Kursleitung die vorgenommenen Beobachtungen ‚gegenlesen'. Die formale Vorlage für die Protokolle sah folgendermaßen aus:

Tabelle 10: Beobachtungsprotokoll für die Teilnehmende Beobachtung in den Kursen

Datum: Betriebsstätte: Kursschwelle: Kursleitung: DokumentatorIn:	Aufwärmteil der Stunde	Hauptteil der Stunde	Entspannungsteil der Stunde
Inhalte/Spielbeschreibung			
Verwendete Geräte			
Bekanntheitsgrad des Spiels			
Verständlichkeit/Umsetzbarkeit			
Interesse/Motivation der Teilnehmer			
Aktivität der Teilnehmer			
Interaktionen der Teilnehmer untereinander			
Reaktionen der Teilnehmer auf Neues			
Differenzen zwischen Gesagtem /Gefordertem			
Art der Umsetzung			

In der systematischen Durchsicht der Beobachtungsprotokolle wurden dann, nach Schwellen geordnet, aussagekräftige Beispiele der jeweiligen Merkmale zugeordnet und in einer Tabelle festgehalten. Durch diese Methode war es möglich wiederkehrende Phänomene festzumachen und ihnen Merkmale zuzuordnen. Daraus ergaben sich folgende neue Merkmale:

Tabelle 11 Entwicklung in sportlicher Aktivierung - Allgemeine Merkmale

	Motivation *Stabilisieren* *Steigern*		Bewegung *Stabilisieren* *Steigern*		Handlung *Stabilisieren* *Steigern*	
Kognitive Merkmale	Nachahmen	Angehen	Umsetzen	Ordnen	Übertragen	Abwägen
Praktische Merkmale	In Gang kommen	Fortführen	Interagieren	Sinn aufgreifen	Erproben	Bewirken
Regulative Merkmale	Entproblematisieren	Rücksichtnahme	Zugang finden	Reagieren	Unterstützen	Gestalten

Kognitive Merkmale

Kognitive Merkmale können ausgemacht werden in der Art und Weise, wie Bezüge zur Umwelt, zu Anforderungen an Verhalten und Tätigkeiten sowie zu den Inhalten derselben im Sinne eigener Aufgaben hegestellt werden.

Praktische Merkmale

Praktische Merkmale können ausgemacht werden in der Art und Weise, wie Aktivierung in Gang kommt und welchem Antrieb sie folgt.

Regulative Merkmale

Regulative Merkmale können ausgemacht werden in der Art und Weise, in der Inhalt und Zielsetzung der sportlichen Aktivierung festgehalten, modifiziert oder selbst bestimmt werden.

Profilbögen

Mit Profilbögen werden die qualitativen Entwicklungsverläufe der einzelnen Kursteilnehmer verfolgt.[6] Hierzu ist eine allgemeine Vorgabe sinnvoll, die folgendermaßen aussehen kann:

Tabelle 12 Kategorien zur Dokumentation individueller Entwicklungen der Teilnehmer und zur Anlage eines Profilbogens

Physische Auffälligkeiten
Psychische Besonderheiten
Soziale Situation (besondere Umstände)
Veränderte Verhaltensweisen (kurzfristig)
Erkennbare Entwicklung (langfristig)
Beteiligung am Kursgeschehen (aktiv/passiv, negativ/positiv etc.)
Ereignisse mit der Kursleitung
Besondere Ereignisse
Verhalten der KL dem TN gegenüber (z.B. stark unterstützend, distanziert, kumpelhaft etc.)

Die Entwicklungsfortschritte konnten im Projekt anhand folgender Merkmale bzw. Indikatoren festgestellt und festgehalten werden.[7]

---

[6] Ausführlich werden die Projektergebnisse diesbezüglich zusammengestellt von Sarah Stampe (MA 2016)
[7] Vergl. Hierzu ausführlicher ... Projektbericht ...

Schwellen	Ebenen/Kurse		
Merkmale	'Motivation'	'Bewegung'	'Handlung'
Kognitive Merkmale **Landkarten**	Zugang zu *Nachmachen* Stabilisieren/Fördern Bezug zu Wahrnehmbarem	Zugang zu *Umsetzen* Stabilisieren/Fördern Steigerung zu ordnender Vorstellung	Zugang zu *Abwägen* Stabilisieren/Fördern Verfügbarkeit von anwendbaren Mustern
Praktische Merkmale **Schrittmacher**	Erfahrung von *Wiederholen* Stabilisieren/Fördern Erleben von Bestätigung	Erfahrung von *Interagieren* Stabilisieren/Fördern Arbeiten an Klärungen	Erfahrung von *Bewirken* Stabilisieren/Fördern Aufbau von Gelingen
Regulative Merkmale **Wegweiser**	Möglichkeit von *Festhalten* Stabilisieren/Fördern Bezug auf Geborgenheit	Möglichkeit von *Folgern* Stabilisieren/Fördern Ausrichten auf Fortschritte	Möglichkeit von *Gestalten* Stabilisieren/Fördern Einbau von Entscheidungen

Abbildung 28 Individuelle Entwicklungsfortschritte - Merkmale sportlicher Aktivierung bei teilnehmender Beobachtung

6.4 INTERVIEWS DER VERANTWORTLICHEN

Die Befragung von ausgewählten Gruppenleitern ergänzt die Methoden, wie sie in sportmotorischen Testungen und Dokumentationen teilnehmender Beobachtung verwendet wurden. Die Datenerhebung und -auswertung zielen insbesondere darauf, den Wirkungszusammenhang zum Arbeitsalltag in den Werkstätten einzubeziehen. Die nachfolgend beispielhafte Gruppenleiterbefragung erfolgte anhand eines Leitfadens und wurde an den teilnehmenden Werkstätten durchgeführt.

Der Fragebogen unterteilt sich in drei Abschnitte. Im ersten Abschnitt geht es um die berufliche Tätigkeit als Gruppenleiter. Zunächst wurden sie über das Interesse und den Werdegang ihres Berufes befragt. Es war gewollt, dass sie von ihren Tätigkeiten und Erfahrungen als Gruppenleiter berichten und wenn möglich ihre Rolle in der Werkstatt beschreiben. Der 2. Fragenkomplex fokussierte sich hauptsächlich auf die anzuleitende Arbeitsgruppe und der Umgang mit dieser. Die Fragen sollten herausfiltern, welche Einflussfaktoren und Konflikten im Arbeitsalltag entstehen und wie die Gruppenleiter und Beschäftigte diese bewältigen. Der letzte Abschnitt bezog sich auf den Projektverlauf. Die Fragen sollten mögliche beobachtbare Effekte und Veränderungen, durch die Maßnahme der sportlichen Aktivierung aufdecken und das sich dadurch veränderte Verhalten im Arbeitsalltag.

Insgesamt wurden sechs Gruppenleiter befragt. Aus der Befragung ergab sich, dass die Beschäftigten einer Werkstatt mit Anforderungen und Aufgaben konfrontiert werden, die es gilt zu erfüllen. Jedoch bringen nicht alle Beschäftigten die nötigen Kompetenzen und Ressourcen mit sich, diesen Herausforderungen gerecht zu werden. Es werden Arbeitsanforderungen von der Werkstatt gestellt, die mit Leistungsansprüchen wie Produktionsdruck verbunden werden. Jedoch wird gleichzeitig der Anspruch erhoben, dass die Beschäftigten gewisse Fähigkeiten, sozialverhalten, sowie wie ein Maß an Selbständigkeit/Selbstverantwortlichkeit mit sich bringen, sich an Strukturen, Regeln und Grenzen halten. Die Werkstatt hat es sich zur Aufgabe gemacht, die Beschäftigten in ihren Kompetenzen und Ressourcen zu stärken, damit die Bewältigung von Aufgaben und Anforderungen gelingen kann. Die Gruppenleiter berichteten von Umsetzungsmöglichkeiten zur Förderung ihrer Beschäftigten und der dadurch sichtbar werdenden Merkmale von Fähigkeiten: Zu den physischen Merkmalen zählte eine erhöhte körperliche Aktivität, sie Mobilität und einer Verbesserung der Körperkoordination. Beobachtungen zufolge wirkten sie zudem Aufmerksamer. Psychische Merkmale erkannten sie an einer entspannten und ausgeglichenen Haltung der Teilnehmer. Es konnte beobachtet werden, dass sie mit Freude und Motivation von den Sportkursen zurückkehrten und sich diese Haltung auf die Arbeit übertrug. Sie stellten eine positive Verknüpfung zum wöchentlichen Sporttermin her und konnten sich diesen einprägen. Das gestiegene Selbstbewusstsein zeigte ein Verändertes Verhalten der sozialen Komponente. Die Teilnehmer nahmen deutlich mehr Kontakt zu ihren Kolleginnen und Kollegen auf, welches sich durch eine erhöhte Bereitschaft zur Kommunikation äußerte. Diese Merkmale gilt es für den Ansatz guter Arbeit zu fördern. Jedoch ist es in den Produktionsstätten nicht durchgehend möglich eine Förderung dieser Fähigkeiten zu gewährleisten. Die Gruppenleiter sehen denselben Zusammenhang zwischen Sport und Entwicklung, wie zu Arbeit und Entwicklung. Durch die sichtbar gewordenen Effekte sportlicher Aktivierung der Beschäftigten, bestätigten sie diesen Zusammenhang. Sie konnten eine eindeutige Entwicklung und Veränderung der Beschäftigten feststellen, die sich durch veränderte Merkmale im Arbeitsalltag zeigten. Sie sehen Sport als eine unverzichtbare Komponente im Arbeitsalltag, der die Beschäftigten in Richtung Partizipation, Inklusion und Empowerment bringen kann.

6.5 Methode der Triangulation

In dem Forschungsprojekt, das diesen Ausführungen zugrunde liegt, wurde die Methode der Triangulation verwendet (U. Flick 2004). Diese Methode ermöglicht die Verbindung verschiedener Perspektiven und erhöht dadurch die Solidität des Vorgehens. Es werden subjektive Blicke auf einen Vorgang, durchaus interessierte Absichten, mit strukturellen und interpretativen Perspektiven verbunden. Nach Flick handelt es sich um eine Strategie, die zu einem tieferen Verständnis des untersuchten Gegenstandes führt.

"Diese Perspektiven können in unterschiedlichen Methoden, die angewandt werden, und/oder unterschiedlichen gewählten theoretischen Zugängen konkretisiert werden, wobei beides wiederum miteinander in Zusammenhang steht bzw. verknüpft werden sollte. Weiterhin bezieht sie sich auf die Kombination unterschiedlicher Datensorten jeweils vor dem Hintergrund der auf die Daten jeweils eingenommenen theoretischen Perspektiven. Diese Perspektiven sollten so weit als möglich gleichberechtigt und gleichermaßen konsequent behandelt und umgesetzt werden. Gleichermaßen sollte durch die Triangulation (etwa verschiedener Methoden oder verschiedener Datensorten) ein prinzipieller Erkenntniszuwachs möglich sein" (Flick 2004, S.12).

Gerade in den Interventionen, die in Werkstätten passieren und die Menschen mit geistigen Behinderungen einbeziehen erscheint ein solches methodisches Vorgehen angezeigt. Die verschiedenen Aspekte der Intervention können so mit unterschiedlichen theoretischen Annahmen dokumentiert und analysiert werden. Zugleich können diese unterschiedlichen Ansätze miteinander verbunden und zur Erweiterung und Stabilisierung des Ergebnisses führen. „Triangulation meint immer, dass man versucht, für die Fragestellung unterschiedliche Lösungswege zu finden und die Ergebnisse zu vergleichen" (Mayring, 2002, S. 147).

In der vorliegenden Konzeption war teilnehmende Beobachtung der reale Bezug zu den Maßnahmen, in dem zugleich die inklusiven Interaktionen erfasst wurden; die Testungen waren nachvollziehbarer Hinweis auf Entwicklungen, die vor allem wieder in Bezug zur teilnehmenden Beobachtung Erklärungskraft erhielten; die Interviews stellten die Beziehung zur betrieblichen Praxis her und verwiesen insbesondere auf allgemeine Effekte.

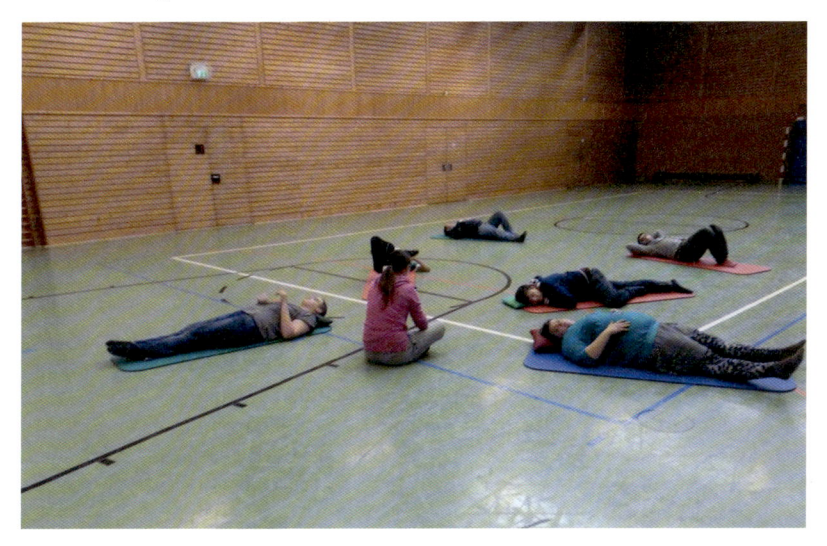

Abbildung 29 Aus dem Kursgeschehen

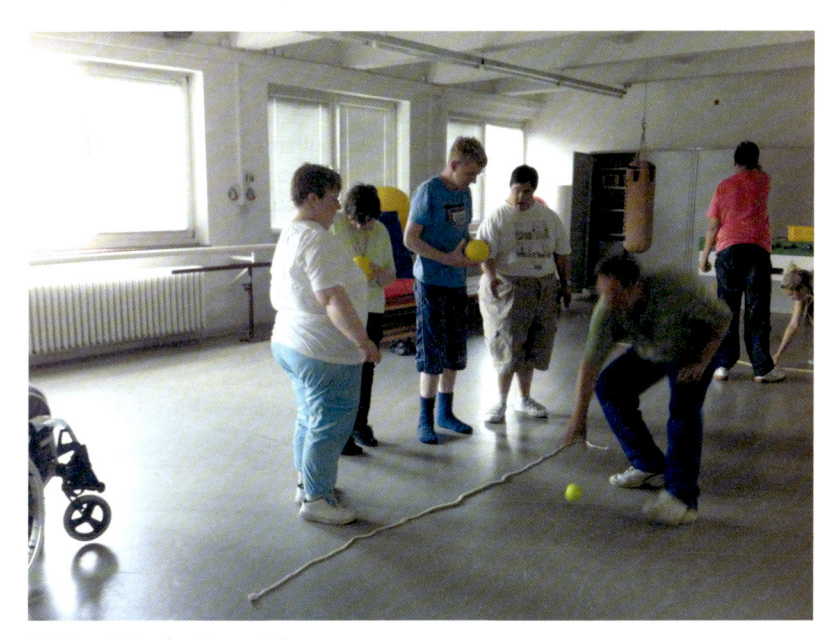

Abbildung 30 Aus dem Kursgeschehen

7. PROGRAMMATIK

Die Erfahrungen in dem beispielhaften Projekt beinhalten einige wichtige Grundlagen, die sowohl für langfristig wie für kurzfristige, sinnvolle und effektive Maßnahmen zu beachten sind. Langfristige Maßnahmen sind solche, die in Verhältnissen oder Konventionen verankert sind. Kurzfristige Maßnahmen können als Überraschung oder Event wirken. Sinnvolle Maßnahmen stärken Menschenwürde und Selbstbestimmung. Effektive Maßnahmen schießen (um mit einem chinesischen Sprichwort zu reden) den Pfeil auf das Ziel ab und treffen. Einige Erfahrungen hierzu sollen – unter der etwas zu anspruchsvollen Überschrift – zusammengefasst werden.

7.1 Grundsätze der Beantragung für Kostenträger

- Kurzfristige Maßnahmen können an bestehende Angebote gekoppelt werden. Das ist beispielhaft mit Special Olympics Deutschland (und International, IOC) möglich. SOD organisiert im jährlichen Wechsel Nationale Sommer- und Winterspiele, bei denen Sportlern auf verschiedenen Leistungsstufen aufgrund eines Klassifizierungssystems faire und spannende Wettbewerbe ermöglicht werden. Diese besonderen Events finden auch auf der Ebene der Landesverbände (Regionale bzw. Landesspiele) statt.

- Langfristige Maßnahmen sollten auf mindestens drei, besser fünf Jahre veranschlagt werden, damit sie in den Bedingungen und Abläufen der Werkstatt verankert werden können.

- Kurzfristige und langfristige Anträge können zur betrieblichen Gesundheitsförderung gestellt werden. Allgemein sind solche durch das Arbeitsschutzgesetz, durch das Benachteiligungsverbot nach SGB IX, dem Gleichbehandlungsgesetz, des betrieblichen Eingliederungsmanagements nach SGB IX vor allem aber durch das Ende Juli 2015 in Kraft getretene Gesetz zur Stärkung der Gesundheitsförderung und der Prävention (Präventionsgesetz) begründet.

- Das Präventionsgesetz erweitert die bisherigen gesetzlichen Rahmenbedingungen der Paragraphen 20 Absatz 1 und 2 sowie 20 a und 20 b des Fünften Sozialgesetzbuchs (SGB V). Diese verpflichten Krankenkassen dazu, in ausreichendem, zweckmäßigem und wirtschaftlichem Maße für Primärprävention und Betriebliche Gesundheitsförderung zu sorgen. Insgesamt sollen die gesetzlichen Krankenkassen seitdem sieben Euro statt vorher 3,09 Euro pro Versichertem und Jahr für Gesundheitsförderung ausgeben.

- Anträge zur betrieblichen Gesundheitsförderung sind über die Werkstatt (Firmenkunde) bei den AOK-Regionen zu stellen. Sinnvoll sind eine Kontaktaufnahme mit den für Prävention Verantwortlichen und eine Abstimmung mit dem Vorstand.

- Wird die Maßnahme analog der vorgestellten Konzeption beantragt, sollten drei, besser sechs Kurse vorgesehen sein. Hierfür sollten neben einer Projektleitung insgesamt je zwei Kursleitungen (jeweils eine externe KL) beantragt werden; die gesamte Anzahl ergibt sich nach konkreter Planung paralleler oder räumlich gesonderter Kurse. Für den Anfang werden auch drei Kursleitungen empfohlen.

- Es empfiehlt sich eine klare Planung der Projektsitzungen, der Teilnehmer und Termine eines Steuerkreises, der Vorstellungen und Erläuterungen des Projektes, der Testungen und Interviews.

- Notwendig ist zumindest für die ersten drei Jahre eine Projektleitung, die wissenschaftlich ausgewiesen ist und die Begleitung und Evaluation gewährleistet. Nach dem anfänglichen Projekt empfiehlt sich eine weiterführende, separate Verantwortlichkeit.

- Nicht nur in der Beantragung und gegenüber dem Kostenträger ist ein ‚Bekenntnis' der Werkstatt, v.a. der Leitung, nötig. Die Maßnahme muss in der Aufgabenstellung der Werkstatt gewollt sein. Dies sollte auch auf Betriebsversammlungen und in der Personalführung deutlich werden.

- Mit den Kooperationspartnern sollte ein gemeinsames Auftreten, besonders bei Einführungsveranstaltungen und Informationen, abgesprochen werden.

- Zu der Maßnahme gehört die Durchführung von Fortbildungen für die beteiligten und interessierten Mitarbeiter der Werkstatt. Die Fortbildungen können über die Landessportbünde zertifiziert werden. Eine einheitliche Lizenzierung durch den DOSB wäre anzustreben.

7.2 Grundsätze der Vereinbarungen im Setting

- Nötig ist eine formelle Beschlussfassung in Werkstattleitung, mit der die Maßnahme als betriebliche Gesundheitsförderung beantragt werden kann.

- Vereinbart werden sollte frühzeitig eine Vorstellung der Maßnahme auf einer Betriebsversammlung.

- Festgelegt werden sollte, wer in der Werkstatt mit welchen Kompetenzen zuständig ist. Dies gilt vor allem für die sportlichen Kurse insgesamt sowie für spezifische Ansprechpartner im Zusammenhang der Maßnahme.

- Organisiert werden sollte der Austausch mit vorhandenen Kursleitungen.
- Ermöglicht werden sollte der Austausch mit Gruppenleitern (FAB) und die Durchführung von Experten-Interviews.
- Geklärt werden sollte jeweils die Veröffentlichung von Informationen im Zusammenhang der Maßnahme.

7.3 Grundsätze der Qualitätssicherung

Qualitätssicherung ist ein Sammelbegriff für unterschiedliche Ansätze und Maßnahmen zur Sicherstellung, dass festgelegte Anforderungen und Zielsetzungen entsprechend bearbeitet und erreicht werden.[8] Dazu sind bestimmte Verfahren der Qualitätsbestimmung, der Analyse von Voraussetzungen und Bedingungen, von Verläufen und Ergebnissen sowie der Auswertung nötig.

Für Kurse der spezifischen sportlichen Aktivierung sind unumgänglich:

- Bestandsaufnahme vor Beginn der Maßnahme
- Dokumentation der Kurse (Kursbögen)
- Dokumentation der Teilnehmer*innen (Profilbögen)
- Berichterstattung für Steuerkreis
- Evaluation des gesamten Vorhabens

Qualitätssicherung ist logisch mit gutem oder verbessertem Vorgehen verbunden, das sich auf einen vorherigen Stand bezieht. Das Vorgehen kann auf räumliche, instrumentelle oder andere Dinge bezogen sein, es schließt aber immer auch Beziehungen zwischen Beteiligten ein. Solche Beziehungen können von jeweiligen Funktionen, von Ansehen, Erwartungen, sogar von vorübergehenden Aspekten beeinflusst sein. Das Ergebnis, auf das ein Vorgehen abzielt, kann ein Produkt im eigentlichen oder übertragenen Sinn (z.B. umgeworfene Kegel) sein, es können Vereinbarungen (Anwesenheit) oder auch gelungene Handlungen (der Sprung nach vorne) sein – und das Ergebnis betrifft die Teilnehmer*innen, die Kursleiter*innen und die Verantwortlichen in der Werkstatt gleichermaßen.

---

[8] Nach Wkpedia und DIN EN ISO 8402, 1995-08, Ziffer 3.5 ist unter Qualitätssicherung jede geplante und systematische Tätigkeit zu verstehen, die innerhalb des Systems verwirklicht wird und die dargelegt wird, um Vertrauen dahingehend zu schaffen, dass eine Einheit die Qualitätsforderung erfüllen wird. Qualitätssicherung ist die Summe aller Maßnahmen, um konstante Produktqualität sicherzustellen; dabei unterscheidet man Eigen- und Fremdüberwachung.

7.4 Vorteile und Nutzen für Werkstätten und Betriebe

Nach Angabe des Bundesministeriums für Gesundheit ergeben sich für Arbeitgeber und Beschäftigte durch eine erfolgreiche Implementierung von betrieblicher Gesundheitsförderung zahlreiche Vorteile:

Vorteile betrieblicher Gesundheitsförderung	
Arbeitgeber	**Arbeitnehmer**
Sicherung der Leistungsfähigkeit aller Mitarbeiter	Verbesserung des Gesundheitszustandes und Senkung gesundheitlicher Risiken
Reduzierung des Krankenstandes	Reduzierung der Arztbesuche
Kostensenkung durch weniger Krankheits- und Produktionsausfälle	Verbesserung der gesundheitlichen Bedingungen im Unternehmen
Steigerung der Produktivität und Qualität	Verringerung von Belastungen
Imageaufwertung des Unternehmens	Verbesserung der Lebensqualität
Stärkung der Wettbewerbsfähigkeit	Erhaltung/Zunahme der eigenen Leistungsfähigkeit
Erhöhung der Motivation durch Stärkung der Identifikation mit dem Unternehmen	Erhöhung der Arbeitszufriedenheit und Verbesserung des Betriebsklimas
Unternehmensbindung	Mitgestaltung des Arbeitsplatzes und des Arbeitsablaufs

8. ANHANG

8.1 Glossar

Hierfür wurde oft und nützlich auf Wikipedia zugegriffen, was oft in wissenschaftlichen Kreisen verpönt und wesentlich öfter praktiziert wird.

Aktivierung   In Gang kommen von Bewegung mit mehr oder weniger klarer Perspektive.

Assistenz   Unterstützung bei der Auseinandersetzung mit und besonders der Bewältigung von Anforderungen und Aufgaben.

Aufklärung   Kritischer Rekurs auf die Vernunftbegabung des Menschen; bezieht sich auf das Zeitalter in der Abwendung von religiöser und autoritärer Determination.

Behinderte   auch disabled, s. Menschen mit Behinderungen.

Gesundheitsförderung ein Prozess, der Menschen befähigen soll, mehr Kontrolle über ihre Gesundheit zu erlangen und sie zu verbessern; er setzt individuell bei der Analyse und Stärkung der Gesundheitsressourcen und -potenziale der Menschen sowie auf allen gesellschaftlichen Ebenen an.

Betriebliche Gesundheitsförderung: systemische Interventionen in privaten und öffentlichen Betrieben, durch die gesundheitsrelevante Belastungen gesenkt und Ressourcen vermehrt werden sollen. Gleichzeitige und aufeinander bezogene Veränderungen der Ergonomie, der Organisation, des Sozialklimas und des individuellen Verhaltens.

Betriebliches Gesundheitsmanagement: Planung, Steuerung und Integration aller betrieblichen Prozesse und deren Begleitung mit dem Ziel der Erhaltung und Förderung der Gesundheit, der Motivation und des Wohlbefindens der Mitarbeiter.

Bewegung   Hier besonders auf die körperliche, physische Aktivität von Menschen bezogen, die Energie benötigen. Sie kann nach Komplexität, Präzision, Kraft und Schnelligkeit unterschieden werden und hat grundlegende, nicht trennbare Formen sowie zusammengesetzte und abgestimmte Abläufen. Bewegung um ihrer selbst willen, zu Zwecken des Trainings körperlicher Fähigkeiten und zum, meist geregelten, Austausch mit anderen werden als Sport bezeichnet.

Empowerment	Im Englischen bedeutet E. soviel wie Ermächtigung, was in Deutschland seit 1933 politisch zum Tabu wurde. Es geht um Bemühungen die Fähigkeiten von Menschen zur Übernahme von Verantwortung für ihr soziales Leben zu erhöhen. Autonomie und Selbstbestimmung verbinden so den Blick auf den eigenen Lebensweg mit dem auf die gesellschaftliche Umgebung. Und es geht jeweils nicht nur um die Wahrnehmung, sondern auch um den Prozess, der die eigene Lebensführung mit der Unterstützung gesellschaftlich sinnvoller Maßnahmen verbindet. Hierzu sind Gestaltungsspielräume und Ressourcen von besonderer Bedeutung. Die soziale Mündigkeit ist in diesem Sinne keine Voraussetzung oder Zielsetzung von Empowerment, sondern eine relative und durchgängige Orientierung, die besonders für alle Systeme und Einrichtungen der Unterstützung und Förderung von zentraler Bedeutung ist.
Exklusion	Es handelt sich um einen Ausschluss oder Ausgrenzung, die jemandem (aus unterschiedlichen Gründen, ggf. gegen seinen Willen) erfährt. Dies kann ein Zugang, Besitz oder Vorhaben etc. sein. Verbunden damit ist eine Abweisung und Abwertung, die auch Macht transportiert. Der Gegenbegriff ist Inklusion.
FAB	Nach der Werkstätten-Verordnung sollen Arbeitsbereiche in dem Verhältnis von 1:12 von qualifizierten Mitarbeitern geleitet werden. Sie sollen über den Abschluss eines staatlich anerkannten Ausbildungsberufes als Facharbeiter, Geselle oder Meister, bzw. entsprechende praktische Qualifikationen verfügen, nebst einer sonderpädagogischen Zusatzqualifikation.
Gruppenleiter	Das ist ein umgangssprachlicher Begriff, der so in keinem Gesetz steht. Geregelt ist in der Werkstattverordnung der Gruppenschlüssel (siehe FAB) und die Leitung der Gruppe. Diese soll FAB sein und ist für die Qualität der Arbeit und die Entwicklung der Persönlichkeit der Beschäftigten zuständig.
Inklusion	Inklusion orientiert auf gleichwertige Entwicklungsbedingungen und –chancen. Die vorhandene Vielfalt soll nicht ‚glatt gebügelt' werden, sondern gesellschaftliche Bedingungen zur Entfaltung und Entwicklung erhalten, in denen sich Personen mit Besonderheiten einbringen und auf die ihnen eigene Art wertvolle Leistungen erbringen können. Siehe Exklusion.
Kohärenz	In der Salutogenese das stimmige Zusammenspiel von wahrnehmbaren, machbaren und sinnhaften Bewältigungen von Anforderungen und Aufgaben.

Menschen mit Behinderung: Das zuständige Ministerium spricht von Behinderung, insofern körperliche Funktionen, geistige Fähigkeiten oder seelische Gesundheit eingeschränkt sind und diese die Teilhabe am gesellschaftlichen Leben erschweren, was der Fall ist, wenn der Zustand länger als sechs Monate von dem für das Lebensalter typischen Zustand abweicht. Damit soll die Zugehörigkeit zur Menschlichkeit betont und der abwertende Begriff „Behinderte" überwunden werden.

Menschen mit geistiger Behinderung: Besonders werden MmgB durch die Einschätzung der Funktionsfähigkeiten identifiziert. Geschaut wird mit unklaren Maßstäben auf v.a. Verhalten in alltäglichen Lebens- und Arbeitszusammenhängen; auf die Fähigkeit, sich selbst zu helfen; auf die Berücksichtigung von Gesundheits- und Sicherheitsstandards; auf die Nutzung gemeinsamer Einrichtungen; vor allem auf kognitive und kommunikative Fähigkeiten. Im Grunde werden signifikante Abweichungen registriert.

Public Health   Aus dem Englischen übernommene Bezeichnung für den Zusammenhang von Gesundheitswissenschaften, öffentlicher Gesundheit, Gesundheitsversorgung und Gesundheitssorge.

Special Olympics   SO ist die deutsche Organisation der weltweit größten, vom Internationalen Olympischen Komitee (IOC) offiziell anerkannten Sportbewegung für Menschen mit geistiger und mehrfacher Behinderung. Sie wurde von Eugene Kennedy für ihre behinderte Schwester in Gang gesetzt und mit dieser Reputation verbreitet. Mit Nationalen und Regionalen Spielen will SO, dass alle Menschen mit Behinderung – unabhängig von der Art ihrer Behinderung – die Möglichkeit haben, Sport zu treiben.

Spiel   Spielen beförderte fast alle kognitiven, motorischen und soziale Kompetenzen des Menschen. Unterschieden wird zweckfreies und zweckgerichtetes Spielen. Neben dem freudigen Vorzeigen oder dem Versuchen gibt es auch bestimmte Handlungsabläufe und verbindliche Regeln. Der eigene Antrieb spielt ebenso eine Rolle wie die gemeinschaftliche Handlung. Spiele können fortwährend neu erfunden und variiert werden.

Sport   Darunter sind verschiedene Bewegungsformen und –formierungen zu verstehen. Neben Tanz tritt der Boxkampf, an die Stelle der ästhetischen Bewertung tritt die Geldrangliste. Spiel ist allerdings im Gegenlicht der marktförmigen Präsentation, der kriegerischen Kampfhandlungen oder des Zeitvertreibens entstanden, kommt

	heute jedoch nicht gegen die alltagsmächtige Vereinnahmungen an. Dies verhindert auch eine präzise oder gar eindeutige begriffliche Abgrenzung.
Sonderpädagogik	Sie beschäftigt sich vornehmlich mit Jugendlichen und Kindern, für die ein „besonderer (bzw. sonderpädagogischer) Förderbedarf" festgestellt wurde, was noch oft mit Rückzug auf medizinische Beurteilung erfolgt. Solche Sondereinrichtungen als (medizinische) Heil- bzw. Therapie-Institutionen statt als Bildungseinrichtungen zu betrachten bzw. die Vermischung dieser beiden Aufgaben, belastet auch die Diskussion über Inklusion und führt immer wieder zu fundamentalen Missverständnissen.
Triangulation	Darunter wird eine Forschungsstrategie in der empirischen Sozialforschung verstanden, bei der verschiedene Methoden oder Sichtweisen auf das gleiche Phänomen angewendet werden oder verschiedenartige Daten zur Erforschung eines Phänomens herangezogen werden, um Stärken und Schwächen jeweils auszugleichen. Ziel ist es zumeist, eine höhere Validität der Forschungsergebnisse zu erreichen und systematische Fehler zu verringern. Zu finden ist diese Vorgehensweise meist in der Verbindung von quantifizierenden und qualitativen Methoden.
Werkstatt	Formal: Werkstatt für behinderte Menschen. Sie ist nach deutschem Recht eine Einrichtung zur Eingliederung von Menschen mit Behinderung in das Arbeitsleben („Berufliche Rehabilitation") bzw. Integration. Der alte Begriff „Beschützende Werkstätten" wird nicht mehr verwendet, aber unklar bleibt, was dann die Besonderheit in Dauer und Umfang ausmacht. Dies kann als Gestaltungsspielraum oder Warnung verstanden werden.

8.2 Literatur

§ 20 a Sozialgesetzbuch V (SGB V). Betriebliche Gesundheitsförderung. Verfügbar unter: http://www.sozialgesetzbuch-sgb.de/sgbv/20a.html

Achtziger, A.; Gollwitzer, P.: Rubikonmodell der Handlungsphasen. - In V. Brandstätter (Hrsg.): Handbuch der Allgemeinen Psychologie. Motivation und Emotion.- Göttingen: Hogrefe, 2009, S. 150 – 156

Antonovsky, Aaron: Salutogenese. Zur Entmystifizierung der Gesundheit. Tübingen: dgvt-Verl., 1997

Behindertenrechtskonvention der Vereinten Nationen (UN.BRK). (2006). Verfügbar unter: http://www.un.org/Depts/german/uebereinkommen/ar61106-dbgbl.pdf

Bloom, B. S.: Taxonomie von Lernzielen im kognitiven Bereich.- 5.Aufl., Weinheim und Basel: Beltz, 1976

Blumenberg, Hans: Beschreibung des Menschen.- Frankfurt/M.: Suhrkamp, 2006

Bös, Klaus; Brehm, Walter (Hrsg.): Gesundheitssport – Ein Handbuch.- Schorndorf: Hofmann, 2006

Bös, Klaus (Hrsg.): Handbuch motorischer Tests.- Göttingen: Hogrefe, 2001

Bös, Klaus; Wydra, G.; Karisch, G.: Gesundheitsförderung durch Bewegung, Spiel und Sport. Ziele und Methoden des Gesundheitssports in der Klinik.- Erlangen: Perimed, 1992

Brehm, Walter: Gesundheitsförderung durch sportliche Aktivierung.- Projektbericht. 3 Bände, Bayreuth und Bielefeld: IDIS, 1994

DIMDI (Deutsches Institut für Medizinische Dokumentation und Information (2005). Internationale Klassifikation der Funktionsfähigkeit, Behinderung und Gesundheit. Köln: DIMDI. Zugriff am 21.03.2011 unter URL: http://www.dimdi.de/dynamic/de/klassi/ downloadcen-ter/icf/endfassung/icf_endfassung-2005-10-01.pdf

Faltermaier, Toni: Gesundheitsbewußtsein und Gesundheitshandeln.- Weinheim: Beltz, 1994

Flick, Uwe: Triangulation. Eine Einführung.- Wiesbaden: VS Verlag, 2004

Friedrich, Georg (Hrsg.): Sportpädagogische Forschung. Konzepte – Ergebnisse – Perspektiven. Jahrestagung der dvs-Sektion Sportpädagogik vom 14. - 16. Juni 2001 in Münster.- Hamburg: Czwalina, 2002

Fuchs, Reinhard: Sport, Gesundheit und Public Health.- Göttingen: Hogrefe, 2003

Gladden: Natasha: Sportliche Aktivierung und gute Arbeit für Menschen mit geistiger Behinderung. Welche Effekte hat spezifische sportliche Aktivierung für gute Arbeit in Werkstätten für behinderte Menschen?- BA Univ. Bremen 2016

GKV-Spitzenverband: Leitfaden Prävention2. korrigierte Fassung vom 10. November 2010. Berlin. Verfügbar unter: http://www.gkvspitzenverband.de/media/dokumente/presse/publikationen/GKV_Leitfaden_Praevention_RZ_web4_2011_15702.pdf

Hagedorn, Günter: Spielen.- Reinbek bei Hamburg: Rowohlt, 1987

Hähner, U.: Von der Verwahrung über die Förderung zur Selbstbestimmung. Fragmente zur geschichtlichen Entwicklung der Arbeit mit "geistig behinderten Menschen" seit 1945.- In: Bundesvereinigung Lebenshilfe für Menschen mit geistiger Behinderung (Hrsg.): Vom Betreuer zum Begleiter.- Marburg 1997, S. 25-51

von Harten, Matti: Gesundheitsförderliche Handlungssicherheit bei Menschen mit geistiger Behinderung durch sportliche Aktivierung in Werkstätten.- MA PH Univ. Bremen 2013

Heckhausen, Heinz: Motivation und Handeln.- Berlin und Heidelberg: Springer, 1989

Hildebrandt, Reiner: Lebensweltbezug - Leitmotiv für eine Neuorientierung der Bewegungserziehung in der Grundschule.- In: Sportwissenschaft 23 (1993), 3, S. 259-275

Hirschberg, M.: Behinderung im internationalen Diskurs. Die flexible Klassifizierung der Weltgesundheitsorganisation.- Frankfurt/New York: Campus Verl., 2009

Huizinga, Johan: Homo Ludens. Vom Ursprung der Kultur im Spiel.- Reinbek b. Hamburg: Rowohlt, 1956, 2009

Hunger, I.: Handlungsorientierungen im Alltag der Bewegungserziehung. Eine qualitative Studie.- Schorndorf: Hofmann, 2000

Hurrelmann, Klaus; Klotz, T.; Haisch, J.: Lehrbuch Prävention und Gesundheitsförderung.- Bern: Huber, 2010

Köppe, G.; Schmidt, J.: Vorbildlich und offen handeln – Die Vorbildfunktion unter dem Aspekt der Perspektivenübernahme.- In G. Köppe & D. Kuhlmann (Hrsg.): Als Vorbild im Sport unterrichten.- Hamburg: Czwalina, 1997, S.67-78

Kron, F.-W.: Grundwissen Pädagogik.- 7. Aufl. München, Basel: Reinhardt, 2009

Lazarus, R.; Launier, R.: Streßbezogene Transaktionen zwischen Person und Umwelt.- In: Nitsch, Jürgen (Hrsg.): Stress. Theorien, Untersuchungen, Maßnahmen.- Bern: Hans Huber, 1981, S.213-259

Lehmkuhl, Karen: Wirksamkeit der Gesundheitsförderung in Werkstätten für Behinderte. Nachweis von Effekten sportlicher Aktivierung.- MA PH Univ. Bremen 2016

Lorenz, R.-F.: Salutogenese. Grundwissen für Psychologen, Mediziner, Gesundheits- und Pflegewissenschaftler.- München, Basel: Reinhardt, 2004

Maschke, M.: Behindertenpolitik in der Europäischen Union. Lebenssituation behinderter Menschen und nationale Behindertenpolitik in 15 Mitgliedstaaten.- Wiesbaden: VS-Verl., 2008

Meseck, Ulrich; Milles Dietrich: Spezifische sportliche Aktivierung von Menschen mit geistiger Behinderung. In: Milles, Dietrich; Meseck, Ulrich (Hrsg.): Inklusion und Empowerment. Wirkungen sportlicher Aktivität für Menschen mit geistiger Behinderung.- Kiel 2011, S. 36-49

Meseck, Ulrich; Milles Dietrich: Ressourcengewinn durch spezifisch fördernde Bewegung bei Menschen mit geistiger Behinderung – Evaluation der Gesundheitsförderung in Werkstätten. In: Fachausschuss Wissenschaft, Special Olympics Deutschland e. V. (Hrsg.): Inklusion in Bewegung: Menschen mit und ohne Behinderung im Sport.- Berlin: Sport Thieme GmbH, 2014, S. 145-158

Meseck, Ulrich; Wiese, Joanna: Ressourcenentwicklung durch sportliche Aktivierung als Ziel der betrieblichen Gesundheitsförderung in Werkstätten für Menschen mit geistiger Behinderung.- In: Schulke, Hans-Jürgen; Hebbel-Seeger, Horky (Hrsg.): Sport und Inklusion - ziemlich beste Freunde?- Aachen: Meyer, 2014, S.65-77

Milles, Dietrich: Gesundheit und Wirtschaftlichkeit. Begründungen für Inklusion und Gesundheitsförderung.- In: Schulke, Hans-Jürgen; Hebbel-Seeger, Horky (Hrsg.): Sport und Inklusion - ziemlich beste Freunde?- Aachen: Meyer, 2014, S.46-57

Milles, Dietrich: Raum wofür? Bemerkungen zu Bewegung und Gesundheit im 19. Jahrhundert.- In: Schulke, Hans-Jürgen (Hrsg.): Jahn-Report.- 32. Ausgabe, Mai 2011

Milles, Dietrich; Kerkhoff, Antonius H. (Hrsg.): Gesellschaft und Gesundheit. Historische Texte zu Konzeptionen und Entwicklungen der modernen Public Health.- Bremerhaven: Wirtschaftsverl., 2010

Milles, Dietrich; Meseck, Ulrich (Hrsg.): Inklusion und Empowerment. Wirkungen sportlicher Aktivität für Menschen mit geistiger Behinderung.- Kiel 2011

Milles, Dietrich; Meseck, Ulrich: Konzeptionelle Überlegungen zu Bewegung, Training und Entwicklung.- In: Wegner, Manfred; Schulke, Hans-Jürgen (Hrsg.): Ressourcen und Kompetenzen von Menschen mit geistiger Behinderung.- Kiel 2009

Mühl, Heinz: Einführung in die Geistigbehindertenpädagogik.- Stuttgart u.a., 1991

Nitsch, Jürgen R. (1997). Situative Handlungsorganisation.- In: Ilt, H. (Hrsg.): Gesundheitsförderung, Konzepte, Erfahrungen, Ergebnisse aus sportpsychologischer und sport-pädagogischer Sicht.- Köln: bps., 1997, S.351-363

Prohl, R.: Grundriss der Sportpädagogik (3. Aufl.).- Wiebelsheim: Limpert, 2010

Pühse, U.: „Miteinander" als sportliche Sinnperspektive. Ein Plädoyer für einen erziehenden Sportunterricht.- In: U. Pühse (Hrsg.): Soziales Handeln im Sport und Sportunterricht.- Schorndorf: Hofmann, 1995, S.125-145

Robert Koch Institut, Statistisches Bundesamt: Gesundheitsberichterstattung des Bundes. Heft 26 : Körperliche Aktivität. Berlin 2005

Roth, Gerhard: Fühlen, Denken, Handeln. Wie das Gehirn unser Verhalten steuert.- Frankfurt a. M.: Suhrkamp, 2003

Schliermann, R.; Anneken, V.; Abel, Th.; Scheuer, T.; Froböse, I.: Sport von Menschen mit Behinderungen. Grundlagen, Zielgruppen , Anwendungsfelder.- München: Urban, Fischer, 2014

Schwalb, H.; Theunissen, G.: Inklusion, Partizipation und Empowerment in der Behindertenarbeit. Best-Practice-Beispiel: Wohnen-Leben-Arbeit-Freizeit.- 2. Aufl. Stuttgart: Kohlhammer, 2012

Schwarzer, R.; Jerusalem, M.: Das Konzept der Selbstwirksamkeit.- In: Jerusalem, M.; Hopf, D., (Hrsg.), Selbstwirksamkeit und Motivationsprozesse in Bildungsinstitutionen.- (Zeitschrift für Pädagogik, 44) Belz: Weinheim, 2002, S.28-53

Sennett, Richard: Handwerk.- Berlin: Piper, 5. Aufl. 2014

Sennett, Richard: Zusammenarbeit. Was unsere Gesellschaft zusammenhält.- München: dtv, 2. Aufl. 2015

Stampe, Sarah: Individuelle Entwicklung bei Menschen mit geistigen Behinderungen durch sportliche Aktivierung.- MA PH Univ. Bremen 2016

Volpert, Walter: Handlungsstrukturanalyse als Beitrag zur Qualifikationsforschung.- Köln: Pahl-Rugenstein, 1983

Waldtschmidt, Anne: Selbstbestimmung als behindertenpolitische Paradigma-Perspektive der Disability Studies.- In: Aus Politik und Zeitgeschichte (online) 2014, S 13-20

Wansing, G.: Teilhabe an der Gesellschaft. Menschen mit Behinderungen zwischen Inklusion und Exklusion.- Wiesbaden: VS Verl., 2006

WHO: Internationale Klassifikation der Funktionsfähigkeit, Behinderung und Gesundheit (ICF).-Genf 2005

Wiese, Joanna: Gesundheitsförderung für Menschen mit einer geistigen Behinderung durch Bewegungsmaßnahmen und Sport. Welche gesundheitsfördernden Effekte haben Bewegungs- und Sportprogramme für MmgB?- MA. Univ. Bremen 2013

Wiese, Joanna: Ressourcenentwicklung durch spezifische sportliche Aktivierung als Ziel der betrieblichen Gesundheitsförderung.- Diss. Bremen 2016

Witt, Kea Vanessa: Betriebliche Gesundheitsförderung für Menschen mit geistiger Behinderung. Maßnahmen am Beispiel sportlicher Aktivitäten im Martinshof Bremen.- MA Bremen 2016

Wydra, Georg (1992). Bewegung, Spiel und Sport in Kur- und Rehabilitationskliniken.- In: Landesarbeitsgemeinschaft für Gesundheitserziehung Baden-Württemberg e.V. (Hrsg.): Gesundheitsförderung in der Gemeinde - Neue Wege durch Bewegung und Sport.- Stuttgart: Landesarbeitsgemeinschaft für Gesundheitserziehung Baden-Württemberg.- 1992, S.42-51

Wydra, Georg: Gesundheitsförderung durch sportliches Handeln. Sportpädagogische Analysen einer modernen Facette des Sports.- Schorndorf: Hofmann, 1996

Wydra, Georg: Das Bewegungssystem im professionellen Handlungsfeld der Physiotherapie. Diagnostik und die Bedeutung der ICF für das klinische Assessment.- Hamburger: Studienbrief Hamburger Fern-Hochschule, 2011

Zielke, Sesle: Betriebliche Gesundheitsförderung im Setting Werkstatt für behinderte Menschen. Neue Wege und Perspektiven für Werkstattbeschäftigte.- MA PH Univ. Bremen 2011

Ausführliche Literaturhinweise und Belege in:
D. Milles u. a.: "Inklusion praktisch begründet" – Bremen 2017.

8.3 Abkürzungsverzeichnis

a.a.O.	am angegebenen Ort
Abb.	Abbildung
Diss.	Dissertation
FAB	Fachkräften zur Arbeits- und Berufsförderung
SGB	Sozialgesetzbuch
Tab.	Tabelle
usw.	und so weiter
WfbM	Werkstatt für behinderte Menschen

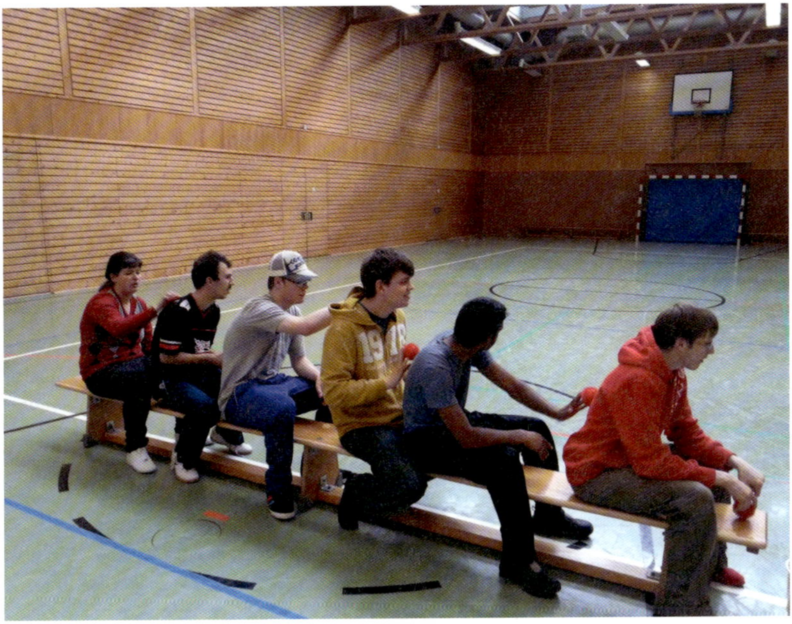

Abbildung 31 Aus dem Kursgeschehen

8.4 Register der Spiele u. Inhalte

Spielesammlung

A	Ablöseball	46,63
	Ampelspiel	1,47
	Atomspiel	3,23,68
	Auf dem Weg zur Arbeit	6,26
	Autobahn	45,62
B	Ballparcours	100,118,137
	Ballraupe	4,22
	Balltreiben	124
	Ball über die Schnur	108,131
	Bandenball	117,136
	Brennball	107,130
C		

D	Das Schiff geht unter	31,64
	Decken drehen	151,152
	Der König ist Krank	16,32
	Die alte böse Königin	8
E		
F	Fallschirmspiel	37,75
	Familie Meyer	38
	Fährmann	25,69
	Feuer, Wasser , Sandsturm	39
	Fischer, Fischer	40,76
	Förderband	123,139
G	Gegenstände einsammeln	102,122
	Geh deinen Tier - Weg	10,35
H	Hand-ans-Knie	7,36
	Haltet das Feld sauber	91,120
	Hütchenmemory	99,116
	Hütchenwerfen	57,103
I	Igelballmassage	142
J	Jägerball	44,77
K	Kegelklau	129,141
	Kettenfangen	42,78
	Kleine Ballschule	92,101
L	Laurentia	12
	Luftballon über die Schnur	93
M	Mattenfootball	140
	Mattenrutschen	110
	Mein rechter, rechter Platz ist frei	13
	Memory	5,24
	Menschenknoten	150
	Menschen-Monopoly	105,115,134
N	Nilpferdmassage	148
	Nummerntausch	71
O	Obstsalat	27,70
	Ochs am Berg	48,80
	Orgelpfeifen	153
P	Parcours	97,114,133
	Parkplatzsuche	14,41,79

P	Passball	7, 49, 82
	Pferderennen	21, 50
	Phantasiereise	144
	Pizzabäckermassage	149, 154
	Plumpsack	81
	Prellball	112, 135
Q		
R	Rufball	51, 83
	Rübenziehen	28, 72
S	Schattenlauf	19, 52, 84
	Schaukelpferd	2, 29
	Schiffe versenken	55, 85
	Schwertransport	95, 109
	Sitzfußball	128
	Staffelspiele	104, 121, 138
	Stopptanz	9, 30, 72
	Stürmische See	11, 33, 74
T	Tauschball	18, 58, 86
	Tauziehen	56, 87
	Treffball	106, 127
	Tunnelkriegen	60, 88
	Turmball	126
U	Übungen auf der Matte	147
V	Verkehrspolizist	143
W	Wachsen und Schrumpfen	96, 113, 132
	Wachsen wie eine Baum	145, 155
	Wanderball	20, 43, 67
	Wer hat Angst vorm schwarzen Mann?	59, 89
	Wetter-Massage	146
	Wurf-Golf	94, 111
	Wurf-Matz	54, 66
X		
Y		
Z	Zeitungslauf	53, 65
	Zick-Zack-Ball	17, 61, 90
	Zip-Zap-Zup	15, 34
	Zirkeltraining	98, 119, 125